普通高等教育"十一五"国家级规划教材
高等学校食品质量与安全专业适用教材

水产品安全性（第二版）

林 洪 主编

中国轻工业出版社

图书在版编目（CIP）数据

水产品安全性/林洪主编. —2 版. —北京：中国轻工业出版社，2024.2
普通高等教育“十一五”国家级规划教材
全国高等学校食品质量与安全专业适用教材
ISBN 978-7-5019-7642-3

Ⅰ. ①水… Ⅱ. ①林… Ⅲ. ①水产品－食品卫生－高等学校－教材 Ⅳ. ①R155.5

中国版本图书馆 CIP 数据核字（2010）第 089113 号

责任编辑：李亦兵　马　妍
策划编辑：李亦兵　　责任终审：滕炎福　　封面设计：锋尚设计
版式设计：王超男　　责任校对：李　靖　　责任监印：张　可

出版发行：中国轻工业出版社（北京鲁谷东街 5 号，邮编：100040）
印　　刷：三河市万龙印装有限公司
经　　销：各地新华书店
版　　次：2024 年 2 月第 2 版第 8 次印刷
开　　本：787×1092　1/16　印张：21
字　　数：517 千字
书　　号：ISBN 978-7-5019-7642-3　定价：42.00 元
邮购电话：010－85119873
发行电话：010－85119832　010－85119912
网　　址：http://www.chlip.com.cn
Email：club@chlip.com.cn

240156J1C208ZBQ

食品质量与安全专业教材
编写委员会

《水产品安全性》编委会

序　言

水产品是人们餐桌上越来越常见的食品，其蛋白质含量高、脂肪含量低、风味佳等特点被现代消费者所青睐。随着水产品消费量的快速增长，水产品的安全性也受到公众和媒体越来越多的关注，近几年水产品安全性事件屡被曝光，除了不法商户违心地生产以外，人们对水产品这个特别的食品还是缺乏一些安全性方面的基本了解，因此我们几位从事水产品安全性研究的同仁一起编写了这本书，希望对水产品的安全性起到积极的技术保障与促进的作用。

本书于2005年初次出版，应读者要求进行了较大程度的修改，较之第一版增加了第三章、第九章、第十一章。同时也对第一版原有章节的内容进行了大幅度的增删，以使其更有可读性和适应性。

本书涵盖了水产品安全性的化学、生物等风险因子，生产与加工，检验与评价，法律与标准，管理与控制以及从渔场到餐桌一条完整的餐饮消费链内容。其中的大部分内容都是近几年的最新研究成果，具有较强的时代特点。

本书各章的编写分工如下：第一章由刘春娥编写、第二章由曹立民编写、第三章由林洪、李振兴编写、第四章由李吉方编写、第五章由易美华编写、第六章由陈舜胜、邱澄宇编写、第七章由汪秋宽、雷晓凌编写、第八章由李志军编写、第九章由王静雪编写、第十章由周德庆、林洪编写、第十一章由邱澄宇、江洁编写。全书由林洪统稿和定稿。

本书适用于高等学校食品质量与安全、食品科学与工程专业或相近专业的学生作为教材，同时也可以作为从事水产品养殖、加工、流通、消费等技术人员、管理人员的参考用书。

林　洪

于中国海洋大学

2010年3月

目　录

绪　论

一、世界范围的食品安全性问题

目前食品安全性问题逐渐得到国际社会的普遍关注。自20世纪80年代以来不断发生的与食品安全性有关的食品污染事件，造成了人们对食品污染的恐惧和对食品安全性的忧虑。以下是近年来发生的影响较大的食品安全性事件。

1987年至1999年期间证实患有牛海绵状脑病（疯牛病）的病牛多达17余万头，涉及包括英国在内的30余个国家和地区，造成了巨大的经济损失和严重的社会恐慌。据估计，英国为此次灾难损失300亿美元。

1999年5月在比利时发生的“二噁英污染食品”事件，养鸡场出现鸡不生蛋、肉鸡生长异常等现象，致使1000万只被认为是受污染的肉鸡和蛋鸡被屠宰销毁。经调查，这是由于比利时有9家饲料公司生产的饲料中含有致癌物质二噁英所致，其中一家饲料厂的产品二噁英含量超过允许限量200倍以上。与此关联的食品工业，损失已超过上百亿欧元。

1999年年底，美国发生了历史上因食用带有李斯特菌的食品而引发的最严重的食物中毒事件。据美国疾病控制中心的资料，在美国密歇根州，有14人因食用被该菌污染了的“热狗”和熟肉而死亡，在另外22个州也有97人因此患病，6名妇女因此流产。

2000年6~7月份，日本大阪的雪印牌牛奶厂生产的低脂高钙牛奶被金黄色葡萄球菌肠毒素污染，造成14500多人发生腹泻、呕吐，180人住院治疗。使占日本牛奶市场份额总量14%的雪印牌牛奶产品全部回收，全国21家分厂停业整顿，接受卫生调查。

2000年底至2001年初，法国发生李斯特菌污染食品事件，有6人因食用法国某公司加工生产的肉酱和猪舌头而成为李斯特菌的牺牲品。

2001年1月，我国浙江省先后有60多人到医院就诊，症状为心慌、心跳加快、手颤、头晕、头痛等。经浙江省疾病预防控制中心调查，发病原因是食用了含有“瘦肉精”（即盐酸克伦特罗）的猪肉。

2002年我国福建省发生食用织纹螺中毒事件。端午节前后织纹螺性腺成熟，市场需求量增加，中毒事故也频繁发生。据统计，自1989年以来，福建省宁德市已先后发生织纹螺中毒事故10起，共造成45人中毒，6人死亡。

2003年3月19日，辽宁省海城市部分小学生及教师饮用豆奶引发食物中毒，其中涉及2556名小学生（中毒人数达292人），豆奶食物中毒的原因是，活性豆粉中的胰蛋白酶抑制素等抗营养因子未彻底灭活。

2004年江苏省阜阳市劣质奶粉造成171例“大头娃娃”，其中有13名“大头娃娃”不幸死亡。

2005年在我国，杀人小果冻终被封杀，被要求制定严格的质量标准；发现矿物质染料孔雀石绿、苏丹红被作为食品色素广泛应用于甲鱼、鸭蛋、辣椒酱中，同时发现炸薯条确含致癌物丙烯酰胺。

2006年北京第一例食用福寿螺导致的广州管圆线虫病患者被确诊。

2008年之祸——三鹿牌婴幼儿奶粉三聚氰胺事件令人痛心。据卫生部通报，截至11月27日8时，全国累计报告因食用三鹿牌奶粉和其他个别问题奶粉导致泌尿系统出现异常的患儿29.4万人，回顾性调查死亡病例共11例。

在科技高度发达的今天，连最基本的饮食问题都无法保证安全，这的确是一个发人深思的问题。当然，食品安全性也是人们生活质量提高后的更高追求。安全无害本应是农牧业和食品生产最基本的标准，但如何保证这种安全性已经成为政府、公众、研究部门、执法部门、生产流通部门等各个方面关注的重要课题。

目前，即使是高度发达的国家食品安全性也面临着严峻的挑战，而发展中国家的形势更不容乐观。食品的安全性关系到人民的健康、社会的稳定。随着环境的恶化、微生物变异和其他生态系统的改变，食品安全性的形势将会变得更加严峻。

二、我国水产行业现状

我国是水产品生产大国，从1998年开始，我国的水产品产量始终居于世界首位。2008年我国水产品出口106亿美元。水产品也是我国食品行业出口量最大的产品。水产行业的总产值也由1984年的占食品行业总产值的4%，上升到2008年的近12%。随着人们生活水平的提高和健康意识的增强，人们对水产品的质量有更高要求，不仅讲究其营养、价格、适口性，而且越来越关注水产品的安全性。同时，全球经济一体化和我国加入WTO，对我国水产品质量也提出了更高的要求。

我国地域辽阔，海洋海域总面积为483万hm^2，有着丰富的水产资源。其中浅海滩涂面积在水深15m以内的为1200万hm^2，潮间带面积200万hm^2。渔业水域和生物资源丰富，可供捕捞生产的渔场面积为281万hm^2。我国海洋生物有3000多种，其中可捕捞、养殖的鱼类有1694种，经济价值较大的有150多种。

我国也是世界上内陆淡水总面积最大的国家之一，全国内陆水域总面积约1838万hm^2。其中：江河面积765万hm^2，湖泊714万hm^2，水库211万hm^2，池塘148万hm^2。这些水域大多都可以进行渔业资源开发。另外，全国还有水稻田2000万hm^2，有难以为种植业利用的沼泽地1100万hm^2，靠近水系的低洼地和盐荒地300万hm^2，也可以进行渔业开发。特别是水稻田，经过规范化、工程化种稻养鱼，可使稻谷增产鱼增收，目前已成为西部地区调整产业结构的重要举措之一。

2007 年我国的水产品总量为 4547. 5 万 t，其中养殖水产品达到 69. 1%。海水产品 2550. 9 万 t，其中海水养殖产品 1307. 3 万 t，占海水产品总量的 52. 1%。海水养殖产品中，鱼类 68. 9 万 t，占 5. 3%；甲壳类 91. 9 万 t，占 7. 0%；贝类 993. 8 万 t，占 76. 0%；藻类 135. 6 万 t，占 10. 4%；其他 17. 2 万 t，占 1. 3%。海洋捕捞产品中，鱼类 822. 4 万 t，占 66. 1%；甲壳类 207. 0 万 t，占 16. 6%；贝类 74. 4 万 t，占 6. 0%；头足类 104. 8 万 t，占 8. 4%；藻类 3. 3 万 t，占 0. 3%；其他 31. 7 万 t，占 2. 5%。

2007 年，我国的水产加工品总量 1337. 8 万 t，其中海水加工产品 1182. 1 万 t，占水产加工品总量的 88. 4%；折合消耗水产品原料 1676. 9 万 t，其中海水产品原料 83. 6%；水产品原料的加工率为 35. 3%，其中海水产品的加工率为 54. 9%，淡水产品的加工率为 12. 5%，海水产品的加工率远高于淡水产品。2007 年，水产品加工实现产值 1801. 1 亿元，占渔业总产值的 18. 4%。

2008 年我国水产品进出口总量 684. 8 万 t，总额 160. 2 亿美元，同比分别增长 4. 9% 和 10. 7%。其中出口额 106 亿美元，首次突破 100 亿美元，继续位居大宗农产品出口首位，占农产品出口总额（405 亿美元）的 26. 2%。

“水产”按照国际食品法典委员会的定义指的是除鸟类和哺乳动物外，适于人类食用的淡水或海水的有鳍鱼、甲壳动物、水生动物（包括鳄鱼、蛙、海龟、海蜇、海参、海胆和它们的卵），以及所有软体动物。“水产品”指的是以水产为特征主成分的人类食品。如果某些食品仅含有少量的水产品成分，例如含有不作为主成分的鳀酱的辣沙司，不认为是水产品。我国把海带、裙带菜、紫菜等海藻也认为是水产。

水产品营养丰富、味道鲜美，并具有低脂肪、高蛋白、营养平衡性好的特点，深受人们喜爱，成为国民摄取动物性蛋白质的重要来源之一，是合理膳食结构中不可缺少的重要组成部分。水产品在国民经济中占有重要的地位，对丰富国民的“菜篮子”，提高人民的生活质量正发挥着愈来愈大的作用。

近 20 年来，全球水产业的贸易发展迅速，由 1970 年的 29 亿美元到目前已超过 400 多亿美元。全球渔获物的 30% 进入国际贸易，而且水产品的国际贸易逐渐自由化。然而，水产品的安全性问题越来越不容忽视，国际有关组织如国际食品法典委员会（CAC）充分考虑到水产品潜在的包括生物的、化学的、物理的等多方面危害因素，采用了多种模式进行风险评估。行之有效的水产品检验和质量控制体系在全球逐渐协调一致，促进了国际标准、原则的发展和实施。联合国粮农组织（FAO）及新的质量体系如 HACCP、ISO 9000、ISO 22000、GMP，为在全球范围内建立健全水产品质量保证体系做了很大努力。

三、危害引发的原因

由于现代工业的飞速发展，“三废”大量排入江、河、湖、海等水域和大气中，农药的过量使用，在雨水的冲刷下，也汇集到江河湖海中，不但污染了环境，同时也污染了水生生物。水生生物极易富集危害因子的特性，不但影响水产品品质，还会使消费者的健康受到危害。

水产品内的不安全因子往往通过食物链由低等生物向高等生物转移，加之生物的富集作用，直接危害位于食物链最高级的人类机体。特别是海洋生物更易富集水体中重金属、石油、农药、有机污染物、细菌、病毒和生物毒素等污染物，人类食用了含有这些有害物质的鱼类、贝类等水产品，会出现诸如“水俣病”、“骨痛病”、“白细胞减少”等疾病，严重危及人类健康和生命安全。尤其是双壳贝类，由于其滤食性作用，极易富集水体中细菌、病毒及毒素、重金属等，这样的贝类即使在技术先进的现代化工厂，其产品也有受致病菌（或毒素）污染的可能。

另外，转基因水产品的产量尽管很少，但也已经引起人们的广泛关注。

近年来，水产养殖在许多地区迅猛发展，通过增大放养量以获得高产和高效益是目前许多养殖场所采用的养殖方式。由于放养密度和投饲量大，养殖水体中排泄物和残饵的累积使水质极易恶化，从而诱发各种水产动物疾病。在渔病防治过程中又存在严重的问题，如不按动物的营养需要盲目添加抗菌药物、促生长剂，大剂量添加或乱配伍，不遵守药物的休药期等。这些都能造成水产品中的药物残留过高，从而对人类健康产生威胁。

四、水产品食源性疾病

鱼类及贝类水产品作为营养食品，含有很多健康饮食所需的理想营养成分。公众日常食用的绝大多数水产品是安全卫生的，因食用水产品而导致疾病的可能性很小，但是仍存在一定的风险。

水产品食源性疾病发生率的数据主要来源于疾病控制中心。以开展此项工作较早的美国为例，发病人数超过 2 人（含 2 人）即可作为一个病情来报告，1978—1987 年的 10 年间水产品食源性疾病报告总数有 558 个，涉及 5980 个病人。但是在全部食源性疾病报告中，鱼、贝类仅占 10.5%，病人数占 3.6%。与此相比，牛肉引起的病人数占 4%，火鸡引起的病人数占 3.7%，都超过了鱼、贝类食品引起的病人数（3.6%）。猪肉（2.7%）和鸡肉（2.6%）引起的病人比例略低一点，但是如果将贝类（2.3%）和鱼类（1.2%）分开考虑，则其引起的病人数目低于所有种类动物肉引起的病人数目。

水产品食源性急性疾病的起因主要来自于食用生的贝类，尤其是双壳类。

食用鱼类也有中毒的危险性，如误食河豚或食用不新鲜的鲐鱼等青皮红肉鱼类。其他能引起疾病的天然毒素（如麻痹性贝毒、神经性贝毒类等）则与个别地区的贝类有关。还有一类是因环境污染水生动物而导致人类的各种急性及慢性疾病。

天然水产品毒素主要为鲭毒、鱼肉毒和毒性较低一些的麻痹性贝毒，占水产品食品中毒报告数目的62.5%，病人数占28%。鲭毒（存在于金枪鱼、鲅鱼、鲐鱼等红肉鱼中的组胺）发病地区分布广泛，鱼肉毒（雪卡毒素/西加毒素）发病率较高，但主要集中于热带地区。贝类食源性疾病主要因为食用生的或加热不充分的贝类所致，这也是危险性最大的一类。鱼类食源性疾病中非天然毒素类仅占报告数目的9%，常由细菌致病，包括常见的食源性病菌，也有发病机理不明的，怀疑与伤寒病毒或再污染的弧菌有关。肉毒毒素中毒在鱼源性疾病中是一种特别的占重要比例的疾病，主要因为传统的发酵水产食品保藏加工处理不当而致，但水产品食品这方面的危险性并不高于其他动物食品。寄生虫引起的病例较少（报告数目占0.4%，病人数目占0.6%）。

食用某些种类水产品引起身体不适的现象，有时与人体体质有关，多见于易受其他健康问题困扰的人群中。食用水产品过敏属于免疫反应而不是消化不良。过敏虽为常见，却不易诊断和统计，因此，有关水产品的特种过敏原的研究不多，我国则刚刚开始。

五、我国水产品安全性现状

与发达国家相比，我国水产品安全性现状不容乐观。我国还没有建立完善的水产品、渔用饲料、渔药与药物残留、水产养殖水域及其环境的监测和管理体系，水产品的安全性与质量控制工作程序落后，不能及时监控国内出现的水产品安全卫生状况。据不完全统计，近几年我国贝类中毒和其他水产品中毒事件时有发生；水产养殖中不合格饲料的应用与药物的滥用，轻者使鱼虾减产，重者绝产。我国在法规体系建设方面起步晚，缺乏统一的标准和监控体系，没有完全与国际标准接轨，水产品质量时常出现问题。如冻品特别是贝类、虾制品乱用添加剂、掺水增重等经济欺诈现象较普遍；加工设施和环境条件造成的卫生不合格，既影响到人民的身体健康，也影响国内外市场的销售。

1998年产品质量检查合格率为47.8%，特别是冻虾仁产品的质量水平很低，内销产品的合格率尚不足40%。2007年全国22个城市水产品中氯霉素污染监测合格率为99.4%，孔雀石绿污染监测合格率为88.2%，硝基呋喃类代谢物污染监测合格率为91.4%；重庆和青岛水产品三项监测合格率均为100%。

另外，出口产品在国外不时发生问题，也产生许多不良后果。近几年贝毒问题突出，是制约我国双壳贝类出口欧盟的主要障碍之一；日本对我国的贝类产品仍实施严格检验，这些都严重阻碍了我国贝类产品的出口创汇。2002 年因虾仁中氯霉素超标，造成欧盟对我国动物源性食品的全面封锁。

水产品质量管理工作随着我国社会生产的发展和整体技术的进步，正在逐步健全，并参照国际惯例，开始实行水产品质量认证、产品抽查制度和个别产品的许可制度，明显地促进了某些产品的质量改善。水产品标准化和质量检测机构的建设也正在健全，已颁布了上百项行业标准，对提高水产品的质量起到了很大的推动作用。

六、水产品安全性的监控

随着社会和科学技术的发展，水产品检验和质量控制实施的范围更广泛，对象更加复杂，为了保证消费者利益，水产品进口国也注意与出口国在质量上加强合作，在产品质量、安全卫生方面严格要求，因为发达国家在水产品标准和安全卫生方面都有坚实的科学研究基础，有较多的科技投入，所以保持着标准的先进性，同时他们也十分重视标准的贯彻执行与质量认证。

我国水产品的安全研究应从基础入手，积极开展水产品的安全性与质量控制体系的研究，加强自身质量鉴定水平，紧跟世界潮流，采用先进标准和管理方法，保障消费者的安全和经济利益。水产品安全性与质量控制是庞大的系统工程，涉及政府管理部门和决策的支持，多学科专家的参与和实验室检测技术（感官评定与监控、抽样及风险评估及实验室快速检测），计算机技术的应用（质量信息分析、监控、记录），国际贸易与国际协定的知识，人才培训方法与技术等。资源和环境保护与质量管理有着内在的因果关系，应结合在一起统筹考虑。利用国际先进经验，开展我国水产品危害分析。通过对我国水产品危害的种类的调查及其风险的评估分析，建立我国水产品的危害评估模式。培养建立一支由不同层次的风险分析工程师组成的队伍，以提供技术资料和技术报表，为我国的水产品安全性和质量控制服务。

建立健全的水产品质量、渔用饲料与渔药监测体系，加强对水产品的质量监督与管理，首先要尽快对我国水产品的药物残留、有害微生物、海洋生物毒素、有害化学物质等开展普查工作和水产品检测技术的研究，形成一套成熟的检测技术以便为我国有关法规和标准制订提供科学依据。同时，实行水产品质量认证制度，使我国水产品的质量认证工作由自由态过渡到强制性。

水产品的安全性，直接关系到国民健康和国家经济，提高水产品的安全性，防止在水产品中出现威胁人体健康的有害因素迫在眉睫，完善水产品安全与质量监督法规体系，全面提高我国水产品的质量，对于保护人类健康，满足人民生活需要，保障 21 世纪我国 16 亿人的食物资源，改善食物结构，提高我国水产品的质量声誉，扩大水产品的出口市场，在世界经济一体化进程中取得应有的位置和优势具有重要的现实意义。

思　考　题

1. 食品的安全性问题主要有哪些?
2. 简述水产品安全性的现状及主要原因。

第一章　水产品中化学污染物

第一节　概　述

化学污染是指以通过环境蓄积、生物蓄积、生物转化或化学反应等方式损害健康，或者接触对人体具有严重危害和具有潜在危险的化学品而造成的污染。由于全球有毒化学品的种类和数量不断增加以及国际间贸易的扩大，大多数有毒化学品对人体的危害还不完全清楚。它们在环境中的迁移也难以控制，对人类构成了严重威胁。有毒化学品泄漏和运输所造成的事故的特点是突发性强，污染速度快、范围大，持续时间长，特别是一些恶性事故造成人身伤亡和财产损失严重；并且有毒化学品所产生的有害废物具有长期潜在危害性，因此化学污染已引起了世界各国的重视。

1. 污染来源

水生生物能从生存的自然环境中蓄积化学物质。蓄积量受多种因素的影响，包括：地理位置、种类、饲喂模式、化学物质的溶解性和降解性等。此外，供人食用的陆地生物大多以植物为食，而水生生物一般是肉食性或滤食性的，可供食用的植物性藻类品种不像陆地上的那么多。许多水生生物处于食物链的末端，因而通过一级级地蓄积，就在体内积累了越来越多的化学物质。这些积累的物质既是水生生物所特有的营养物质的来源之一，同时，其中很大一部分又成为对人类有毒有害的物质，引起较为严重的食用安全问题。

另外，在水产品的加工过程中，使用各类添加剂也是必要的，但添加的物质一旦过量或超范围使用，或者添加了禁止用于水产品及食品的化学物质，也会造成有害化学物质的残留，从而影响水产品的营养品质，严重时甚至对人体有危害。

2. 分类

由于化学物质种类繁多，对水产品造成危害的程度各异，如果按照化学的观点进行分类阐述，其对食用安全的参考意义会有所降低，或者使读者难于分辨各类物质的危害程度；而完全按照危害程度进行分类论述，又会造成长篇累牍，结构零散。因此，本章从两个角度对各类化学污染物进行论述。首先，从危害性的角度，按农药与渔药的分类，将备受关注的农药及渔药残留列举出来，进行包括性质、用法、药理、毒理及安全评估等的论述。再从无机污染物与有机污染物的角度，将其他不属于药类，但同时具有明显危害性的各类化学品单独论述。

3. 危害

由于化学物质残留对健康的影响，表面上看起来不是那么明显，并且低剂量下一般不会造成突出或急性发作的疾病，因而使得化学物质残留评估成为危险性评估的难点。一般说来，评估消费者日常饮食所摄入体内化学物质的水平对身体健康的潜在危害性（如癌症发生几率的细微变化，胎儿及儿童神经系统发育的细微伤害）是相当难的。这些问题潜在危害有多大，要从以下几个方面考虑才能推出结论：

——不同化学物质的性质；

——人体和动物摄入相对高剂量化学物质时的实验观察；

——关于某种中毒物质的作用机制、敏感人群的分布及人体摄入剂量方面的合理理论。

当前这方面的几乎所有资料都是摸索试验性的。这些问题在水产品中表现得尤为突出。一些地区的部分水产动物体内的化学物质残留足以对大众健康构成潜在危害，不能不引起我们的格外重视。据目前资料显示，总体上看这些危险性并不能与迄今为止的最严重的环境对健康的危害相提并论，然而控制这些危险性能明显改善公众健康水平。化学污染对水生生物及由其引起的对消费者的危害虽然历史不长，但影响巨大，引起世界范围内的关注。要对化学污染造成的危害进行评估，有必要先认识现有的各种有毒有害化学物质。这些化学物质的危害性多数已经有了动物试验及其他安全性研究的数据资料证据，还有一部分化学物质，由于历史上与水生生物接触较少，或者是与食用的距离较远，尚缺乏充分的关于其性质的研究数据，但其危害性已经为消费者或科研人员所初步认识，所以也有必要认识这些物质。

4. 危害评估

食品是否安全，现在的分析趋势是进行量化分析，尽管通常情况下许多化学药品的危害仍具有较强的不确定性，但近 20 年来这一种观点已经为多数的国家和地区所接受。同时，我们也逐步认识到，某些化学物质，目前看来是安全的，但其潜在危害不能完全被忽略。

危害的量化评估技术被采纳后在食品安全领域发挥了一定的作用，但对水生生物中的化学物质残留，迄今为止还没有一个正式、全面的危害评估，不同的国家、地区，根据其领域的居民饮食结构、水生生物的生长及其食用情况，分别做了一些研究评价，并通过各种形式，使其观点为世界各地的相关机构及消费者所认可。在这方面，欧盟、美国、日本、俄罗斯及联合国等都做了大量的工作。

5. 国际现状

欧盟对进口水产品的检查包括新鲜度化学指标、自然毒素、寄生虫、微生物指标、环境污染的有毒化学物质和重金属、农药残留、放射物质等 63 项，其中氯霉素、呋喃西林、孔雀石绿、结晶紫、呋喃唑酮、多氯联苯等为不得检出；六六六、滴滴涕（DDT）、组胺、麻痹性贝类毒素等有严格的限量指标，而且有越来越严格的趋势。按照欧盟 2001/466/EC 指令要求，鱼中镉、汞、铅的最大残留限量由原来 1000ng/g 分别改为 50ng/g、500ng/g 和 200ng/g。

国际上对有毒有害化学品污染有两个公约：2001 年 5 月 22 日联合国环境会议

上通过了《关于持久性有机污染物的斯德哥尔摩公约》，决定在全世界范围内禁用或严格限用12种有机污染物。这12种持久性有机污染物是：艾氏剂、氯丹、狄氏剂、异狄氏剂、七氯、灭蚁灵、毒杀芬、DDT、六氯代苯、多氯联苯、二噁英和呋喃。其中，艾氏剂、氯丹、狄氏剂、异狄氏剂、七氯、灭蚁灵和毒杀芬等7种杀虫剂将被禁止生产和使用；滴滴涕由于仍是一些国家目前所使用的惟一有效杀虫剂，将被严格限制使用并将尽快被其他杀虫剂所取代；多氯联苯因目前仍需要用于变压器、电容器等工业设备上，将在2025年之前被禁用；六氯代苯、二噁英和呋喃等3种工业有机污染物是在燃烧和工业生产过程中产生的副产品，各国需要采取措施将其数量尽可能限制在最低范围之内。

2001年，有关消除有机残留污染物的联合国条约第四轮谈判已经结束，多国政府重申：有机残留污染物的最终彻底消除是大会的主要目的，谈判已就禁止生产和使用的8种农药（艾氏剂、氯丹、狄氏剂、异狄氏剂、七氯、DDT、灭蚁灵、毒杀芬）和2种工业化学品（多氯联苯、六氯苯）达成协议。2007年4月14日，国务院批准了“中国履行《关于持久性有机污染物的斯德哥尔摩公约》国家实施计划”。这是中国政府再次向世界展示其负责任大国的形象、体现中国政府以人为本，关注民生的一项具体措施。计划要求在2015年前，我国将重点完善实现履约目标的政策法规，加强机构能力建设，按照分阶段、分区域和分行业的战略采取相应行动，进一步建立和完善持久性有机污染物清单；加强各类POPs削减、淘汰和控制技术研发和推广应用。

水产品中药物和有害物残留超标问题比较严重，成为扩大出口的重要障碍。2000年以来，我国水产品出口多次因质量问题受到欧盟、日本等国家和地区的限制，如罗非鱼、大黄鱼、河鳗等鱼类由于养殖环境差，产品品质不高，影响了产品出口。造成这种后果的主要原因是质量保障体系不健全，养殖生产者的质量意识不高，以及对养殖过程中滥用渔药和饲料中添加违禁成分等行为的监控措施乏力有关。

总之，化学污染已经对水产品的质量安全和营养品质造成严重影响，从而间接对广大消费者及我国的农业经济造成极大的危害，本章将论述五大类化学污染对水产品的危害，以便于尽早解决现存的问题。

第二节　农药残留

一、概　　述

我国是世界上最早使用农药防治农作物有害生物的国家之一，也是农药生产和使用的大国，从1990年起已占世界第2位，约占世界总产量的1/10，仅次于美国。我国每年常用农药150～160种，用量在4万t左右。

农药自问世以来，品种越来越多，应用范围也越来越广，目前几乎遍及各地各类作物，在控制害虫方面发挥了巨大作用，同时也带来了诸如农药残毒、环境污染等副作用。所谓农药残留是指农药使用后残存于环境、生物体和食品中的农药母体、衍生物、代谢物、降解物和杂质的总称。尽管全球都十分重视环境污染的治理，但迄今为止，国内外农药的生产和使用并无减少趋势。因此，短期内完全禁用化学农药是不现实的，只有通过研究残毒发生的规律与实质，做到科学用药，才能有效缩减残毒的危害。

（1）来源 水产品中的农药残留一部分来自人为的将其用作杀虫剂，另一部分来自受污染的养殖水域中。

（2）种类 农药品种很多，按用途分类有杀虫剂、杀菌剂、除草剂、杀鼠剂以及植物生长调节剂，其中对水产品产生危害的主要是有机氯农药等。

（3）危害 对环境的危害：1983 年我国开始禁用有机氯类杀虫剂六六六、DDT，由于其降解慢，残留期长，所以一定时期内，还不能根本解决其对环境的污染。农药还可经大气、水体、土壤等媒体的携带而迁移，特别是化学性质稳定、难以转化和降解的农药更易通过大气漂移和沉降、水体流动在环境中不断迁移和循环，致使农药对环境的污染具有普遍性和全球性。

对人体的危害：水生生物很容易通过食物链在体内富集农药，富集倍数可达数万以上。人处于食物链的最末端，经过食物链的层层传递最终这些农药将通过食物进入人体。人体内约 90% 的农药是通过被污染的食品而摄入的，当农药积累到一定程度后就会对机体产生明显的毒害作用，包括急性毒性、慢性毒性和“三致”毒性。

对经济发展的危害：1998 年我国由于农药残留检测不合格而被退货的出口农产品高达 74 亿美元，其中水产品占了相当的份额。发达国家往往采取技术壁垒的办法，限制我国水产品的出口。

（4）国际公约 随着人们对环境和生态保护意识的日益强化，对有毒的农药要求也越来越高，国际上针对农药和其他有毒化学品制定了许多公约，如 PIC 公约和 POPS 公约。

PIC 公约即《对某些危险化学品及农药在国际贸易中采用事先知情同意程序》，是由联合国环境规划总署和世界粮农组织联合发起，150 多个国家和地区代表参加，于 1998 年 9 月在荷兰的鹿特丹签署。该公约一旦有 50 个国家批准就能生效。其主要条款涉及农药进出口的义务和出口程序，在该公约生效后，列入 PIC 名单的农药品种在出口之前必须通知进口国，在征得进口国的同意之后，才能出口。目前列入 PIC 名单的农药品种共有 22 个。它们是 2，4，5 - 涕、艾氏剂、敌菌丹、氯丹、乙酯杀螨醇、狄氏剂、地乐酚和地乐酚盐、1，2 - 二溴乙烷、氟乙酰胺、六六六（混合异构体）、七氯、六氯苯、汞制剂、杀虫脒、磷胺、五氯酚、林丹、DDT、甲胺磷、甲基对硫磷、对硫磷、久效磷。2006 年我国已签约《对某些危险化学品及农药在国际贸易中采用事先知情同意程序》并开始生效。

POPS 公约即《限制某些持久性有机污染物的具有法律约束力的国际文书》，是由联合国环境规划总署邀请化学品安全国际规划署等相关国际组织一起着手制订的一项行动方案，旨在于 2000 年前，就在全球全面销毁、禁止和限制列入暂定清单的 12 种产品制订一项公约，并在公约生效后逐步扩大限控名单。在暂定的 12 种中有 9 种是农药，它们是：滴滴涕、灭蚁灵、氯丹、毒杀酚、六氯苯、七氯、艾氏剂、狄氏剂、异狄氏剂等。我国加入这些公约对促进我国农药工业更新换代、保护我国生态环境起到了积极作用。2006 年我国已签约《限制某些持久性有机污染物的具有法律约束力的国际文书》并开始生效。

来自 100 多个国家的环境部长和高级官员 2007 年在联合国环境会议上通过了《关于持久性有机污染物的斯德哥尔摩公约》，决定在全世界范围内禁用或严格限用 12 种有机污染物。这 12 种持久性有机污染物是：艾氏剂、氯丹、狄氏剂、异狄氏剂、七氯、灭蚁灵、毒杀芬、滴滴涕、六氯代苯、多氯联苯、二噁英和呋喃。其中，艾氏剂、氯丹、狄氏剂、异狄氏剂、七氯、灭蚁灵和毒杀芬等 7 种杀虫剂将被禁止生产和使用；滴滴涕由于仍是一些国家目前所使用的惟一有效杀虫剂，将被严格限制使用并将尽快被其他杀虫剂所取代；多氯联苯因目前仍需要用于变压器、电容器等工业设备上，将在 2025 年之前被禁用；六氯代苯、二噁英和呋喃等 3 种工业有机污染物是在燃烧和工业生产过程中产生的副产品，各国需要采取措施将其数量尽可能限制在最低范围之内。

（5）我国法规　目前，我国对不同农药的用法都有严格的规定。为履行 PIC 公约和《关于持久性有机污染物的斯德哥尔摩公约》，我国将两公约管制的有毒化学品纳入国家监管范围，根据我国作为缔约方所承担的义务，在 1998 年 12 月 25 日修订执行《中国禁止或严格限制的有毒化学品目录（第一批）》的基础上，增补发布《中国禁止或严格限制的有毒化学品目录（第二批）》，并于 2005 年 7 月 10 日起实施。在《中国禁止或严格限制的有毒化学品名录（第一批）》中，国家明令禁止使用的化学品有：青石棉、多氯联苯、多溴联苯、三－（2，3－二溴丙基）－磷酸酯、三吖啶基氧化磷、丙烯腈、汞和汞化合物、艾氏剂、狄氏剂、异狄氏剂、DDT、六六六、七氯、六氯苯、三环锡、1，2－二溴乙烷、氟乙酰胺、二溴氯丙烷、内吸磷、氰化合物、2，4，5－涕、氯丹杀虫脒、氯化苦、地乐酚、五氯酚、砷和砷化合物。其中有许多是农药。六六六、DDT 已于 1983 年 4 月 1 日停止生产。二溴乙烷、三氯丙烷，于 1984 年 12 月 6 日禁止生产、销售和使用。杀虫脒，1990 年 2 月 14 日被禁止使用。

第二批被列入禁用名单的有多氯三联苯、二氯乙烯、环氧乙烷（非农药用）、角闪石石棉、四乙基铅、四甲基铅、灭蚁灵。

二、常见农药残留及其毒性

有机氯（Organ chlorines）农药是一类应用最早的高效广谱杀虫剂，水生生物很容易通过食物链在体内富集有机氯农药，倍数可达几万倍以上，并且长期残存于脂肪组织中。20世纪60年代发现它们具有污染、高残留和毒性问题后，一些国家和地区相继在70年代限制使用和禁止使用这类农药。但一定时期内还不能根本解决其对环境及生物体的污染，造成水产品的主要农药残留问题。表1－1所示是香港市场中鱼类中有机氯化合物的含量。

表1－1　　香港市场中鱼类中有机氯化合物的含量　单位：μg/kg（湿重）

鱼种	脂质（g/100g）	多氯联苯	滴滴涕	林丹	狄氏剂	氯丹
鳙鱼	1.0	0.32	13	0.1	0.57	1.7
草鱼	3.3	0.28	8.9	15	0.44	1.1
鲶鱼	0.71	94	15	0.47	0.40	1.6
波纹唇鱼	0.85	0.1	3.3	0.1	0.29	0.83
石斑鱼	3.2	0.1	43	0.1	0.63	1.3
石斑鱼	3.5	0.01	8.4	0.1	0.58	1.5
金线鲷	2.5	0.28	76	0.1	0.45	7.6
澳门鳎	0.51	0.58	3.9	0.1	0.57	0.84
淡水石斑鱼	0.77	0.53	26	0.1	0.48	1.0
金线鱼	0.72	0.57	11	0.1	0.56	1.0
加州鲈鱼	1.2	1.3	12	0.1	0.44	0.95
大眼鱼	1.1	0.57	6.7	0.1	0.49	1.0
白鲳	3.7	0.35	9.4	0.1	1.1	1.3
带鱼	0.36	1.1	8.0	0.1	0.58	1.1
河豚	1.7	9.6	9.9	0.1	0.53	1.4

1. DDT及其代谢产物

DDT（2，2－对氯苯基－1，1，1－三氯乙烷）及其代谢产物，主要是DDE（二氯二苯二氯乙烷），是氯代烃中分布最广、最常见的一种物质。其结构式如图1－1所示。它们都具有稳定的脂溶性，一旦溶于油中，不仅易于吸收，而且毒性会增加许多。DDT在美国于1972年12月被明令禁止使用，我国于1984年停止生产。由于降解速度缓慢，DDT在土壤中分解95%所需要的时间长达30年之久，至今此类物质仍然滞留于环境中。由于生物链富集作用，只要水体中还存在微量的DDT的残留物，就危害水中

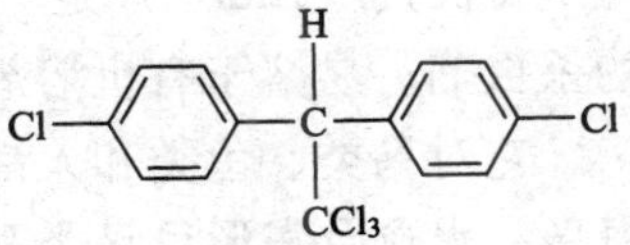

图1－1　DDT结构式

的生物，特别是对某些富集能力很强、并且对 DDT 很敏感的生物。此类物质是分布最广泛、抽样调查最频繁的氯代烃类之一。

实验表明，DDT 对小鼠具有肝脏毒性和发情作用，DDT 还可引起小鼠的肝脏肿瘤。摄食了含有它们的食物，便会被肠胃和肺部吸收到体内，储存在含脂肪的组织器官内。这些化学物质在人体内浓度较高时会出现亚急性反应，包括中枢神经系统症状。而且这些物质极难分解，从有机体中代谢出来的速度很缓慢，其毒性可维持数年甚至几十年。

DDT 及其代谢产物在生态系统中也是稳定存在的，其半衰期在 20 年以上，并且可以在食物链中被富集至较高浓度，生物体内的 DDT 经过食物链的生物放大作用，会将食物中原本少于 0.1×10^{-6} 的含量逐步积累到 10×10^{-6}，即增加和放大 100 倍。经动物实验证实，只要 3×10^{-6} 浓度的 DDT 就会抑制心肌里的一些主要酶活性，5×10^{-6} 就会导致肝细胞死亡或解体。目前积累在地球环境中的 DDT 对生态系统已造成严重的危害。

据美国调查发现，在 1973—1988 年中，水产品中 DDT 的含量约下降到 1/100，但在美国几乎每个河口、近海及深水样品中都可检出 DDT。1986 年从 180 个地点对 8095 个牡蛎、蛤蜊和贻贝进行抽样，发现有 63% 含有 DDT 及其代谢产物，但其含量绝大多数已降到检测限以下。尽管鱼类肌肉中 DDT 及其代谢物的含量已有了明显下降，不过在历史上的高危地区，如加利福尼亚州仍然可以在鱼体内继续发现大量潜在的这类物质。甚至在南极企鹅的血液中也检测出滴滴涕。鸟类体内含滴滴涕会导致产软壳蛋而不能孵化，尤其是处于食物链顶端的食肉鸟类如美国国鸟白头海雕几乎因此而灭绝。

我国虽然在 1984 年禁止生产及使用 DDT，但是由于其残留期很长，直至 1995 年在长江口、珠江口等河口港湾海区仍能检出 DDT 的残留物。在海南省北部和南部海域抽取了具有代表性的对虾、鲤鱼、鲳鱼、鱿鱼、沙丁鱼、黄花鱼、墨鱼、马鲛鱼等 8 种水产品进行检测，结果表明 DDT 残留均被测出，但未超过限量标准。

2. 艾氏剂

艾氏剂（Aldrin）是一种应用于土壤中杀死白蚁、蝗虫、玉米食虫及其他害虫的杀虫剂。易溶于有机溶剂，对热、碱、弱酸稳定。其结构式如图 1-2 所示。

它对鸟类、鱼类和人都有致命危害。例如，在美国得克萨斯海湾，成千上万的海鸟、水禽及雀形目鸟类死于食用喷洒了艾氏剂的水稻或食用过这种水稻的动物。对于成年人来说，致死剂量为 5g。人类是艾氏剂最为严重的受害者，在印度，研究表明平均每人每天艾氏剂及其副产品狄氏剂的摄入量约为 19μg。

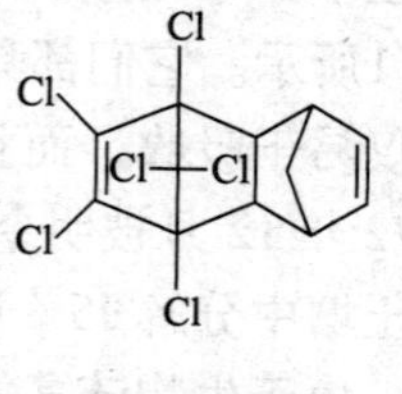

Cl
Cl
Cl
Cl
Cl
Cl

图 1-2 艾氏剂结构式

鱼类对它的生物富集系数为 3140，在具生物活性的土壤中很快转化为狄氏剂，在温带土壤中半衰期约为 5 年，在热带土壤中一个月内消失 90%。

因其高毒性，在环境中持留时间长，及在生物中富集，1991 年被列入 PIC 名单，至少有 23 个国家已禁用或限用。我国分析了太湖沉积物中的有机氯农药残留情况，发现几乎所有样品中均能检出艾氏剂，但含量较低。

3. 氯丹

氯丹（Chlordane）是一种广泛用于农业作物和控制白蚁等的广谱杀虫剂，又称八氯化茚或八氯。几乎不溶于水，能与多种有机溶剂互溶，遇碱分解。其结构式如图 1－3 所示。

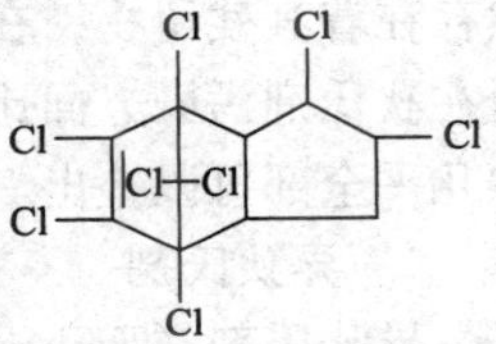

氯丹在分子结构和作用模式上与狄氏剂类似，不过毒性比狄氏剂小。氯丹对鱼类及鸟类的影响因不同种类而有所不同，实验表明它可杀死野鸭、鹁与虾。氯丹对神经系统有刺激作用，会造成头痛、眩晕、阵发痉挛，它还影响人类免疫系统，被归为一种可能的致癌物质。

图 1－3 氯丹结构式

氯丹污染问题的起源是由于将氯丹作为杀死白蚁的特效药剂被广泛使用，随后氯丹在环境中广泛分布和持续存在，可在土壤中存在相当长的时间，半衰期长达一年。目前，氯丹已在许多国家被禁止或严格控制使用。

在美国，氯丹是沿海鱼类及大陆淡水鱼中的常见污染物，禁用以来，尽管其含量看起来没有增加，但也没有显著的下降。美国在 1965—1972 年及 1977 年间对河口的软体动物监控报告表示，在 8000 多个分析样品中没有一例氯丹含量超过 0.01mg/kg 湿重的检测限。不过，在其他地方性调查中经常会在贝类中发现氯丹。在 1981—1982 年阿拉斯加海湾和白令海的海洋生物样品中，氯丹的含量仅次于 DDT 和多氯联苯（PCBs）。

作为 PIC 公约的缔约国，我国 1997 年停止生产氯丹。

4. 狄氏剂

狄氏剂（Dieldrin）是一种环戊二烯类杀虫剂，其结构式如图 1－4 所示，主要用于控制白蚁及纺织品害虫，同时也用于控制昆虫引起的疾病以及农作物土壤中的昆虫。狄氏剂也是亲脂性的，可由长时间暴露在空气中的脂肪分解释放造成毒性。狄氏剂残留物已在空气、水源、土壤、鱼类、鸟类、哺乳动物包括人体内发现。食物是人体暴露的主要载体，如在美国，狄氏剂是巴氏灭菌法牛乳消毒调查中发现的第二种常用杀虫剂。

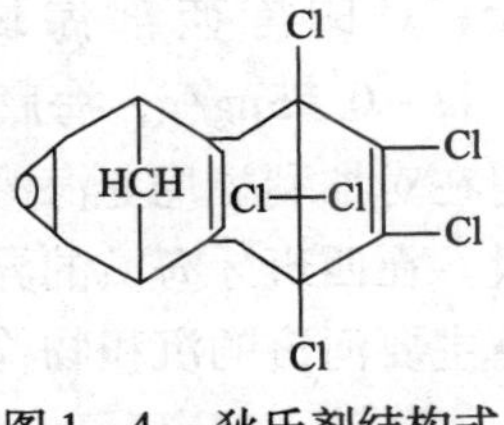

图 1－4 狄氏剂结构式

狄氏剂可以影响中枢神经系统，其毒性在有机氯农药中最大，可引起人肝功能障碍、致癌，甚至可致人死亡。以相对较低的量喂养小鼠，可导致肝脏肿瘤增加。狄氏剂对鱼类及其他水生动物有很大毒性，特别是对蛙类的影响，少量的暴露就可在蛙类胚胎内造成脊柱畸形。由于艾氏剂可很快转化为狄氏剂，因此，狄氏剂在环境中的实际含量比其表现的单独使用量要高，半衰期为5年。研究表明，其在鱼中生物富集放大率为5957倍。

狄氏剂是历史上在沿海鱼类和贝类中最常检出的环戊二烯类杀虫剂。美国在1970年对大海鲢体内狄氏剂含量的检测表明：其范围在0.36～1.56mg/kg，是食品和药物管理局（FDA）要求界限的1～5倍。在波罗的海南部海域四个不同点对各种浮游动物中有机氯农药残留进行测定，发现狄氏剂为主要的残留，含量达23～42mg/kg脂肪。

尽管对狄氏剂的限制使用已经超过十几年或二十几年，但在土壤和食物链中依然存在着其残留物，在内陆及河口的鱼体内是一种普遍的污染物。研究表明，内陆鱼在狄氏剂污染方面比海水鱼及河口处的鱼要严重得多，在台湾主要河流的沉积物中几乎全部可以检出。

5. 异狄氏剂

异狄氏剂（Endrin）用于喷洒在棉花和谷物等农作物的叶子上，同时也用于控制老鼠和野鼠等啮齿类动物。不溶于水，溶于有机溶剂。其结构式如图1－5所示。

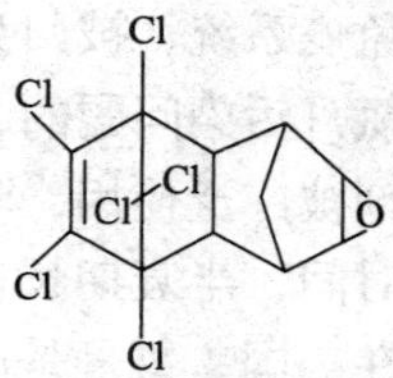

图1－5 异狄氏剂结构式

水生生物可以对异狄氏剂进行代谢，因此它不会像其他结构类似的化合物一样在脂肪组织内聚集。它的半衰期很长，可在土壤中持续存在12年。另外，异狄氏剂对鱼类是剧毒物质，如果红鲈幼鱼暴露在大剂量异狄氏剂的水中，会导致提前孵化并在9d内死亡。尽管目前估计异狄氏剂的人类的摄入量在世界卫生机构认定的安全标准之内，但仍然对人类产生危害，危害途径主要是通过食物的摄入。

1991年FAO将其列入不再生产农药名单中，被列入POPS清单，但未被列入PIC清单。这正是因为虽然它在环境中持留的时间长，但对人类的危害还不是很大。对印度西部海域水体的分析得到的结果是：海岸边各河口处平均为0.42～0.95ng/g，海底沉积物平均为0.39～0.78ng/g。美国虽已禁止生产和使用，但在对加利福尼亚海湾的虾体内有机氯农药残留测定时发现有些超过了最高残留限量。在西班牙海域的异狄氏剂残留较严重，一种绿藻中残留量达到603ng/g。对台湾主要河流的沉积物检测发现异狄氏剂的残留量为0.22～0.64ng/g。

6. 七氯及环氧七氯化合物

七氯（Heptachlor，结构式见图1－6）和环氧七氯都是氯代环戊二烯类杀虫剂，主要用于杀死土壤中的昆虫和白蚁，也广泛用于杀死棉花害虫、蝗虫、农作物害虫及携带疟疾的蚊子。七氯溶于有机溶剂，对日光、空气、潮湿是稳定的，不容易发生脱氯反应，易环氧化生成环氧七氯。

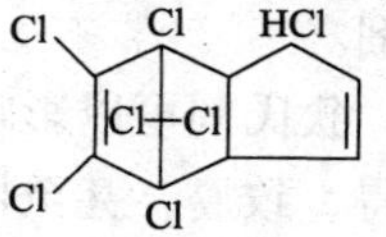

图1－6 七氯结构式

食物是人类受到危害的主要来源。此类物质贮存于人体脂肪中，能对神经系统产生刺激作用，出现头晕、情绪激动等症状，可影响人的生殖器官，并被认为是一种可能的致癌物质。它是导致一些鸟类数量减少的原因，这些鸟类包括美国哥伦比亚流域的美洲鹰等。尽管用来处理种子的七氯用量低于推荐的使用剂量，加拿大鹅还是由于食用了经七氯处理过的种子而死亡，这说明使用可靠剂量的七氯也会导致野生动物的死亡。实验证明高剂量的七氯对水貂、老鼠与野兔起到致命作用，低剂量的摄入可导致行为改变和生殖能力降低。此类物质在土壤和水体中的半衰期为9~10个月，具生物富集性，能持留于环境中。已在20多个国家被禁用或严格控制。

美国国家海洋和大气局（NOAA）检验出39%内陆鱼样品中含有七氯(1980—1981年)，在超过12000个贝类样品里找到了七氯及其代谢物环氧七氯，但没有一例七氯和环氧七氯的含量超过0.01mg/kg湿重的检测限。目前看来，在美国七氯已不再是海洋鱼类中主要的污染物。

加拿大于1970年开始禁用七氯，1976年全面禁止，但从1968年至1984年，其境内的环氧七氯残留量的下降趋势很小，10多年的数据表明其总体水平稳定在0.037~0.3mg/kg。

我国目前还未对其禁用，各水域的残留情况各异。在对闽江口有机氯农药残留调查中，七氯的总量在各种有机氯农药中排第三，主要来源是陆地土壤的施用。对太湖沉积物中的有机氯农药残留分析，七氯在所有样品中均被检出，但含量为0.003mg/kg，生态风险较低。香港和大亚湾水域中的残留量也较小。作为PIC公约的缔约国，我国已在1999年禁用这类农药。

7. 六氯苯

六氯苯（HCB），又名灭黑穗药，是一种除真菌剂。其结构式如图1-7所示。溶于苯、氯仿和乙醚，微溶于冷乙醇，不溶于水，微有芳香气味。

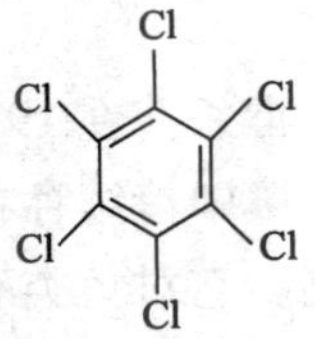

Cl, Cl, Cl, Cl, Cl, Cl (hexachlorobenzene structure)

图1-7　六氯苯结构式

1945年最早用于种子处理。HCB可用于杀死影响农作物根部的真菌，也广泛用于控制小麦黑穗病。HCB也是某些工业化学品的副产品和一些杀虫剂中的杂质。1954年至1959年间，东土耳其的居民在食用经HCB处理过的种子生长的谷物，出现了皮肤光敏感、疝气、体虚等症状，许多人出现了称为卟啉病的新陈代谢紊乱症状，并有14%的人死亡。通过胎盘与母乳，母亲也会把HCB传染给婴儿。大剂量的HCB摄入对一些动物是致命的，小剂量的摄入可影响生殖能力。目前，在所有的食品种类中都发现有HCB存在。在西班牙的一次肉类食品调查研究中发现所有的样品都含有HCB。在印度，平均每天每千克体重摄入HCB量为0.13μg。

六氯苯最高的含量是在1979年从美国华盛顿州海湾采集到英国鳎鱼的肝脏中检测到的，为0.7mg/kg湿重。另据报道，在纽约湾、加尔维斯敦海湾、切萨皮克海湾北部，以及加利福尼亚海湾河口处的鱼类和贝类中也可检测出六氯苯，不过含量稍低。HCB 可能在内陆水体中污染较严重。在美国 1980—1981 年对内陆淡水鱼的调查中，整鱼样品有 24% 检测出了 HCB，含量在 0.01mg/kg 湿重以上。含量最高的是路易斯安那州密西西比河一个检测点中的整鱼样品，为 0.12 ~ 0.13mg/kg湿重。有证据显示，与 1976—1977 年的调查相比，发现 HCB 污染已经下降了。

我国对太湖沉积物中的有机氯农药残留情况进行分析，发现六氯苯几乎在所有的样品中均被检出，残留水平在各种有机氯农药中排在第二位，平均值为 2.158ng/g 干重。

8. 毒杀芬

毒杀芬（Toxaphene）是多种氯化莰烯的混合物，没有统一的结构表达式，其主体莰烯的结构式见图 1 - 8（1）、图 1 - 8（2），为八氯莰烯，是其被氯饱和的情形。毒杀芬不溶于水，溶于有机溶剂，性质稳定，不挥发，不燃烧，遇日光或高温逐渐分解。它是一种用于棉花、谷物、水果、坚果和蔬菜的合成杀虫剂，也用于控制寄生于家畜的扁虱和螨虫。

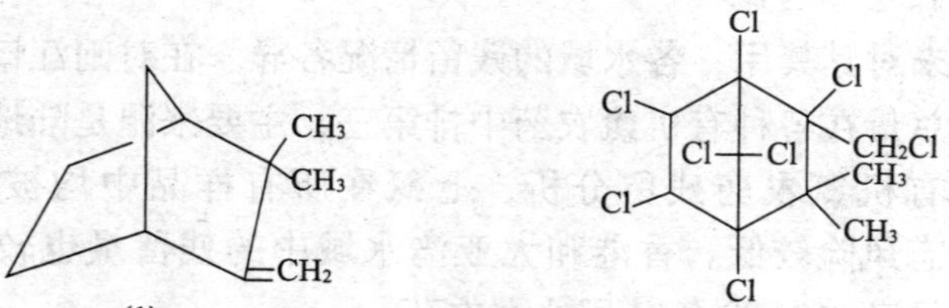

CH_3 CH_3 $=CH_2$ (1)

Cl Cl Cl Cl—Cl CH_2Cl CH_3 Cl CH_3 Cl (2)

图 1 - 8　毒杀芬结构式

毒杀芬在 1975 年曾是美国应用最为广泛的一种杀虫剂。多达 50% 的毒杀芬可在土壤中持续存在 12 年。每批产品的毒性都不相同，毒性取决于其同分异构体的比例。它对鱼类有很大的毒性。鲑鱼暴露在毒杀芬中 90d 后可导致体重减轻 46% 以及鱼卵发育能力下降，长期暴露在 0.5μg/L 浓度的水中，其卵的发育能力将降至零。它的直接暴露对人类的毒性并不大，食物是人类受到危害最主要的来源，它可使人甲状腺肿大和患甲状腺癌；不过，它在体内持续存在性较低，易排出。根据动物实验的结果，毒杀芬已被列为一种可能的致癌物质。目前，已有 37 个国家禁止使用毒杀芬，11 个国家严格限制其使用。

根据（NOAA）报道，毒杀芬已在 12000 多个样品中检出，但只在少数几个地区中含量超出检测限，包括美国佐治亚州南部、得克萨斯州南部地区。在佐治亚州布伦瑞克附近 Back 河中的一条胭脂鱼和一条羊鱼的肌肉中其含量最高，为 35.6mg/kg 湿重。据一次调查中记载，发现近 88% 的检测点的内陆样品中毒杀芬超过了 0.01mg/kg 湿重的检测限。含量最高的是密西西比河、五大湖中鱼类。直到20世纪80年代，在一些河口地区毒杀芬污染仍较严重。由于其持久性，时至今日，毒杀芬仍能在环境中测得其存在。

高浓度的毒杀芬在北美五大湖的蓄积成了一个谜。令人感到疑惑的是毒杀芬在五大湖附近的地区使用得并不多，它于20世纪40年代首次投入使用，主要在美国东南部地区用作棉田杀虫剂和除草剂，可该化学物质却对离它大量使用的地区1609. 344km之遥的五大湖造成超乎正常水平的影响。最近科学家将以“污染物质去向质量平衡模型”对其长距离迁移做出解释。

我国作为PIC公约的缔约国已在1999年禁用这类药物。

9. 灭蚁灵

灭蚁灵是一种很有效的杀虫剂，人们以前将其用于控制庄稼地、牧场、森林和建筑物中的白蚁和蚂蚁，另外还将其用作阻燃剂。和其他有机氯杀虫剂一样，它是亲脂性的，是十氯酮（开蓬）的前体。其结构式如图1－9所示。

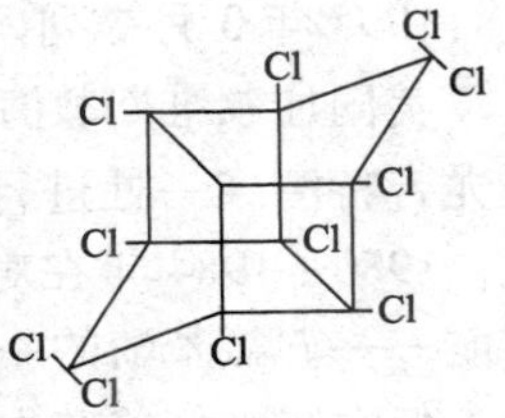

图1－9　灭蚁灵结构式

它是一种持续性强、极为稳定的杀虫剂，其半衰期长达10年，并可在食物链中被富集。在对小鼠研究中发现其是一种致癌物质，对数种植物、鱼类及甲壳类具有毒性。人类受灭蚁灵危害的途径主要是食物，特别是肉类、鱼类及野味。

根据NOAA报道，灭蚁灵曾经被认为对美国东南部河口的生物体是一种非常严重的污染。在1980—1981年调查中第一次对内陆鱼类中的灭蚁灵进行了检测，结果18%的检测点存在灭蚁灵，主要是在五大湖地区和东南部地区。因为它会持续存在并长期威胁，安大略湖鱼中存在灭蚁灵的警告已经发布。进一步的监控发现，乔治亚州、南卡罗来纳州的水体中也含有灭蚁灵。

10. 硫丹

硫丹是一种环戊二烯类杀虫剂，目前作为一种农业杀虫剂得到普遍应用。硫丹有两种同分异构体a和b，能溶于水，易溶于有机溶剂，在日光下稳定，在酸碱中缓慢水解。其结构式如图1－10所示。

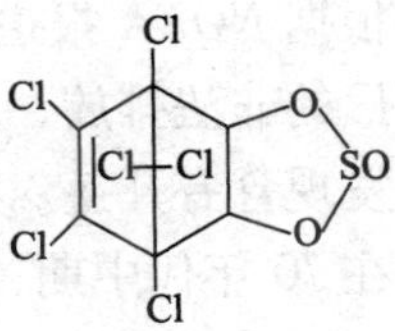

图1－10　硫丹结构式

硫丹毒性表现为神经系统症状，有中等蓄积毒性，且对雌性的毒性大。对哺乳动物的毒性小，主要危害为急性中毒，土壤中的半衰期为5～8个月。

目前，有一些国家如比利时、澳大利亚等，已开始禁止硫丹的生产和使用，但在国际范围内还没有统一的规定。

由于其使用广泛，在多种海洋鱼类、贝类中均被检出过。海洋贝类中总硫丹含量最高的一份1983—1984年来自加利福尼亚海湾贻贝样品，硫丹含量达到1. 4mg/kg湿重。

现有资料还不足以判断当前我国在全国范围内的环境污染情况。在对闽江口有机氯农药残留调查中，硫丹的总量在各种有机氯农药中排第四。

11. 五氯酚

五氯酚又称五氯苯酚（PCP）是一种木材防腐剂、杀菌剂，也是杀真菌剂六氯苯的代谢产物。溶于大多数的有机溶剂，其钠盐等溶于水中相当稳定，不易潮解。其结构式如图1－11所示。

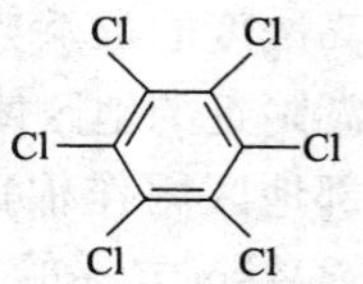

图1－11　五氯酚结构式

五氯苯酚在土中渗透力强，半衰期为2～4周，水中为190d。对水生生物高毒，动物实验表明它能刺激哺乳动物的代谢，对生殖、肝、肾有影响。

1995年3月被列入PIC名单，有8个国家已禁用，有2个国家严格限用。

美国加尔维斯敦海湾的牡蛎中五氯苯酚的含量为0.003～0.008mg/kg湿重。在皮尤吉特湾（一处进行木材处理的地点）的蛤蜊中含量为0.003～0.008mg/kg湿重。1980—1984年在对美国内部的调查中检测到，鱼类样品中有24%含有五氯苯甲醚——五氯苯酚的一种代谢物。我国目前将其限用在防腐上，不得作为农药使用。但在淡水虾养殖中，有专业户习惯用五氯酚钠作清塘药物使用，不易禁止。

12. 开蓬

开蓬（Kepone），又称十氯酮，是一种杀虫剂。在沸水、强碱水溶液中可溶，易溶于有机溶剂，暴露于潮湿的室温下容易形成水合物。其结构式如图1－12所示。

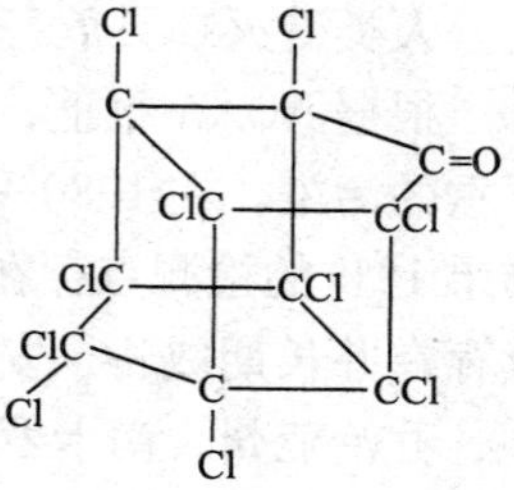

开蓬可以引起神经、肝脏方面的损伤损害以及不育，有在食物链中被富集的特性。

1991年被联合国PIC联合专家组列入不再生产的农药。

图1－12　开蓬结构式

根据NOAA报道，在美国自从1973年由于一个农药生产厂的非法排放，在詹姆斯河第一次发现开蓬以来，已在数以千计的鱼、蟹、牡蛎中发现含有开蓬。到20世纪80年代中期，鱼和蟹中其含量在0.2～0.8mg/kg湿重。在70年代中期，一些鱼类中其含量超过了7mg/kg湿重，超过1mg/kg的很常见。1976年在北卡罗来纳州海口附近的一些垂钓用鱼的鱼肉中检测到少量开蓬的残留，含量为0.01mg/kg湿重。到80年代中期，弗吉尼亚州詹姆斯河生态系统中牡蛎体内开蓬的含量一般都低于0.1mg/kg湿重。

13. 羧基除草剂

四氯代对苯二甲酸二甲酯（DCPA）、2，4－滴（2，4－D）以及2，4，5－涕（2，4，5－T）都是农业中常用的氯代苯氧型除草剂，被用于控制道路周围的木本植物。2，4－D会对消化道甚至肝、肾产生损伤，2，4，5－T有致畸作用，还可以影响动物的神经传导，导致肌肉无力、心室纤维颤动和神经炎。而且2，4，5－T含有高毒、致癌、致畸的二噁英杂质。它们能滞留于环境中，如2，4，5－T在水中半衰期为600d，并且能在食物链中富集。

1995 年 3 月被列入 PIC 名单。早在 70 年代初已有 13 个国家禁用，1 个国家限用。

在 FDA 监控计划中，在鱼体内没有检测到 2，4 - D 和 2，4，5 - T。个别的检出了四氯代对苯二甲酸二甲酯（DCPA）。鱼体 DCPA 污染最显著的是美国科罗拉多州和与其邻近的得克萨斯州南部地区。

14．莠去津

莠去津（Atrazine）又称阿特拉津，是一种三嗪类的除草剂。能溶于水和有机溶剂，在中性、弱酸、弱碱性环境中稳定。在土中的半衰期为 35 ~ 50d，地下水中为 105 ~ 200d。其结构式如图 1 - 13 所示。

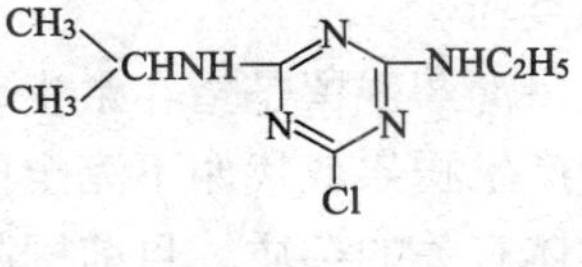

图 1 - 13　莠去津结构式

过去认为它的毒性只是一般，但最近研究表明，低浓度的莠去津即可造成动物变性畸形。美国一项环境调查表明，这种除草剂在今天已经极大地阻碍了青蛙正常的性发育，使得它们雄性变为雌性或变成不雌不雄的“阴阳蛙”。其作用机理可能是促使芳香族酶产物大量产生，把雄激素催化成了雌激素。至于其对人是否也会有相同的影响正在研究之中，这种可能性是存在的。

由于除草效果好，而且过去认为对生物的毒性不强，莠去津成为世界上使用最为广泛也是最重要的除草剂之一。在美国农场中，每年都要使用约 27000t 莠去津。莠去津使用得最多的地方是栽种玉米、高粱和甘蔗的土地。除了美国，世界上还有 80 多个国家在广泛使用这种除草剂，包括我国。在美国堪萨斯州的蓝鳃太阳鱼中其含量为 0.2 ~ 0.3mg/kg。在大量使用莠去津的时期，可以在鱼塘和附近的湖或小溪的其他鱼类中找到它们。

由于最近发现莠去津能够干扰生物性激素的分泌功能，而且在水中的残留不能很快清除，一些国家已经在禁用这种除草剂，如德国、法国、意大利、瑞典、挪威和瑞士等。

15．林丹（丙体六六六）

林丹（Lindane），又称丙体六六六，是 1，2，3，4，5，6 - 六氯环己烷 α -、β -、γ - 异构体的混合物，是一种有机氯杀虫剂。其结构式如图 1 - 14 所示。在水和有机溶剂中均可溶，180℃以下对光、空气非常稳定，在碱中发生脱氢反应，随 pH 升高而加快。它能残留于动物和人体脂肪中，是一种神经毒素，也可以引起人的再生障碍性贫血。

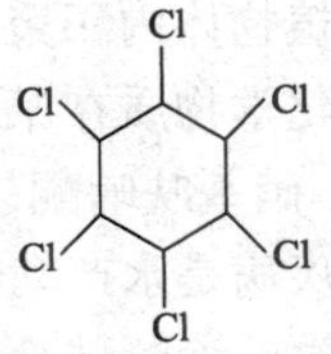

图 1 - 14　林丹结构式

1995 年 3 月被列入 PIC 名单，一些国家已禁用或限用。美国在早期的调查中，在将近 12000 个海洋和河口中的鱼类和无脊椎动物中发现了林丹。

第三节 渔药残留

渔药是用来预防、诊断、治疗水产养殖对象疾病，协助机体恢复正常功能或促进机体健康成长的物质。根据其作用对象，可分为水产植物药和水产动物药；根据其用途，可分为抗微生物药、消毒杀菌药、环境改良药、抗寄生虫药、营养保健药、激素以及生物制品；根据其化学组成，又可分为无机药、有机药、生药以及生物类药。

渔药残留是指在水生动、植物养殖过程中，为防病、治病而使用的，在生物体内产生积累或代谢不完全而仍存在的渔药的原型化合物和其代谢产物，包括与药物本体有关的杂质。目前国际上比较重视的残留药物有抗生素类、磺胺类、呋喃类、喹喏酮类、激素类和转基因类药物等。

由于一些地区放养密度过高，环境严重污染，养殖品种退化、饲料质量差，致使水生动、植物发病率增加，疾病危害程度加剧。为了防病、治病，养殖者大量使用渔药。市场的需求带动我国渔药行业的迅速发展。我国渔药生产企业从小到大，从少数几家发展到目前的 100 多家。它们主要集中在山西、江苏、湖北、湖南、广东、浙江、北京、四川等地。渔药品种也从最初的生石灰、中草药发展到消毒剂、驱杀虫剂、抗生素类、磺胺类、呋喃类、雌雄激素类、甚至包括免疫多糖、基因诱导剂等数百个品种。我国渔药生产企业一般规模小，技术条件差，生产工艺简单，技术含量偏低，多是由畜牧兽药厂改型而来，既生产兽药也兼营一小部分渔药。很少自行开发出具有特殊功效的渔用药，仅有少数企业专门从事渔药生产。

1. 渔药残留来源

渔药在使用过程中缺乏相应的法律、法规来指导并约束渔药的使用，监督管理力度不大。许多药物未经严格的药理、毒理试验，没有明确的使用方法和停药期限。渔药的滥用破坏了生态平衡，进一步加剧水生动、植物病害，形成恶性循环；同时水生动、植物耐药性增强，增加了疫病防治的难度；更为严重的是药物在水生动、植物体内积聚，残留量增大，直接威胁消费者身体健康。许多对人体可能有毒性的化学物质在某国未经注册使用，而在其他国家中被使用。呋喃唑酮（痢特灵）、硝基呋喃酮、氯霉素以及三氯苯氧丙酸，这些都被怀疑是致癌物质。

疾病是水产动物养殖中的限制性因素。2000 年以来，养殖者不断发展快速的免疫学的诊断试验，再辅以渔药治疗来解决此问题。用于这种化学疗法的药物包括加强型的磺胺药物、抗生素和硝基呋喃，当然并不仅限于这几种药物。它们的广泛应用，残留在鱼和贝类中会给人类的健康带来威胁。各国都制定了兽（渔）医在治疗那些作为食品原料的动物时所用的主要药物的容许残留量和休药期（屠宰或捕获前不允许再进药的那段时间）。医学界早已意识到持久残留物的问题，但是直到上世纪 90 年代才开始对养殖的水生动物进行检测。现在，渔药残留问题受到世界各国的重视。

2. 渔药残留毒害

人们食用残留激素、抗生素的水产食品后，可能会造成以下几个方面的健康危害。

（1）一般毒性作用　人长期摄入含渔（兽）药抗生素残留的水产品后，药物不断在体内蓄积，当浓度达到一定量后，就会对人体产生毒性作用。如氨基糖苷类的链霉素可以引起药物性耳聋等。特别应指出，一些渔（兽）药具有急性毒性，如β受体阻断剂、β受体激动剂、镇静剂、血管扩张剂等，在污染食品后带来的健康危害更应引起关注。

2002 年 7 月安徽省广德县发生了一起因食用人工养殖鱼导致的食物中毒事件，共 50 人进食鲢鱼，均中毒，主要症状为头晕、心悸、恶心、四肢乏力、手足震颤、脉速等，致病物质是该批鲢鱼体内残留的来源于饲料的盐酸克伦特罗。

（2）过敏反应和变态反应　经常食用一些含低剂量抗菌药物残留的食品能使易感的个体出现变态反应，这些药物包括青霉素、四环素、磺胺类药物以及某些氨基糖苷类抗生素等。它们具有抗原性，刺激机体内抗体的形成，造成过敏反应，严重者可引起休克，短时间内出现血压下降、皮疹、喉头水肿、呼吸困难等严重症状。

（3）细菌的耐药性　动物在经常反复接触某一种抗菌药物后，其体内的敏感菌株可能会受到选择性的抑制，从而使耐药菌株大量繁殖。在某些情况下，经常食用含药物残留的动物性食品，动物体内的耐药菌株可通过动物性食品传播给人体，当人体发生疾病时，会给临床上感染性疾病的治疗带来一定的困难，耐药菌株感染往往会延误正常的治疗过程。日本、美国、德国、法国和比利时学者研究证明，在乳、肉和动物脏器中都存在耐药菌株。当这些食品被人食用后，耐药菌株就可能进入消费者的消化道内。耐药因子的转移是在人的体内进行的，但至今为止，具有耐药性的微生物通过动物性食品迁移到人体内而对人体健康产生危害的问题尚未得到解决。

（4）菌群失调　在正常条件下，人体肠道内的菌群由于在多年共同进化过程中与人体能相互适应，不同菌群相互制约而维持菌群平衡，如某些菌群能合成 B 族维生素和维生素 K 以供机体使用。过多应用药物会使菌群的这种平衡发生紊乱，造成一些非致病菌死亡，从而导致长期的腹泻或引起维生素缺乏等反应，造成对人体的危害，引起致畸、致癌、致突变作用。

苯并咪唑类药物可持续地残留于肝内并对动物具有潜在的致畸性和致突变性。1975 年至 1982 年先后发现苯咪唑、丙硫咪唑和苯硫苯氨酯有致畸作用，同时，洛硝哒唑通过 Ames 试验表明有很高的致突变性，因此，其残留对人将具有潜在的毒性。另外，残留于食品中的克球酚和某些雌激素具有致癌作用。

（5）内分泌影响　儿童食用给予促生长激素的食品导致性早熟。20 世纪后期，发现环境中存在一些影响动物内分泌、免疫和神经系统功能的干扰物质，称为

“环境激素样物质（或环境内分泌干扰物质）”，这些物质通过食物链进入人体，会产生一系列的健康负面效应，如导致内分泌相关肿瘤、生长发育障碍、出生缺陷和生育缺陷等，给人体健康带来深远影响。

第四节　金属和其他无机物

一、概　　述

在清洁的（自然的、未污染的、未经浓缩的）水生环境中普遍存在着少量的金属，如铜、硒、铁、锌等，它们是鱼虾贝藻等水生生物的必需营养元素。然而，现代工业造成环境的污染，这其中就包括有害金属污染。有害金属污染源主要来自于冶金、冶炼、电镀及化学工业等排出的三废。污染水体具有较大的迁移性，水流的运动，使水体中浮游生物过滤性吸收较高水平的重金属。因此，重金属在以浮游生物为食物链的水生动物体内有明显的蓄积倾向。使用有机砷杀菌剂（甲基砷酸铁胺）、有机汞杀菌剂（醋酸苯汞）和砷酸铅也可造成污染，一些化肥如磷肥中含砷量约24mg/kg，含镉10～23mg/kg，含铅约10mg/kg也可进入水体被水生动物富集。鱼类及甲壳类动物对镉、铅、汞等富集能力的差异已有大量研究。

另一方面，金属元素一旦对环境造成污染或在体内富集起来，就很难被排出或是被降解。微生物可降解环境中的有机污染物，但不能降解重金属污染物，而金属硫蛋白（MTs）在高度诱导之后，能大量地结合重金属。根据一些事实推断，MTs是惟一能有效地解离、解毒重金属的一种生物途径。据报道，可利用克隆金属硫蛋白基因的工程菌或水生生物排除土壤和污水中的重金属。

水生生物体中蓄积的镉、铅、汞及其化合物，尤其是甲基汞，对人体主要脏器、神经、循环等各系统均存在危害。医学和兽医的文献中有大量关于重金属毒性的文献。根据它们的毒性，不同的金属可以分为较大、一般、较小或无潜在毒性。一般认为可能有较大毒性的金属有锑、砷、镉、铬、铅、汞和镍。一般毒性的污染物包括铜、铁、锰、硒和锌。较小或无潜在毒性的有铝、银、锶、铊和锡。因此，像镍、铬这样通过吸入致癌的金属，被归为毒性较大的一类，而硒和锡则归为较小的那一类。但是，同一类的金属，当其作为水产品污染物的来源时，它们的相对毒性会发生改变。水生环境中关系到公众健康的污染物的鉴定标准虽各不相同，但已对其作出定义。这包括：

① 持续性；

② 生物体中可能的浓度；

③ 对人的毒性（或可能存在的毒性）；

④ 所关注的地区的污染来源；

⑤ 来自所关注区域的鱼和贝类中污染物的高浓度。

吸入性致癌和引起皮肤的过敏性反应的镍（除了其羰基态）和铬（至少为六价态），都将被怀疑是关系公众健康的污染物。但是，它们都很难被胃肠道吸收，而且没有证据显示这种接触方式能够引起全身组织的中毒。有机锡化合物比无机锡盐的毒性要大，有机态类的金属，尤其是重金属，与公众健康的关系更为密切。

人们进一步认识到，硒是能被摄取的有毒物质，它在一些水产品中的含量可能就是危害的来源。锑被认为是一种因职业和医生治疗的原因而引入的有毒物质。但是，近来对水产品残留物的研究要么没有检测出金属锑残留，要么在被污染区其检测浓度低于检测限。所有这些与摄入量估计值有关的发现和推论，帮助人们初步列出了对人体健康有害或可能有害的重金属污染物，它们都能够在可供食用的水生动、植物中发现，而且其中的一些已经进行了危害性研究。在危害分析中要被鉴定的金属包括砷、镉、铅、汞和硒等。下面要介绍的是危害较为严重的一些金属残留物质。

二、常见金属残留及其危害

1. 砷

砷虽不属于重金属，但因其行为与来源以及危害都与重金属相似，所以通常列入重金属类进行讨论。

作为一种对人和其他动物都非常有效的毒药，砷的使用已有很长的一段历史。先前砷被用于医学上化学疗法以及杀人的毒药。其存在形式有：有毒的三价态（三氧化二砷、砷酸钠、三氯化砷等），毒性较小的五价态（五氧化二砷、砒酸、砷酸铅、砷酸钙等），以及大量的有机态形式（对氨基苯胂酸、二甲基砷酸盐等）。

砷用于杀虫剂、除草剂以及其他农药的制造。土壤砷污染主要来自大气降尘、化肥与含砷农药。燃煤是大气中砷的主要污染源。土壤中砷大部分为胶体吸收或和有机物络合—螯合或和磷一样与土壤中铁、铝、钙离子相结合，形成难溶化合物，或与铁、铝等氢氧化物发生共沉淀。pH 高的土壤砷吸附量减少而水溶性砷增加；若土壤中含砷量过高，不仅抑制微生物的氨化作用，也会影响自然的砷解毒作用，影响该地区植物的生长，若渗入地下水中，则使受污染面积扩大。环境中的砷可以通过食物链在水生生物体内富集。

美国于1986 年贻贝监控调查所报道的25 个污染最严重地区中，所有双壳类动物砷含量的算术总平均值为2.763mg/kg 湿重，变化范围在1.920～5.131mg/kg 湿重，标准偏差为0.9340（干重/湿重换算因数为0.12）。所有检测地点的牡蛎和贻贝中都含有砷。1986 年报道的10 个污染最严重地区中，海洋鱼类肝脏中砷含量的算术总平均值为5.20mg/kg 湿重，变化范围在2.99～8.17mg/kg 湿重，标准偏差为1.94。所有地点（45 个）总平均含量为2.34mg/kg 湿重，范围在0.150～8.16mg/kg，标准偏差为2.06（干重/湿重换算因数为0.25）。1978～1979 年间，从112 个地点采集的60 种淡水整鱼样品中，其砷含量的几何总平均值为

0.16mg/kg 湿重，范围在 0.04 ~ 2.08mg/kg；1980 ~ 1981 年，几何总平均值为 0.14mg/kg，范围在 0.05 ~1.69mg/kg。表 1 - 2 所示是部分水产品中不同形态砷的分布。

在食用的水生动物中砷主要以有机态的形式存在，砷甜菜碱或砷胆碱。这些存在形式被称为“鱼砷”，还没有报道表明摄取后会在动物和人体内产生毒性。而且，没有证据显示砷甜菜碱具有诱变性。尽管鱼中的砷多为砷甜菜碱，但没有充分的研究表明，在所有的鱼中毒性更大的无机态砷（或在人体内可通过代谢由有机态转变为无机态的砷）的含量可以忽略。

进入人体后，无机砷会引起急性或慢性中毒，主要作为一种致癌物质，可引起肺癌、血管肉瘤、真皮基部细胞和鳞片细胞的癌变。砷的毒性取决于它的氧化价态和释放形式。砷引起的慢性中毒有肠胃炎、肾炎、肝肿大、末梢均匀神经病和对皮肤的大量损伤，包括脚底和手掌的角化过度症以及普遍会出现的黑色素沉着。这些症状中有一些是与毛细血管的内壁被破坏，以及随后发生的浮肿和循环障碍有关。现在已知，在分子水平上，金属可以阻止磷酸化作用；与巯基反应能够打乱细胞的新陈代谢；能直接破坏 DNA 并且抑制 DNA 的修复。另外，砷酸钠和亚砷酸盐可以引起低等动物畸变。因此，金属会给孕妇、哺乳期的母亲和她们的孩子带来特别的危害。

表 1 - 2　　部分水产品中不同形态砷的分布　　单位：mg/kg

种类	样品名称	产地	总砷	总无机砷	三价砷	五价砷	有机砷
甲壳类	虾皮	福建	2.487	0.133	0.129	0.004	2.345
	海米	浙江	2.730	0.153	0.144	0.013	2.577
	海蟹	广西	9.475	0.023	ND	0.023	9.452
海鱼类	平鱼	—	0.927	ND	ND	ND	0.927
	带鱼	浙江	0.791	ND	ND	ND	0.791
藻类	海带 1	福建	18.775	3.336	2.508	0.828	15.439
	海带 2	福建	30.702	4.619	4.263	0.356	26.083
	紫菜	福建	10.755	3.677	3.103	0.574	7.078
淡水鱼	青鱼	—	0.057	ND	ND	ND	0.057
	鲢鱼	—	0.079	ND	ND	ND	0.079
	鲫鱼	—	0.057	ND	ND	ND	0.057

注：ND—未检出

杨惠芬等，食品中无机砷限量卫生标准的研究，中国食品卫生杂志，2003：15（1）

2. 镉

镉主要来源于镉矿、镉冶炼厂。因镉与锌同族，常与锌共生，所以冶炼锌的排放物中必有 ZnO、CdO，它们挥发性强，以污染源为中心可波及数千米远。镉工业废水灌溉农田也是镉污染的重要来源。

在有毒的金属中，镉比较特殊，因为它是水生环境中相对较新（近50年）的一种污染物。镉的来源有固体垃圾的倾倒（涂料中的颜料）和污水污泥，磷酸盐化肥，电镀和镀锌产品，以及采矿业（锌、铅）废水。镉常见的存在形式有金属态，硫化物和硫酸盐。大致可分为水溶性镉和非水溶性镉两大类。离子态和络合态的水溶性镉 $CdCl_2$、$Cd(WO_3)_2$ 等能为作物吸收，对生物危害大，而非水溶性镉 CdS、$CdCO_3$ 等不易迁移，不易被作物吸收，但随环境条件的改变二者可互相转化。环境偏酸性时，镉溶解度增高，易于迁移；环境处于氧化条件下时，镉也易变成可溶性，被动、植物吸收得也多。镉的吸附迁移还受相伴离子如 Zn^{2+}、Pb^{2+}、Cu^{2+}、Fe^{2+}、Ca^{2+} 等的影响。如锌的存在可抑制动、植物对镉的吸收。

无脊椎动物，包括甲壳类和双壳类，都能够通过与不同的大分子质量金属硫蛋白混合体结合而富集大量的镉。甲壳类动物的肌肉和肝胰腺对镉的亲和力是不同的，肝胰腺中镉的含量是前者的10～20倍。由于肝胰腺被认为是一种美味，或作为“褐色蟹肉”在市场上销售，因此，当食用龙虾或螃蟹时，摄入大量镉的潜在可能性大大增加。

美国1986年报道的10个污染最严重地区中，海洋鱼类肝脏中镉含量的算术总平均值为1.42mg/kg湿重，变化范围在0.530～3.94mg/kg湿重，标准偏差为1.08。所有地点（45个）总平均含量为0.519mg/kg湿重，范围在0.0150～4.89mg/kg，标准偏差为0.870（干重/湿重换算因数为0.25）。1978～1979年间，从112个地点采集的60种淡水整鱼样品中，其镉含量的几何总平均值为0.04mg/kg湿重，范围在0.01～0.41mg/kg；1980～1981年，几何总平均值为0.03mg/kg湿重，范围在0.01～0.35mg/kg。1986年贻贝监控调查所报道的25个污染最严重地区中，所有双壳类动物镉含量的算术总平均值为0.9039mg/kg湿重，变化范围在0.6276～1.560mg/kg湿重，标准偏差为0.2621（干重/湿重换算因数为0.12）。

镉在原生质膜上有与磷脂双分子层的磷酸盐基团反应的活性，在细胞核内是诱变物，在溶酶体的膜上有活性，而且对线粒体的活性有抑制作用，从而使细胞受到损害。不过，在水生动物中镉能够刺激金属硫蛋白的产生，这可以大大降低它的毒性。

在日本，人中毒事件主要是由镉引起的，如一种称为“itai - itai”（哎哟-哎哟）病的中毒，即是由镉中毒引起的。在水污染较为严重的地区，检测发现当地人群的骨头中镉积累的最多，肝和肾同样可以富集镉，尤其是在长期的职业性接触中肾会受到严重的损害。这都会导致受害人群在临床上表现为管状功能紊乱导致的氨基酸尿、蛋白尿和糖尿病。镉在人体肾中的半衰期还不确定，可能会长达30年。在这种情况下，我们推测可以设立临界浓度作为每天允许摄入最大量的标准。肾中的金属残留有四分之一是由日常饮食产生的。镉对年长的成年人危害最大。

胎盘组织也可以富集和转移金属元素。研究发现，胎盘中镉的含量是母血或脐血中的1~2倍。同样，还发现红血球中镉含量约是血浆中的3~5倍，而且母体红血球中镉含量比胎儿的稍高（27%）。镉的污染对怀孕母体及胎儿危害也很严重，最近出现了关于镉还有致癌、致畸性的报道。

3. 铅

铅污染是重金属污染中毒性较大的一种。在所有的重金属当中，在环境污染和对人体毒性方面，铅可能是历史最悠久的。因此，人们已经对铅中毒进行了认真的研究，并且已有大量可供验证的材料。环境中铅的来源非常多，事实上铅无处不在且逐渐增加，食品、水、空气中都很常见。环境中的铅来自蓄电池、弹药、焊料、颜料、管道、黄铜制品，以及铅丹（四氧化三铅）的生产。四乙基铅曾是汽油防爆剂添加剂组分之一。另外，铅字印刷厂、铅冶炼厂、铅采矿场等也是重要的污染源，随着我国乡镇企业的发展，“三废”中的铅已大量进入农田，并通过灌溉、雨水等转移到水体，并进一步污染各种水生生物。

美国1986年所报道的10个污染最严重地区中，海洋鱼类肝脏中铅含量的算术总平均值为0.414mg/kg湿重，变化范围在0.140~1.85mg/kg湿重，标准偏差为0.523。所有地点（43个）总平均含量为0.133mg/kg湿重，范围在0.0075~1.85mg/kg，标准偏差为0.294（干重/湿重换算因数为0.25）。1978—1979年，从112个地点采集的60种淡水整鱼样品中，其铅含量的几何总平均值为0.19mg/kg湿重，范围在0.10~6.73mg/kg；1980~1981年，几何总平均值为0.17mg/kg湿重，范围在0.10~1.94mg/kg湿重。1986年贻贝监控调查所报道的25个污染最严重地区中，所有双壳类动物铅含量的算术总平均值为0.8203mg/kg湿重，变化范围在0.3804~2.799mg/kg湿重，标准偏差为0.5684（干重/湿重换算因数为0.12）。

铅对人体的污染途径为呼吸道和饮食，通过呼吸道摄入吸收效率高，速度也快。儿童可以从以铅制成的涂料碎片、土壤、房屋内来自涂料的灰尘、工业粉尘和汽车尾气中吸收铅，从而导致慢性中毒。在被吸入的铅中，只有5%~15%被成人吸收，而儿童吸收的量能达到40%。最近的研究表明，孕妇吸入很少量的铅就可以导致婴儿和学龄前儿童丧失学习和行动的能力。铅主要经过胆汁和胃肠道的消化才能进行排泄。人体内有多处可积聚铅的地方，其中一处是在骨中（90%），尤其是脑骨和脊骨。脑骨中的铅与镉的半衰期差不多（约为20年），其他几处包括肾、肺和中枢神经系统。因此，铅中毒对人机体的损伤及临床症状会与血液（贫血）、脑（脑瘫）和肾（蛋白尿）有关是很正常的。

人体中铅能与多种酶结合从而干扰有机体多方面的生理活动，导致对全身器官产生危害。铅作用的毒物学模式取决于其分子构型，无机铅比四乙基铅毒性小，而且二者的临床症状也不同。无机铅是乙酰氨基酸脱氢酶和亚铁血红素合成酶的抑制剂，可以引起贫血症。金属铅可引起神经细胞坏死、髓鞘退化，特别的，还可引起由于脑脊髓液压力升高而导致的脑血管损伤。有机铅化合物如四乙基铅，可以通过上皮被大量吸收。这些都可以导致脑部疾病以及孩童的智力缺陷。铅可以通过胎盘屏障，母血与胎血中铅的量是相关的。因此，胎儿和新生儿是水产品铅污染物最主要的受害者。铅对人体全身各器官系统均有毒害作用，但以神经系统、血液和心血管系统为主，最常见的是贫血、铅绞痛和铅中毒性肝炎。铅造成的神经系统症状为植物神经衰弱（如头痛、乏力、烦躁、睡眠不好、记忆力衰退等）和多发性神经炎。

4. 汞

汞污染主要来自于污染灌溉、燃煤、汞冶炼厂和汞制剂厂（仪表、电气、氯碱工业）的排放。比如一个700MW的热电站每天可排放汞2.5kg。含汞颜料的应用、用汞做原料的工厂、含汞农药的施用等也是重要的汞污染源。无机汞有$HgSO_4$、$Hg(OH)_2$、$HgCl_2$、HgO，它们因溶解度低，在土壤中迁移转化能力很弱，但在土壤微生物作用下，汞可向甲基化方向转化。微生物合成甲基汞在好氧或厌氧条件下都可以进行。在好氧条件下主要形成脂溶性的甲基汞，可被微生物吸收、积累，而转入食物链造成对人体的危害；在厌氧条件下，主要形成二甲基汞，在微酸性环境下，二甲基汞可转化为甲基汞。

美国1986年所报道的10个污染最严重地区中，海洋鱼类肝脏中汞含量的算术总平均值为0.372mg/kg湿重，变化范围在0.120～1.46mg/kg湿重，标准偏差为0.432。所有地点（43个）总平均含量为0.158mg/kg湿重，范围在0.0100～1.55mg/kg，标准偏差为0.319（干重/湿重换算因数为0.25）。1978～1979年，从112个地点采集的60种淡水整鱼样品中，其汞含量的几何总平均值为0.11mg/kg湿重，范围在0.01～1.10mg/kg；1980～1981年，几何总平均值为0.11mg/kg湿重，范围在0.01～0.77mg/kg湿重。1986年贻贝监控调查所报道的25个污染最严重地区中，所有双壳类动物汞含量的算术总平均值为0.0351mg/kg湿重，变化范围在0.0276～0.0576mg/kg湿重，标准偏差为0.0084（干重/湿重换算因数为0.12）。表1－3所示是几种水产品中总汞及甲基汞的含量。

汞的多种存在形式［单价（亚汞）、二价（正汞）汞盐和甲基汞］中，甲基汞对人体的毒性最大。环境中的甲基汞是二价盐在厌氧菌的作用下形成的。它被摄入后很容易被吸收，在人体内的半衰期为60～120d，不过有报道称在鱼体中的半衰期可以长达2年，是鱼体中主要污染物。汞可以导致细胞有丝分裂和染色体的改变，使得细胞受损，并且以肾和脑作为靶器官。神经受损及轴突髓鞘的脱落会出现一些临床症状以及感觉异常的症状，肌肉运动不协调，颤栗，癫痫发作。金属汞可以与巯基基团紧密结合（硫醇），从而使某些酶失活。在甲基汞的形式下，汞可以轻易地穿过胎盘屏障，给胎儿带来特别的危害。

表 1-3 水产品中总汞及甲基汞的含量

水产品名称	总汞含量/（mg/kg）	总汞中甲基汞的百分比/%
河鲈鱼	0.22~3.25	83~93
鲱鱼	0.56~3.35	88~98
黑线鳕	0.033~0.052	76~83
鳕	0.026~0.036	78~85
金枪鱼	0.73	93
虾	0.009	80

5. 铜

在自然界中，铜矿物的种类很多，约有170种以上，但实际含铜较高的矿物只有几种。铜化合物中氯化铜、硫酸铜和硝酸铜易溶于水。铜广泛用于冶金、机器制造、电镀和化学等工业中，硫酸铜在农业和林业上可防治病虫害，抑制水体中藻类的大量繁殖。

铜是生命所必需的微量元素之一，正常人体中总含铜量约为100~150mg。人体中铜大都存于肝脏和中枢神经系统，对人体造血、细胞生长、某些酶的活动及内分泌腺功能均有重要作用。但摄入过量，则会刺激消化系统，引起腹痛、呕吐。人的口服致死量约为10g。

铜对低等生物和农作物毒性较大，其质量浓度达0.1~0.2mg/L即可使鱼类致死，与锌共存时毒性可以增加。对贝壳类水生物毒性更大，一般水产用水要求铜的质量浓度在0.01mg/L以下。对于农作物，铜是重金属中毒性最高者，植物吸收铜离子后．固定于根部皮层，影响养分吸收。灌溉水中含铜较高时，即在土壤和作物中累积，可使农作物枯死。铜对水体自净作用有较严重影响，当其质量浓度为0.001mg/L时有轻微抑制作用，质量浓度达到0.01mg/L时，有明显抑制作用。

6. 硒

硒是一种神秘的金属，因为一方面它是一种必需的营养元素，而当其含量稍高时，又是一种毒素。硒以多种化学形式存在：硒元素（Se），硒化物（Se^{2+}），亚硒酸盐（Se^{4+}）和硒酸盐（Se^{6+}）。这些硒会与其他金属或有机物如氨基酸结合。硒酸盐大都可溶，并且可以很容易进入生物体。一项研究表明，鱼的肌肉中发现的硒有15%~30%是以硒酸盐的形式存在的。亚硒酸盐和硒元素都是相对不溶的。它的不溶性会影响其吸收及在人体中的分布。

通常含硒地区水中硒的含量非常高，因此硒是淡水和海水鱼中的一种污染物也就不足为奇了。它的来源并非仅仅是自然界，人为污染是另一个来源，由汽油燃烧（飞尘）、颜料、合金、光电池和精馏生产引起。美国1986年所报道的10个污染最严重地区中，海洋鱼类肝脏中硒含量的算术总平均值为6.15mg/kg湿重，变化范围在4.79~9.05mg/kg湿重，标准偏差为1.589。所有地点（45个）总平均含量为3.22mg/kg湿重，范围在0.292～9.05mg/kg，标准偏差为2.16（干重/湿重换算因数为0.25）。1978—1979年间，从112个地点采集的60种淡水整鱼样品中，其硒含量的几何总（全国）平均值为0.46mg/kg湿重，范围在0.09～3.65mg/kg。1980—1981年，几何总平均值为0.47mg/kg湿重，范围在0.09～2.47mg/kg湿重。1986年贻贝监控调查所报道的25个污染最严重地区中，所有双壳类动物硒含量的算术总平均值为0.5145mg/kg湿重，变化范围在0.3996～0.9800mg/kg湿重，标准偏差为0.1391（干重/湿重换算因数为0.12）。

硒存在于许多酶中，据报道在动物体内有抗癌的作用，是一种抗氧化剂，可是，也被证明是一种对家畜有害的毒药，同时还是一种诱变剂。作为一种动物毒药，硒是美国西南及西部地区的一个区域性难题。含硒的（碱性的、氧化性的）土壤导致可以积聚硒的植物体内硒的含量很高，这些植物又用于喂养牛、羊、马和猪。中毒的动物会出现被称作“碱病”（亚急性的，小于50mg/kg）和“晕倒症”（急性的，大于100mg/kg）的情况。症状包括缺乏食欲、掉牙、脱毛、水样痢疾、疲乏、进行性麻痹以及最终的死亡。

硒作为毒药在分子水平和生化方面的反应模式还不确定。它看起来是有选择性的破坏内皮细胞，导致人和动物体内水肿和出血。同时在慢性接触时也可引起中毒性肝炎，伴随着肝纤维化（并不等同于肝硬化）。据报道动物硒中毒可引起不育及先天性畸形。人体硒中毒并不常见，主要是由于严重的职业性接触或长期接触受污染的水或食物来源。关于长期高硒含量的饮食对人的作用与其可能存在的危害的资料并不多见。不过最近在加利福尼亚，已制定了一些鱼中硒含量的标准，以敲响健康的警钟。

7. 锡

有机锡是一种典型的环境激素，目前我国港口和内陆水域、海产品和食品饮料中的有机锡污染已相当严重，污染事件时有发生。

有机锡化合物主要用作聚氯乙烯塑料稳定剂，也可用作农业杀菌剂、油漆等的防霉剂、船舶底部及水产养殖网具抗生物附着涂料、防鼠剂等。四烃基锡为制备其他有机锡化合物的中间体。在应用涂有有机锡防污涂料的舰艇等附近的水域可受污染。

有机锡化合物有4种类型：四烃基锡化合物（R_4Sn）、三烃基锡化合物（R_3SnX）、二烃基锡化合物（R_2SnX_2）和一烃基锡化合物（$RSnX_3$），以上通式中R为烃基，可为烷基或芳基等；X为无机或有机酸根、氧或卤族元素等。

有机锡化合物种类繁多，其毒性及毒作用靶器官不一。三烃基锡化合物多为神经毒物，靶器官是中枢神经系统，主要引起急性中毒性脑病，并可有迟发性毒作用，其中三甲基锡的靶器官是边缘系统和小脑，主要引起神经元坏死；三乙基锡主要是髓鞘毒，引起髓鞘水肿，而致脑白质水肿；三苯基锡除神经毒性外，尚有肝脏毒性。四烃基锡的毒作用与三烃基锡相似。二烷基锡具有胆管和肝脏毒性。某些有机锡如二丁基锡（DBT）和三丁基锡（TBT）等为皮肤或黏膜的强刺激剂。国外已有不少报道海域的有机锡污染，危害海洋生物的存活与生长，甚至造成消费者的死亡事件。海洋生物对有机锡具有很强的富集能力，在5000～10000倍之间，因此在浓度很低的情况下，就能引起海洋生物蓄积性中毒。

有机锡化合物在动物体内的残留期很长。意大利政府发布限制使用有机锡作为海洋防污涂料的4年后，研究者对鱼类和贝类进行了TBT和DBT残留量的测定，仍然有23%的鱼检出DBT，46%的鱼检出TBT。中国台湾（香山）海区1997年养殖的牡蛎中含有丁基锡1.66mg/g干重，其中91%为三丁基锡。中国7个城市采集的海产品进行有机锡测定，发现TBT的含量从小于6.19mg/g至17.175ng/g湿重不等，并且试验发现即使经过蒸煮烹调后TBT仍然存在，提示食用海产品者可能存在有机锡的潜在危害。有机锡的危害性尚未引起足够的重视，食品卫生标准至今没提出具体的限量要求。

8. 铬

铬的污染源主要是电镀、制革废水、铬渣等。铬主要有两种价态：Cr^{6+}和Cr^{3+}。两种价态的行为极为不同，前者活性低而毒性高，后者恰恰相反。Cr^{3+}主要存在于土壤与沉积物中，Cr^{6+}主要存在于水中，是各种水生生物的主要污染源。但其易被Fe^{2+}和有机物等还原。

铬是人体必需的微量元素之一，对人体与动物也是有利有弊。人体中含铬过低会产生食欲减退症状。但过量的铬对人体健康有害，当其含量超过10mg/kg时，会发生口角糜烂、腹泻、消化紊乱等症状。六价铬的毒性更强，更易被人体吸收，有致癌作用，而且可在体内蓄积。

由于环境条件的恶化，越来越多的重金属污染物被排入环境中，从而引起许多的水产品污染事件，给食用者造成各类危害。

我国已经制定了各种重金属在水产品中的残留限量，水产品中重金属及有害元素的限量：汞（以Hg计）为0.3mg/kg；砷（以As计）为0.5mg/kg（淡水鱼）；无机砷为0.5mg/kg（海水鱼）、为1.0mg/kg（贝等其他海产品）；铅（以Pb计）为0.5mg/kg；镉（以Cd计）为0.1mg/kg（鱼类）；铜（以Cu计）为50.0mg/kg；硒（以Se计）为1.0mg/kg（鱼类）；铬（以Cr计）为2.0mg/kg（鱼贝类）。

第五节　有机物及其他化学品

1. 多氯联苯（PCBs）

多氯联苯（PCBs），多氯联苯是氯化的芳香族有机化合物，联苯环有10个可以被氯取代的位置属卤代芳烃，是由双联苯在金属催化剂存在下加入干燥氯气，在700～800℃下反应生成，因此，不同含氯数及氯化位置的组合，可生成209种同类异构物，多氯联苯异构物的种类及数目见表1－4。氯所占的位置也可以邻位（ortho)，间位（meta）、对位（para）来区分，如图 1－15 所示，多氯联苯 PCBs 的命名则依氯原子在苯环上的键结位置不同而定。例如在 2，2′，4 及 4′有氯键结的多氯联苯称为 2，2′，4，4′－四氯联苯，2，2′，4，4′，5，5′有氯键结构的称为 2，2′，4，4′，5，5′－六氯联苯，见图 1－15。

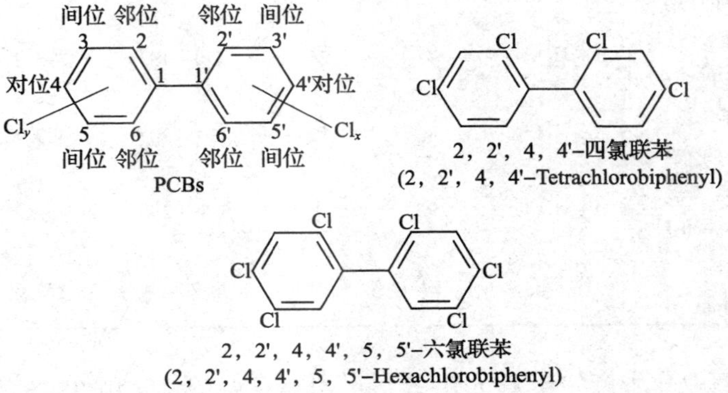

图 1－15　多氯联苯化学结构

在多氯联苯的结构上，若在同边的邻位上有两个氯原子，则会造成排挤作用，并使两个苯环中间的单键旋转，且不再位于统一平面上；而无氯或仅单氯位于邻位上者，能维持平面结构，因此有“共平面式多氯联苯”（co－planar）之外，在 209 种不同的 PCBs 的异构物中，有 68 种共平面式 PCBs。

不同多氯联苯异构物的物理及化学性质不尽相同，此差异性也影响这些异构物在自然界中的分布、分解、传输，以及在生物体内的代谢、排出、累积、毒害作用等特性。多氯联苯的水溶性极低，与含氯数呈负相关关系，其化学性质稳定，不易导电，热导性佳、不易被氧化、还原或水解，挥发性低，抗强酸碱等。

表 1－4　　多氯联苯的组成和同类物与异构体的分布

多氯联苯同族物（Homologue）	分子式	含氯数	同类物个数	IUPAC 编号	相对分子质量	含氯量/%
一氯联苯（Momo－chlorobiphenyl）	$C_{12}H_9Cl$	1	3	1－3	188.65	18.79
二氯联苯（Di－chlorobiphenyl）	$C_{12}H_8Cl_2$	2	12	4－15	233.1	31.77
三氯联苯（Tri－chlorobiphenyl）	$C_{12}H_7Cl_3$	3	24	16－39	257.54	41.3
四氯联苯（Tetra－chlorobiphenyl）	$C_{12}H_6Cl_4$	4	42	40－81	291.99	48.65
五氯联苯（Penta－chlorobiphenyl）	$C_{12}H_5Cl_5$	5	46	82－127	326.43	54.30

续表

多氯联苯同族物（Homologue）	分子式	含氯数	同类物个数	IUPAC 编号	相对分子质量	含氯量/%
六氯联苯（Hexa - chlorobiphenyl）	$C_{12}H_4Cl_6$	6	42	128 - 169	360.88	58.93
七氯联苯（Hepta - chlorobiphenyl）	$C_{12}H_3Cl_7$	7	24	170 - 193	395.32	62.77
八氯联苯（Octa - chlorobiphenyl）	$C_{12}H_2Cl_8$	8	12	194 - 205	429.77	65.98
九氯联苯（Nota - chlorobiphenyl）	$C_{12}H_1Cl_9$	9	3	206 - 208	464.21	68.73
十氯联苯（Deca - chlorobiphenyl）	$C_{12}Cl_{10}$	10	1	209	498.66	71.10

PCBs 的商业化生产始于 1930 年，因其具有良好的化学惰性、抗热性、不可燃性、低蒸汽压和高介电常数等优点，因此被作为热交换剂、润滑剂、变压器和电容器内的绝缘介质、增塑剂、石蜡扩充剂、粘合剂、有机稀释剂、涂料添加剂、无碳复印纸及塑料等重要的化工产品，广泛应用于电力工业，塑料加工业，化工和印刷领域。PCBs 一些“公开”的应用如无碳复写纸在 20 世纪 70 年代早期就被逐渐淘汰，而随着有毒物质控制法案的通过，所有余下的新应用在 20 世纪 70 年代后期也逐渐被停止。美国在 1930—1970 年间约使用了 500000t PCBs，约占世界总产量的一半。但是，自然界中和高等生物体中 PCBs 降解速率很慢，旧设备和垃圾点的 PCBs 持续释放的速度也很慢，这使得大的淡水水体中（如美国五大湖）鱼体内的 PCBs 浓度下降得也很慢。PCBs 是生物富集现象的一个典型例子。其氯化程度越高，亲脂性越高，被大多数生物体降解得越慢。因此，当肉食动物被更大的动物吃掉时，PCBs 随食物链传递，浓度越来越高。我国在 1965—1974 年间，多氯联苯的生产量大约为 10000t，于 1974 年被禁止生产，其中三氯联苯的量占 90%，其余 10% 为五氯联苯。

环境中的多氯联苯，80% 通过燃烧含 PCBs 的纸张、塑胶物质润滑油以及涂漆等方式进入环境；20% 是由于泄漏或大气蒸馏效应进入环境，如 1968 年日本用 PCBs 作热液加热米糠油，因泄漏造成五千多人中毒和数十万只鸡突然死亡的“米糠油事件”，而在 1978 年类似的泄漏事件在我国台湾再一次上演，造成数万人中毒。在所有释放入环境的多氯联苯中，约有超过 95% 是排放至陆地上的。多氯联苯进入环境后，与自然界中的其他物质类似，可在循环中分布与再分布。多氯联苯可借助地表的挥发进入大气，一旦进入大气，可以附着于悬浮微粒物质的方式存在，并可借助大气的长距离传输分布至较偏远的地区甚至两极地区；多氯联苯也可以通过沉降作用被带至地面，由于其具有低水溶性，水中的多氯联苯通常吸附于有机物或悬浮物质，或沉降于底泥，或挥发返回大气。多氯联苯已经自成一生化循环体系（biogeochemical cycle），对环境造成持久污染。

在海洋环境中发现多氯联苯这种污染物已经有几十年的历史了，在海洋鱼类中也已发现了50多年。1979年在美国马萨诸塞州的新贝德福德港采集到的一条美洲鳗，其肌肉中多氯联苯的总含量从低于检测限到730mg/kg湿重不等。1986年贻贝监控调查所报道的25个污染最严重地区中，所有双壳类动物PCBs含量的算术总平均值为0.205mg/kg湿重，标准偏差为0.176（变化范围在0.0728~0.817mg/kg），干重/湿重换算因数为0.12。

地区与地区之间、同地区的不同地点之间多氯联苯含量差别都很大。美国在1979~1980年对15个沿海及河口地区的远洋及近海掠食性鱼类混合的鱼片样品进行调查时，70个白河鲈鱼样品中，有63个含有高达22.0mg/kg湿重的PCBs。PCBs平均含量最高的地点是纽约1.1mg/kg（湿重），和佛罗里达州靠近巴拿马城的东海湾（0.42mg/kg湿重）。鱼中PCBs含量最少的地点在洛杉矶近海岸的海岛（少于0.04mg/kg湿重），和新奥尔良东部的海峡（13个物种中为0.05mg/kg湿重）。从资料来看，大量样品调查确定了这样一个事实，即在所有从河口取样的鱼和贝类中都存在着PCBs，包括遥远的阿拉斯加和夏威夷那些无工业化的地方。在过去的10~15年间，鱼贝类中PCBs含量全美范围内没有较大的改变，或者至多只有较小的下降。

目前在北极和其他遥远地区都发现了PCBs的足迹。研究人员从鱼类、贝类、肉、蛋、奶、谷物中均检出多氯联苯，在南极乔治王岛世袭栖息地海鸟棕贼鸥、灰贼鸥、巨海燕、白眉企鹅等的卵样中检出多氯联苯的存在，含量分别为91.9~515.5ng/g，38.1~81.7ng/g，0.4~0.9ng/g；在东格陵兰岛北极熊体内脂肪组织、肝脏、血液中均发现了多氯联苯的存在，甚至人乳中也检出了多氯联苯，胎儿或婴儿也可因母体的脐带或授乳的传输，在出生后但未直接接触受污染食物的情况下，体内即含有多氯联苯。

人类可以通过食品污染的途径受到PCBs的影响。日本和台湾分别于1968年和1979年发生米糠油受到PCBs污染的事件，受毒害者出现指甲、黏膜色素沉着，眼睑浮肿，同时伴随疲劳、恶心与呕吐等疾病症状。台湾在这事件发生之后，由于PCBs在母亲体内的持续存在，儿童在7岁后表现出发育迟缓与行为障碍。同样在美国，由于母亲食用了密歇根湖内受污染的鱼，儿童也表现出了短期性记忆功能障碍。PCBs同时损害人类的免疫系统并被列为可能的致癌物质。

在209种不同的PCBs中，13种具有二噁英的毒性。它们在环境的持续性取决于氯化的程度，其半衰期从10d至1.5年不等。PCBs对鱼类具有毒性，在大剂量时可导致死亡，小剂量时可导致产卵失败。研究表明，PCBs也可导致多种野生动物生殖能力和免疫系统受损，例如海豹与水貂等。

接触PCBs最可能的健康问题包括癌变（以大量动物证据和一些人类流行病学

中的发现为基础），人类出生时重量的改变，以及饮食中接触 PCBs 较多或体重较大的母亲，她们的孩子有一些会出现神经性能的缺失。我们认为所有的致癌物——特别是 PCBs 和二噁英——并非都是主要通过引起 DNA 突变而起作用。多氯联苯能产生许多不同类型的毒害作用，其毒理机制不尽相同，其能诱导较高等生物体内的细胞色素 P450 系统（多功能单氧酶），另外某些构型的多氯联苯还能与“芳香烃受体”（Aromatic Hydrocarbon Receptor，AhR）结合，此类受体存在于一般较高等动物的体内细胞质中，类似于激素受体的一种结合蛋白，结合之后能对 DNA 上特定基因的启动来产生连锁的生化反应与毒性。

经海产品进入人体的 PCBs 的混合物，同最初用于动物实验的混合物有着系统上的不同，因为在环境和水生生物中的一些 PCBs（尤其是氯化程度小的）的降解速度较快。

通过鱼体尺寸限制可以有效地降低青鱼中 PCBs 含量。小青鱼（小于 30cm）平均含 0.21mg/kg 的 PCBs；中等青鱼（30～50cm）平均含 0.42mg/kg 的 PCBs；大青鱼 PCBs 平均含量略大于 1.4mg/kg——约比小的平均含量高 7 倍。理论上，不同的地理区域，可根据当地的污染/鱼体尺寸的资料，设定不同的分割点来构建这种尺寸限制。

2005 年发布的国家标准《GB 2733—2005 鲜、冻动物性水产品卫生标准》规定 PCBs 总量小于 2mg/kg，其中 PCB_{138}小于 0.5mg/kg，PCB_{153}小于 0.5mg/kg。

由于 PCB 具有亲脂憎水性，可通过生物富集过程在生物体内聚集。当 PCB 被食物链底端的生物吸收后，通过食物链逐级放大，浮游生物被小鱼小虾捕食、小鱼小虾被大鱼捕食，一级一级传递后，动物性水产品中的 PCBs 总量就存有较高的残留水平。人类由于处在食物链的顶端，所以会大量吸收 PCB。

鉴于 PCB 毒性，我国已经于 20 世纪 80 年代停止生产，但是由于其半衰期较长，水中仍有残留，因此在国家水产品卫生标准中被加以限制。

2. 二噁英

二噁英是当今最具争议性的环境污染物之一，1997 年世界卫生组织国际癌症研究中心将其从致癌物名单的二级致癌物地位提升到一级致癌物，2000 年以来由于二噁英导致的鸡禽与乳制品受污染导致的食品安全等问题，更使此类化合物变成受人瞩目的焦点。

氯代二苯并-对-二噁英（Polychlorodibenzon-p-dioxins，PCDDs）和氯代二苯并呋喃（Polychloro-dibenzofurans）通常总称为二噁英（Dioxins），是一类氯代含氧三环芳烃类化合物，芳环上的氢（H）被氯（Cl）原子所取代，例如 2，3，7，8-四氯代二苯并-对-二噁英（2，3，7，8-TCDD）。根据 Cl 原子取代数目和取代位置的不同，有 210 种同系物异构体，包括 75 种 PCDDs 和 135 种 PCDFs，由于后者在分子结构上较前者少了一个氧（O）原子，故其结构上具有非对称性，因而就有更多的异构体。某些文献还将具有二噁英活性的更为广泛的卤代芳烃化合物统称为“二噁英及其类似物”，它包括多氯联苯类（PCBs）（有异构体209种）、氯代二苯醚、氯代萘等。此外，通常地将溴代或其他混合卤代物也包括在内。见图1－16。因为氯化位置及数量的不同，二噁英共有210种可能的氯化组合，其中氯化二噁英共有75种同类异构物，氯化呋喃有135种异构体。

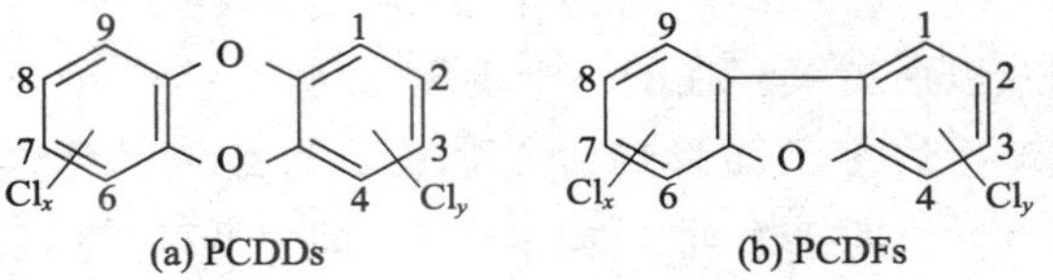

(a) PCDDs　(b) PCDFs

图1－16　二噁英类分子结构图

虽然二噁英各种异构物的性质存在差别，但一般而言，其化学稳定性好，不易反应，不易被分解，熔点高，进入生物体后，由于其脂溶性而极易在脂肪组织内蓄积，不易代谢，具有生物蓄积和生物放大作用。

二噁英在自然环境中基本不会自然生成，而且其也不是作为工业目的而生产的，环境中的二噁英主要是一些生产活动的过程中以杂质的形态产生。

在使用一些含氯化合物，比如多氯联苯、氯酚类、氯苯氧基醋酸类除草剂等化合物时，均能产生不等量的二噁英，在防治血吸虫过程中使用的主要药品五氯酚钠中也含有一定浓度的杂质二噁英；造纸及纸浆生产中的氯化漂白工艺，形成氯酚物质，再经高温氧化也会形成氯化二噁英；另一主要生成途径为燃烧，当所燃烧的物质中含有氯、酚等化合物，燃烧条件适当时，也可产生二噁英类物质，如焚化炉、香烟、医疗垃圾焚烧等；因为一些金属本身即为二噁英合成反应的良好触媒，所以在金属矿提炼、废金属回收等金属冶炼过程中，也会产生一定量的二噁英。二噁英在进入环境中后，不易被降解，如果进如生物体，则容易在脂肪组织内蓄积，通过食物链，产生蓄积放大作用，而且其具有半挥发性，会产生“全球蒸馏效应”。

进入大气、水体、土壤等环境中二噁英最终通过沉降和水土冲刷作用而转入水下底泥中，水体、底泥是二噁英类物质的最终归宿。如果鱼贝类生长环境中存在二噁英类物质，鱼、贝类体内中二噁英的含量也往往较高，由此，环境中的二噁英物质可通过食物链在动物体中蓄积，从而产生逐级放大的作用。

早在1940年的湖底沉积物中就发现了二噁英，且其含量多随含氯化合工业生产的发展而升高。1957年美国发生了“雏鸡浮肿病”。1958年日本发生了“米糠油事件”。在越南战争期间，美国在越南国土上撒下了大量含有二噁英的落叶剂，其污染和危害长达30多年。1999年5月比利时又发生了因饲料污染而引发的二噁英严重中毒事件，立即震撼了比利时，继而波及欧洲和全世界，引起了世界各国政府和公众的高度关注和极大惊慌。

研究发现在漂白过程中利用氯和氯化物的纸浆厂和造纸厂区域内的淡水鱼极易遭到污染。包括阿拉斯加在内，美国约有 85 个地点发现了二噁英的污染。整鱼中发现的 TCDD 含量高达 85×10^{-12}g/g，而鱼片中为 41×10^{-12}g/g。河口和沿海的鱼类和贝类很少被 TCDD 污染；被污染的地点中，有 3/4 位于被工业排放物严重影响的区域。最近的研究显示，TCDD 在鱼体内的半衰期大于一年，这意味着鱼中的二噁英污染会是目前及以后持续存在的一个现象。

二噁英对人类产生许多负面影响，二噁英具有致癌、免疫及生理毒性，一次污染可长期留存体内，长期接触可在体内蓄积，即使低剂量的长期接触也会造成严重的毒害作用，主要有：

① 致死作用与废物综合征　二噁英可使人畜中毒死亡。其特征是染毒几天之后便出现严重的体重丢失，并伴随有肌肉和脂肪组织急剧减少，谓之“废物综合征”，即使低于致死剂量的染毒也会引发体重减轻。但不同动物差异较大。

② 胸腺萎缩及免疫毒性　二噁英可引起动物的胸腺萎缩，以胸腺皮质中淋巴细胞减少为主，并伴随有免疫抑制，且对体液免疫细胞免疫均有抑制作用。

③ 氯痤疮　二噁英中毒的重要特征标志是“氯痤疮”，即发生皮肤增生或角化过度，并以痤疮的形式出现，并伴随有胸腺萎缩和废物综合征。

④ 肝中毒　中毒以肝脏肿大，实质细胞增生与肥大为其共同特征，但其受损程度与动物种属有关。

⑤ 生殖毒性　二噁英可使受试动物受孕、座窝数、子宫重量减轻，月经和排卵周期改变。

⑥ 发育毒性和致畸性　二噁英对某些种属的动物有致畸性，并对啮齿动物发音构成毒性。二噁英可使母体致死剂量以下的胎儿死亡。

⑦ 致癌性　二噁英对动物有很强的致癌毒性。1997 年国际癌症研究机构（IARC）将二噁英定为对人致癌的 I 级致癌物。据美国环保局（USEPA）去年年底的调查报告，美国平均每天因二噁英致癌的死亡人数超过百人。二噁英是全致癌物，单独使用二噁英即可诱发癌症，但它没有遗传毒性。

在 75 种不同的二噁英中，7 种受到广泛关注，其中有种二噁英在初次暴露后可持续存在 10 至 12 年。暴露于这些物质的鱼类会在短期内死亡。食物（特别是肉类）是人类受危害的主要来源。

3. 多环芳烃（PAHs）

多环芳烃（PAHs）是指两个以上苯环以稠环芳烃形式相连的化合物，是一类广泛存在于环境中的致癌性有机污染物，多存在于石油、煤烟或不完全燃烧产生的焦油、润滑剂和家庭污水。大气中 PAHs 的来源主要有两方面：① 天然来源：陆地和水生生物的合成、森林、草原火灾、火山爆发等均可产生 PAHs；② 人为来源：石油、煤炭等化石燃料及木材、烟草等有机物的不完全燃烧、汽车尾气等也可产生 PAHs。环境中 PAHs 的存在形态及分布受其本身物理化学性质和周围环境的影响，空气中 PAHs 以气、固两种形式存在，其中分子质量小的 2 ~3 环 PAHs 主要以气态形式存在，4 环 PAHs 在气态、颗粒态中的分配基本相同，5 ~7 环的大分子量 PAHs 则绝大部分以颗粒态形式存在，但在一定条件下两者间可以相互转化。空气中 PAHs 可与大气中的 O_3、NO_X等反应，生成致癌活性或诱变性更强的化合物。

多环芳烃在环境中的渗透性使其成为在水生生物中广泛分布的污染物。因为它们很容易与这些动物接触，并且很难被双壳类动物代谢出来，所以它们可能给人类引起重要的潜在危害。

多环芳烃对人体的危害发现较早，1915 年科学家就证实，煤焦油对家兔有致癌作用。多环芳烃并不是直接致癌物，它在体内经过酶的作用后生成致癌物。经致癌物与 DNA 或 RNA 等结合后产生不可修复的损害而导致癌症。多环芳烃对人体的主要危害部位是呼吸道和皮肤。人们长期处于多环芳烃污染的环境中，可引起急性或慢性伤害。据报道，人体在质量浓度为 0. 75mg/L 的多环芳烃空气中，经过10 ~15min上呼吸道黏膜及眼睛会受到剧烈刺激。即使质量浓度为 0. 005 ~0. 01mg/L 时，也只能忍受几小时。皮肤受害，以面颊、手背、前臂、颈项等裸露部分最明显。常见症状有日光性皮炎，痤疮型皮炎、毛囊炎及疣状生物等。而且，这些症状往往白皮肤人较暗皮肤人为重，女人较男人为重。多环芳烃对皮肤和呼吸系统有致癌作用，因此引起人们的关注。

4. 苯并芘

苯并芘最早是由一位英国医生发现的。1933 年辛克正式从煤焦油中分离出一种强致癌物，即 3，4 – 苯并芘［benzopyrene，简称 B（a）P］。

苯并芘是一种由 5 个苯环构成的多环芳烃（PAHs），其分子式为 $C_{20}H_{12}$，相对分子质量为 252. 30，常温下为无色至淡黄色针状晶体（纯品），性质稳定，沸点 310 ~312℃，熔点 178℃，不溶于水，微溶于乙醇、甲醇，溶于苯、甲苯、二甲苯、氯仿、乙醚、丙酮等有机溶剂中。日光和荧光都会使其发生光氧化作用，臭氧也可使其氧化，其结构式见图 1 – 17。

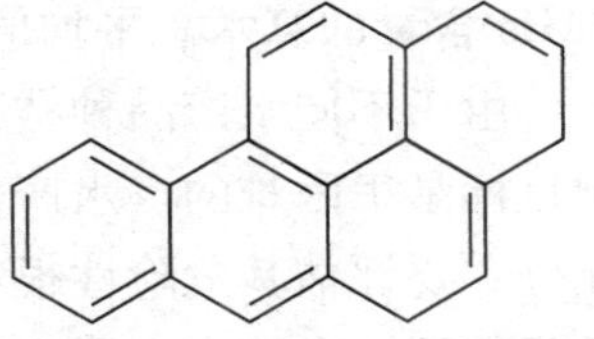

图 1 – 17　苯并芘结构式

常见种类主要有 1，2 – 苯并芘、3，4 – 苯并芘、4，5 – 苯并芘等十多种多环芳香烃。煤、石油、褐煤、页岩等燃烧或蒸馏时，都能产生 1，2 – 苯并芘，被煤烟污染的空气和吸烟产生的烟雾中也可以检查出 1，2 – 苯并芘，1，2 – 苯并芘有强烈的致癌作用。3，4 – 苯并芘是由 5 个苯环构成的多环芳烃，是 1993 年第一次由沥青中分离出来的一种致癌烃。环境中 3，4 – 苯并芘主要来源于工业生产和生活中煤炭、石油和天然气燃烧产生的废气，机动车辆排出的废气，加工橡胶、熏制食品以及纸烟与烟草的烟气等。大气中致癌物质有 3，4 – 苯并芘、二苯并芘等十多种多环芳香烃。由于 3，4 – 苯并芘较为稳定，在环境中广泛存在，是一种很强的环境致癌物，对多种动物器官都有致癌作用，并与其他多环芳烃化合物的含量有一定相关性，所以把3，4－苯并芘作为大气致癌物质的代表。4，5－苯并芘是1，2－苯并芘的同分异构体，没有致癌作用。

3，4－苯并芘常温下为浅黄色晶状固体，熔点179℃，沸点312℃。难溶于水，易溶于苯、甲苯、丙酮、乙烷等有机溶剂。碱性情况下稳定，遇酸易起化学变化。

水产食品加工中导致苯并芘污染最主要的途径是烟熏工艺和高温油炸。传统的水产品熏制主要为提高制品的保藏性，随着保藏技术的发展和人们对食品卫生与安全的重视，烟熏已不再作为主要保藏手段，现代熏制加工逐渐转向赋予食品熏制所特有的色泽和风味，改善食品的风味及外观，但是熏制过程中，熏烤所用的燃料木炭含有少量的苯并芘，在高温下有可能伴随着烟雾侵入食品中；烤制时，滴于火上的食物脂肪焦化产物进行热聚合反应，形成苯并芘，附着于食物表面，这是烤制食物中苯并芘的主要来源；由于熏烤的鱼或肉自身的糖和脂肪，其不完全燃烧也会产生苯并芘以及其他多环芳烃，因此在熏鱼制作过程中其自身脂肪燃烧等不完全，加上烟雾的污染，经检测，烤焦的鱼皮中，苯并芘含量高达53.6～70μg/kg，成品中苯并芘含量高达67μg/kg。在高温油炸工艺中，反复使用的植物油以及油炸过火的食品都会产生苯并芘，油炸时所用油温越高，产生的苯并芘越多，如油炸鱼片，鱼丸，鱼糕等水产品加工中，都会导致苯并芘的污染。

苯并芘除了在熏制品及高温油炸食品中存在外，在自然环境中也能找到其踪迹。在对美国罗德岛一个军用危险垃圾堆放置场所在地区硬壳蛤蜊的一次调查中，PAHs是惟一一组在此地点附近含量呈上升趋势的污染物。在危害评估中，对苯并芘的致癌活性已研究得相对较好，可它只占了在海洋沉积物或贝类中发现的总PAHs的一小部分。蛤蜊中总PAHs约有0.8mg/kg干重。

从遍及罗德岛的13个市场上购买圆蛤并分析检测其中的PAHs。发现不同商店的圆蛤中PAHs含量差别很大，而同一商店不同批的也不同。这些资料意味着消费者购买的圆蛤可能含有大量无法控制的、有致癌性的有机污染物。

1986年贻贝监控调查所报道的25个污染最严重地区中，所有双壳类动物PAHs含量的算术总平均值为0.396mg/kg湿重（范围在0.240～2.76mg/kg）。

由于不同水产品种类和产地来源以及受污染程度的不同，要制定具体可行的控制目标是很困难的。水产养殖和加工过程的水产品受化学物质污染的调查工作还不充分，要评估其危险性很难，不能认为对这些产品已经采取了有效控制，因为在利益驱使下，在技术水平不高或操作不当的情况下，有害化学物质残留还是会残存在食品中的。因此对来自高危地区的进口或国内水产品应重点检验。

苯并芘对人类造成的巨大危害，主要是由于其通过饮食进入人体后，在肠道被人体吸收，进入血液循环后，分布于全身，在体内蓄积，并且研究证明苯并芘具有高致癌性，胚胎毒性等。苯并芘主要通过肝脏、胆道以及粪便排出体外。苯并芘的致癌性是多环芳烃中毒性最大的一种，而且也是所占比例较大的一种，约占环境中全部致癌多环芳烃类化合物的20%。1933年，英国学者从煤焦油中分离出苯并芘，并诱发出小鼠皮肤癌，使苯并芘成为第一个被发现的环境化学致癌物。流行病学调查和动物实验证明，多环芳香烃，特别是3，4－苯并芘与动物和人类的肺癌有一定关系。接触煤烟多的工人，接触多环芳香烃也多，肺癌发病率显著高于正常人群。另外，大量研究工作证明，吸烟与肺癌有重要关系，特别是年轻时开始吸烟者更为突出，2006年瑞典斯德哥尔摩对185名有抽烟习惯的11～22岁青少年进行了调查，结果有48名（25%）诊断出患有肺癌。

苯并芘可以通过胎盘使动物子代发生肿瘤，导致胚胎死亡或畸形；越来越多的研究表明，PAHs的真正危险在于它们暴露于太阳光中紫外光辐射时的光致毒效应。有实验表明，同时暴露于PAHs和紫外照射下会加速具有损伤细胞组成能力的自由基的形成，破坏细胞膜损伤DNA，从而引起人体细胞遗传信息发生突变，苯并芘能在人体内蓄积，因而能长期存在，且具有隐匿性，对人类具有潜在的危害性，加强食品安全监管对人类健康至关重要。

冰岛的胃癌发生率为世界第三位，分析原因为冰岛几乎天天食用烟熏的肉制品及水产品。据推测，如果40年内进食的苯并芘达到80mg即有可能致癌。

思　考　题

1. 水产品的化学污染主要有哪些？
2. 渔药及农药残留对水产品的食用有哪些危害？
3. 如何控制水产品中的药物残留量？
4. 重金属对水产品的质量有哪些影响？如何进行控制？

第二章 水产品中生物污染物

第一节 概 述

大部分的水产品卫生问题是由于生物性因素引起的。生物污染包括细菌性污染、真菌性污染、病毒性污染、寄生虫污染、基因工程生物污染。

（1）细菌性污染 生物性污染最主要的是致病性细菌问题。不论来自淡水还是海水的水产品均可感染沙门氏菌、霍乱弧菌、副溶血性弧菌、大肠埃希氏菌等细菌或其他病原微生物。有些是人畜（鱼）共患传染病的病原。以往一些常见的细菌性食物中毒尚未得到理想的控制而导致中毒事件频繁发生，如沙门氏菌、金黄色葡萄球菌、肉毒杆菌等，而新的细菌性食物中毒又不断出现，如大肠杆菌O_{157}: H_7、李斯特菌等。因此，控制细菌性污染仍然是解决水产食品污染问题的主要内容。1994 年，我国销往日本、韩国的虾仁和鳕鱼因细菌超标而被退货。从速冻鱿鱼、冻海螺肉中分离到副溶血性弧菌、G2 群哈瓦那沙门氏菌，鱼类中检出溶藻性弧菌、枸橼酸杆菌、变形杆菌、星状诺卡氏菌。还曾发现干蚬子的带菌污染情况严重，有细菌、霉菌、酵母菌等，检出率较高的是金黄色葡萄球菌。日本零售市场上的即食食品被李斯特单胞菌污染的频率和水平，使消费者被感染的风险较大。从历史资料总结来看，细菌性污染是涉及面最广，影响最大，问题最多的一种污染，而且未来这种现象还将继续下去。

（2）真菌性污染 真菌广泛存在于自然界中，其产生的毒素致病性强，因而随时都有可能污染食品从而给食品带来安全问题，此外，真菌广泛用于食品工业，新菌种的使用、菌种的变异、已使用的菌种是否产毒的问题等应引起我们的高度重视，如黄曲霉可产生黄曲霉毒素等。

（3）病毒性污染 从 1995 年到 2000 年 10 月，英国已经确定的与疯牛病感染有关的“新变异型克雅氏病”有 70 余例，平均每年约 15 例病人。2006 年 11 月份，日本、新加坡、意大利等地相继发生了诺瓦克病毒集体感染事件，特别是日本，不到两个月累计有 35.76 万人感染了诺瓦克病毒。2007 年 1 月 13 日北京出现轮状、诺瓦克病毒为主的感染性腹泻病状，广东地区也出现了因为诺瓦克病毒感染而导致各大医院门诊量激增的情况。

水产品贝类中也存在贝类病毒，诺瓦克病毒（Norwalk）引发腹泻。生食软体贝类引起食源性疾病是由渔获地的水质受未经处理或处理不当的生活污物污染所致。诺瓦克病毒是一组杯状病毒属的病毒，也称之为“诺如病毒”。诺瓦克病毒感染影响胃和肠道，引起胃肠炎或“胃肠流感”。“胃肠流感”不同于流感病毒引起呼吸道疾病的流感。

如果不考虑生食软体贝类的这种情况，微生物所带来的危险性就大大减低。其危害主要因为再度污染、烹制过程生熟交叉污染或准备过程中污染了微生物后又处于不利的时间、温度条件下（如室温条件下长时间放置，微生物易繁殖或产生毒素）。这些常见于所有食品加工服务领域，并不仅局限于水产食品。

与细菌和病毒感染相比较，水产品的寄生虫感染的现象不常见。大致而言，寄生虫感染的现象集中于某些特别人群中，他们偏爱生的或未煮透的水产品。彻底煮熟水产食品能根除微生物和寄生虫类病原体。食用生的水产食品的人群应当接受有关这种食用方法的潜在危险性及如何避免或降低其危险性的教育。特别值得一提的是，免疫功能低下和肝功有缺陷的人，更应当谨慎食用生的贝类。

食用生的软体贝类尽管危险性最大，但可以通过以下手段减低：① 研究出有效的人类肠病毒指示剂，从而对贝类生长水域状况正确区分；② 贯彻实施正确的处理排放生活污物的方法，避免渔获地区遭受人类肠毒病原体的感染；③ 努力区分和控制弧菌类病原体的数目；④ 发展新的诊断手段和改进加工技术；⑤ 应用基于危险性研究的规范和措施来控制潜在的生软体贝类的微生物病原体。

建议消费者食用水产品前充分煮透以破坏寄生虫和污染细菌。

新的改良的方法（如酶联免疫检验法 ELISA，基因诊断，水解酶链式反应 POLYMERASW）都应开发，以便快速定性定量水产食品及产地水域中水产品有关病原体、微生物毒素。

有些水产品本身含有毒素，或由于贮藏不当，产生有毒物质，会对人类及动物产生危害，给人们的健康和安全带来严重的威胁。

转基因水生生物虽然可以提高其生长速度和对疾病的抵抗力等，但一些新的风险因素也不断被引入，所以转基因生物安全性问题越来越引起人们的关注，如何监测、管理和防范转基因生物的生物性安全问题是我们在未来时代面临的一项重大课题。

第二节　微生物和病毒

无论是淡水还是海水都有天然存在的多种微生物，生活在其中的水产品会带有这些微生物。水产品在捕获后和随后的加工中会受到微生物污染，在一定的条件下会引起水产品的变质，只有注意控制才能保证水产品的质量。水体中有时含有能使人致病的微生物，导致水产品受到污染。另外水产品捕获后可能受到人和环境的污染而带有致病菌。由于水产品是多种腐败微生物和致病微生物生长的良好基质，所以受到污染的水产品能引起多种细菌性食物中毒。因此微生物与水产品安全有密切的关系。

生活在水中的鱼贝类，在正常情况下其组织内部是无菌的。但是，由于鱼类的体表和鳃部直接与水接触，加之鱼体表面分泌有一层糖蛋白成分的黏液，是细菌的一种良好培养基。因此，在与外界接触的皮肤黏膜、鳃、消化道等部位，经常定居着各种类型的微生物。其微生物群的组成，常因鱼类所生活的环境而异，其中有些微生物是长久定居的，有些微生物则是暂时性的。当鱼类死亡后，附着在鱼体上的微生物可迅速繁殖，从而引起水产品的腐败。

水产品含有较多的水分和蛋白质，酶的活性强，极易腐败变质，且影响其安全性的因素复杂，水产制品引起的食物中毒事故屡有发生。据统计，我国1985年至1990年的所有食物中毒事件中有8.6%是因水产制品而致，自然毒素中由河豚鱼、麻痹性贝毒素引起的较多，细菌性食物中毒以鱼贝类的副溶血性弧菌引起的为多，在1990~1996年由副溶血性弧菌引起的食物中毒有470起，引起致病的有16720人。我国水产品卫生应控制的病原微生物主要是肠道致病菌和副溶血性弧菌。另外水产品的细菌总数也是水产品安全及新鲜度的一个重要指标；贝类常能富集病毒，由于贝类引发的病毒感染事件时有发生，因此对于贝类的病毒控制非常重要。2008年食物中毒状况见表2-1和表2-2。

表2-1　2008年全国食物中毒按致病因素分类

致病原因	报告起数	中毒人数	死亡人数
微生物性	172	7595	5
化学性	79	1274	57
有毒动植物	125	2823	80
不明原因	55	1403	12
合　计	431	13095	154

表2-2　2008年全国食物中毒按就餐场所分类

就餐场所	报告起数	中毒人数	死亡人数
集体食堂	162	5302	4
家庭	147	3110	132
饮食服务单位	64	3042	2
其他	58	1641	16
合　计	431	13095	154

一、致　病　菌

来源于水产品中的致病菌通常可分为两组。一组是自身原有的细菌，广泛分布于世界各地的水环境中，并受气温的影响。嗜冷菌如肉毒梭菌（*C. botulinum*）和李斯特菌（*Listeria*）常见于北极和较寒冷气候的地区；而较多的嗜热菌如霍乱弧菌（*V. cholerae*）和副溶血性弧菌（*V. parahaemolyticus*）代表了部分滨海、港湾的环境或温热带水域中鱼体上细菌的自然种群。有些水产品食品原料也可能被更多种病原体感染，但因污染水平低，生鲜水产品中含有的病原体数量不可能引发疾病。然而其生长作用可使生产的加工食品中浓度升高，造成引起疾病的风险。

另一组致病菌是水产品非自身原有细菌，该组与在不卫生条件下加工水产品有关，最常见的感染途径是水环境被粪便或污物污染以及通过带菌的食品加工者传播。由于人畜粪便和生活废水的污染，水生生物越靠近海滩涂，各种肠道致病菌污染程度越重。例如沙门氏菌属（*Salmonella* sp.），这类嗜温菌可生活在被人或动物粪便污染的环境中。已证实，大肠埃希氏菌（*E. coli*）和沙门氏菌属在港湾环境里可繁殖和存活数周。此外还有志贺氏菌（*Shigella*）、金黄色葡萄球菌（*Staphylococcus aureus*）等，参见表2－3。我国水产品卫生应控制的病原微生物主要是肠道致病菌和副溶血性弧菌。

在水产品的微生物检验指标中，不仅第一组自身原有细菌常根据水产品的特性被选择检验，而且第二组非自身原有细菌，也常作为固定指标被检验，因为后者或是危害较大，或是较易被污染，或兼而有之。以下所述的致病菌除了表2－3所列的细菌之外，尚有目前国际一些水产品微生物检验项目中含有的其他细菌，如蜡样芽孢杆菌、韦氏梭菌等。

表2－3　来源于水产品中的致病菌

		作用方式		毒素的热稳定性	最小感染剂量
		感染性	毒素前体		
自身原有细菌	肉毒梭菌（*Clostridium botutinum*）		+	低	－
	弧菌（*Vibrio* sp.）	+			高
	霍乱弧菌（*V. cholerae*）				－
	副溶血性弧菌（*V. parahaemolyticus*）				（$>10^6$/g）
	其他弧菌[①]				－
	嗜水气单胞菌（*Aeromonas hydrophila*）	+			未知
	类志贺邻单胞菌（*plesiomonas higelloides*）	+			未知
	单核细胞增生李斯特菌（*Listeria monocytogenes*）	+			未知/可变
非自身原有细菌	沙门氏菌属（*Salmonella* sp.）	+			从$<10^2$/g到$>10^6$/g
	志贺氏菌（*Shigella*）	+			$10\sim10^2$/g
	大肠埃希氏菌（*E. coli*）	+			$10\sim10^3$/g
	金黄色葡萄球菌（*Staphylococcus aureus*）		+	高	

注：① 其他弧菌：创伤弧菌（*V. vulnificus*）、霍利斯弧菌（*V. hollise*）、佛恩西弧菌（*v. furnsii*）、小弧菌（*v. mimicus*）、河弧菌（*v. fluvialis*）

（一）弧菌

水产品中致病弧菌包括副溶血性弧菌、河弧菌及霍乱和副霍乱弧菌。

1. 副溶血性弧菌

副溶血性弧菌（*Vibrio parahaemolytcus*）引起的食物中毒，最近30年来才被发现和重视。它是沿海地区夏季常见的食物中毒病原菌之一。

（1）副溶血性弧菌的生物学特性　副溶血性弧菌常呈弧状、杆状、丝状等多种形状，有鞭毛，运动活泼，革兰氏阴性。副溶血性弧菌需氧，营养要求不高。最适培养温度为30～37℃、最适pH为7.7～8.0。在肉汤蛋白胨液体培养基中呈现混浊，表面形成菌膜。在固体培养基上的菌落通常隆起、圆形、表面光滑、湿润。

副溶血性弧菌是一种嗜盐弧菌（*Halophilic vibrio*）。在无盐的蛋白胨水中生长不良，但在含3%～3.5%的食盐培养基内，生长良好。由于它嗜盐，故又称之为致病性嗜盐菌。

副溶血性弧菌具有三种抗原：“O”抗原（菌体抗原）、即耐热抗原；“H”抗原（鞭毛抗原），即不耐热抗原；“K”抗原（荚膜抗原）。不耐热抗原在100℃加热后，失掉抗原性；耐热抗原经100℃加热后仍保持抗原性；“K”抗原只在活菌中存在。目前已知有12个菌体“O”抗原群和57个“K”抗原型。

副溶血性弧菌不耐热，加热75℃5min或90℃1min，即可被杀死。对醋酸敏感，1%醋酸处理1min即可杀死该菌。

（2）副溶血性弧菌的来源

① 近海海水及海底沉积物中副溶血性弧菌对海产食品及海域附近塘、河、井水的污染，除使海产食品副溶血性弧菌带菌率较高之外，该区域淡水鱼、虾贝等也可受到副溶血性弧菌的污染。

② 人群带菌者对各种食品的污染。沿海地区饮食从业人员、健康人群及渔民副溶血性弧菌带菌率为0%～11.7%，肠道病史者带菌可达31.6%～34.8%。带菌人群可污染各类食品。

③ 生熟食品交叉污染。食品容器、砧板、切菜刀等处理食物的工具生熟不分时，生食物中的副溶血性弧菌可通过上述工具污染熟食物或凉拌菜。

引起副溶血性弧菌中毒的食物，主要是海产食品和盐渍食品，如海产鱼、虾、蟹、贝、肉、禽、蛋类以及咸菜或凉拌菜等。

很多国家都有发生副溶血性弧菌食物中毒，如日本及我国沿海喜食海产品地区发病率较高。据调查，我国沿海水域、海产品中副溶血性弧菌检出率亦较高，尤其是气温较高的夏、秋季节，如带鱼副溶血性弧菌检出率为41.2%～95.4%；海蜇为94.1%；乌贼为17.5%～93.0%；大黄鱼为15.0%～45.0%；对虾为43.3%。因此，沿海地区是我国副溶血性弧菌食物中毒的多发地区。夏、秋季节，尤其是

7~9月常是副溶血性弧菌食物中毒的高发季节。

2. 河弧菌

由河弧菌（*Vibrio fluvialis*）引起食物中毒是20世纪90年代研究出来的重要成果。河弧菌在海水环境中广泛存在。它最初是从牡蛎和蚌中分离到，后来从浮游生物、动物、沉淀物中也分离到。

（1）河弧菌的生物学特性　河弧菌为革兰氏阴性短杆菌，兼性好氧，最适生长温度为37℃，低于5℃或高于43℃均不生长，为嗜盐菌，在质量分数为6%的食盐的营养肉汤中生长良好，在无盐或高于10%的食盐的营养肉汤中不生长。河弧菌对热敏感，因此海味食品只要合理烹调，就能够将其杀死。

（2）河弧菌的来源　河弧菌引起的食物中毒多发生在6~10月。引起河弧菌食物中毒的食品主要是海产品，如鱼、虾、蟹、牡蛎、蛤、蚶、螺等，其次是被海产品或工器具污染的熟食品。近海鱼的带菌率为1.5%~30%。

水产品被污染和中毒发生的原因是，食生鱼或海产品加热处理不彻底，未能杀死病菌，或熟海产品又被病菌重复污染，河弧菌大量繁殖，食后引起食物中毒。肉类熟食品受到海产品的污染；或在加工过程中，处理和盛装海产品的工具和容器受到河弧菌污染，未能彻底洗刷消毒，又处理和盛装熟食品而受到交叉感染，均能引起河弧菌食物中毒。

河弧菌是一种重要的病原菌。它能引起两种临床特征的疾病。一种是爆发性的败血症，其发病原因是由于食用不卫生的海味食品，尤其是生牡蛎而引起。感染的途径是胃肠道。如果患有肝病的人再受到河弧菌的感染，常会引起死亡。另一种是迅速发展的蜂窝组织炎，它起因于伤口与海水的接触，例如在清洗贝类或捕捞牡蛎、蟹时受到河弧菌的感染。

3. 霍乱和副霍乱弧菌

（1）霍乱和副霍乱弧菌的生物学特性　霍乱弧菌（*Vibrio cholerae*）或副霍乱弧菌（*Vibrio choleraebiotype eltor*）为弧形或逗点状，菌体一端有鞭毛一根，运动活泼，无芽孢，为革兰氏阴性菌；其抵抗力较弱，在干燥情况下，经2h即死亡；在55℃的湿热中，经10min即死；在水中能存活两周，在寒冷潮湿环境下的新鲜水果和蔬菜的表面，可以生存4~7d；对酸很敏感，但能耐受碱性环境，例如能在pH为9.4的环境中生长不受影响；容易被一般消毒剂杀死。

（2）霍乱和副霍乱弧菌的来源　霍乱和副霍乱传染源主要是病人，其次是带菌者。患病期间的霍乱弧菌随同粪便及呕吐物排出。还有一些轻型霍乱病人，因症状较轻未被诊断出来而未加注意，往往造成疾病的扩散。霍乱的带菌现象有好几种，有潜伏期带菌、恢复期带菌和健康期带菌，虽然这些带菌者排菌量不多，但常造成病菌在某一地区的传播而发生大流行。

霍乱和副霍乱病菌传播的途径甚多，也和其他肠道传染病一样，病菌通过水、苍蝇、食品等传播开来，特别是水被污染后造成病的流行是本病暴发的特征。

（二）沙门氏菌

1．沙门氏菌的生物学特性

沙门氏菌属（*Salmonella*）属肠杆菌科，为具有鞭毛、能运动的革兰氏阴性杆菌。目前至少有67种O抗原和2000个以上的血清型。我国现已发现有26群，161个血清型。按菌体O抗原结构的差异，将沙门氏菌分为A、B、C、D、E、F、G七大组，对人类致病的沙门氏菌99%属A至E组。在许多国家，沙门氏菌食物中毒多由鼠伤寒沙门氏菌、猪霍乱沙门氏菌和肠炎沙门氏菌引起。沙门氏菌不产生外毒素，主要是食入活菌而引起的食物中毒。食入活菌的数量越多，发生中毒的机会就越大。目前认为沙门氏菌的所有血清型对人都是有害的，因此动物饲料中也不允许含有沙门氏菌。

沙门氏菌属生长温度范围为5～46℃，生长繁殖的最适温度为20～37℃，人体中（35～37℃）每25min繁殖一代，能在水分活度为0.945～0.999的环境中生长，pH<4则不生长，在水中可生存2～3周，在粪便和冰水中生存1～2个月，在冰冻土壤中可过冬，在含食盐12%～19%的咸肉中可存活75d。沙门氏菌属在100℃时立即死亡，70℃经5min或65℃经15～20min、60℃经1h方可被杀死。水经氯化物处理5min可杀死其中的沙门氏菌。此外，沙门氏菌属不分解蛋白质，不产生靛基质，食物污染后并无感官性状的变化，应给予注意。

已经证实肠炎沙门氏菌在适合的条件下可在牛乳或肉类中产生达到危险水平的肠毒素。该毒素为蛋白质，在50～70℃时可耐受8h，不被胰蛋白酶和其他水解酶所破坏，并对酸碱有抵抗力。上述特性在沙门氏菌属引起食物中毒的机理中有重要意义。

沙门氏菌属的类群按其传染范围分为三个群。

① 专门引起人类发病的，有伤寒沙门氏菌（*Salmonella typhi*）、甲型副伤寒沙门氏菌（*S. paratyphi－A*）、乙型副伤寒沙门氏菌（*S. paratyphi－B*）、丙型副伤寒沙门氏菌（*S. paratyphi－C*），其中以伤寒沙门氏菌和乙型副伤寒沙门氏菌引起人类的肠热症最为常见。

② 对哺乳动物及鸟类有致病性，并能引起人类食物中毒。从中毒病人排泄物中分离到的菌种有鼠伤寒沙门氏菌（*S. typhimurium*）、猪霍乱沙门氏菌（*S. choleraesuis*）、肠炎沙门氏菌（*S. enteritidis*）、德彼沙门氏菌（*S. derby*）、纽波特沙门氏菌（*S. newport*）、汤卜逊沙门氏菌（*S. thompson*）、鸭沙门氏菌（*S. anatum*）等菌型，这一类群称为食物中毒菌群。

③ 仅能对动物发病，很少传染于人，但能引起人类致病的菌群也有发现，并在发展之中，例如鸡伤寒沙门氏菌和雏白痢沙门氏菌，有时会引起人类发生胃肠炎。

2．沙门氏菌的来源

沙门氏菌属广泛分布于自然界中，在人和动物中有广泛的宿主。如家畜中猪、牛、马、羊、猫、犬，家禽中鸡、鸭、鹅等。健康家畜、家禽肠道沙门氏菌检出率为2% ~15%，病猪肠道沙门氏菌检出率可高达70%。正常人粪便中沙门氏菌检出率为0.02% ~0.2%。因此，食物受到沙门氏菌污染的机会很多，易受污染的食物种类也很多。

引起沙门氏菌食物中毒的食品主要是动物性食品，包括肉类、鱼虾、家禽、蛋类和乳制品。豆制品和糕点等有时也会引起沙门氏菌属食物中毒。沙门氏菌来源主要是患病的人、动物以及人和动物中的带菌者。

水产品有时也带有沙门氏菌，这主要是由于被水源所污染。在加工中，可通过人的手、苍蝇、鼠类等作为媒介，接触食品而使沙门氏菌进行扩散。污染有沙门氏菌的食品在未煮熟、煮透前就食用，会随同食物进入消化道，在小肠和结肠中繁殖，引起食物中毒。

沙门氏菌属食物中毒全年皆可发生，但多见于夏、秋两季，即5~10月。该两季发病次数和发病人数可达全年发病总次数和总人数的80%。

（三）致病性大肠杆菌

1. 大肠杆菌的生物学特性

大肠杆菌是革兰氏阴性短杆菌，大小为（1.1~1.5）μm×（2.0~6.0）μm；无芽孢，微荚膜；周生鞭毛；需氧或兼性厌氧，最适生长温度为37℃。在液体培养基中混浊生长，形成荚膜，管底有黏性沉淀。在肉汤固体平板上，形成凸起、光滑、湿润、乳白色和边缘整齐的菌落，带有特殊的粪臭味。在伊红美蓝平板上，因发酵乳糖而形成带有金属光泽的紫黑色菌落。

大肠杆菌抗原构造较为复杂，主要由菌体（O）抗原、鞭毛（H）抗原和荚膜（K）抗原三部分组成。

我国食品卫生标准中以大肠菌群作为食品的一般卫生指标，反映食品受污染（粪便等）状况。埃希氏菌属（*Escherichia*），常称大肠杆菌属，包括普通大肠杆菌、类大肠杆菌和致病性大肠杆菌等。一般情况下，它是肠道中的正常菌群，不产生致病作用。致病性大肠埃希氏菌有产毒素大肠埃希氏菌（ETEC）、肠道致病性大肠埃希氏菌（EPEC）、肠道侵袭性大肠埃希氏菌（EIEC）、肠道出血性大肠埃希氏菌（EHEC）和肠道聚集性大肠埃希氏菌（EaggEC）。引起食物中毒的致病性埃希氏菌有免疫血清型Om:B_4，O_{55}:B_5，O_{26}:B_6，O_{124}:B_{17}等。

大肠杆菌157全称O_{157}:H_7出血性大肠杆菌，属埃希氏菌属的一种血清型。

O_{157}一直被看作非致病菌，而且由于较罕见，未被医学界重视。直到1982年，美国首次从汉堡包集体食物中毒事件发现由O_{157}所致。此后，英国、加拿大、澳大利亚等国相继发现它的危害。自1982年美国发现26例O_{157}患者后，平均每年有2万人发病，250~500人死亡。日本在1991~1994年期间，每年约发现100例O_{157}感染者，其中13岁以下儿童占83%；除幼儿园、学校出现集体性发病外，还发现有家庭的零星发病。1996年日本发生的O_{157}流行，涉及44个地区，病人逾万例，死亡 12 人。观其流行特点，多呈食物型暴发，也有水型暴发。一般是在某地区先出现分散病例，继而小范围内暴发，然后呈大规模流行。O_{157}不耐热，75℃时 1min 即被杀死，但它却耐低温。据报道，在家庭的冰箱中也能生存。另外，O_{157}耐酸，即使在 pH 为 3.5 的条件下也能存活，它在水中生存的时间相当长。O_{157}主要通过食物，经口感染。摄入被 O_{157}污染的食物或被患者的粪便污染后直接或间接入口，是惟一的感染途径。大约 100 个细菌即可导致感染，这是迄今为止能引起食物中毒的最小菌量。

2. 致病性大肠杆菌的来源

致病性大肠杆菌存在于人和动物的肠道中。健康成人和儿童的带菌率为 2% ~8%，腹泻病人带菌率可高达 19.5%；猪、牛和羊的带菌率一般在 10% 以上；土壤、水源受粪便污染时，也带有该菌。

致病性大肠杆菌在室温下能生存数周，在土壤或水中可达数月。致病性大肠杆菌可经带菌人的手、食物和生活用品进行传播。该菌也可经空气或水源传播。带菌食品由于加热不彻底或因生熟交叉污染或熟后污染而引起食物中毒。

O_{157}大肠杆菌可存在于人、牛、羊、猪等的肠内，每克粪便中即含数亿个之巨。它也存在于土壤和污水中，一旦污染了食品，而该食品又未烧熟煮透，就可能引起发病。因为人群对 O_{157}普遍易感染，儿童和老人更易受患，所以其感染发病率高达 50%。

（四）葡萄球菌

食品中的致病葡萄球菌主要是金黄色葡萄球菌（*S. aureus*）和表皮葡萄球菌（*S. epidermidis*）。

1. 葡萄球菌的生物学特性

葡萄球菌属（*Staphyclococcus*）中的金黄色葡萄球菌（*S. aureus*）致病力最强，常引起食物中毒。金黄色葡萄球菌为革兰氏阳性球菌，直径为 0.8 ~1.0μm，呈葡萄状，无芽孢、无鞭毛。需氧和兼性厌氧菌，生长温度在 6.5 ~46℃，最适温度为 30 ~37℃，产毒素最适温度 21 ~37℃，能在冰冻环境下生存，能在质量分数为 15% NaCl 和 40% 胆汁中生长。在普通肉汤固体培养基上能形成光滑、低凸、闪光、边缘整齐的菌落，菌落色素不稳定，但多数为金黄色。

金黄色葡萄球菌对热抵抗力较一般无芽孢细胞强，加热 80℃经 30min 才能被杀死。

金黄色葡萄球菌在 20 ~37℃及适宜的 pH 和合适的食品条件下能产生肠毒素，吃了这样的食品就会发生食物中毒。如食品被金黄色葡萄球菌污染后，在25 ~30℃下放置 5 ~10h，就能产生足以引起中毒的肠毒素。在水分、蛋白质和淀粉含量较多的食品中，极易繁殖和产生较多的毒素。根据其血清学特征的不同，目前已发现肠毒素有 A、B、C、D 和 E 五个类型。A 型的毒力最强，摄入 1μg 即能引起中毒。所有的肠毒素都是由单个无分支的多肽链所组成，含有比较大量的赖氨酸、酪氨酸、天门冬氨酸和谷氨酸，相对分子质量为30000～35000，属可溶性蛋白质，耐热，并且不受胰蛋白酶的影响。B型肠毒素，在99℃条件下，经87min才能破坏其毒性。

2．葡萄球菌的来源

葡萄球菌广泛分布于自然界中，如空气、土壤和水中均有存在，是最常见的化脓性球菌之一，食品受其污染的机会很多。健康人的鼻腔、咽喉和肠道内的葡萄球菌带菌率为20%～30%。患乳腺炎的牛所产的乳和有化脓症的牲畜肉时常带有致病性金黄色葡萄球菌。据报道，日本东京市售的食品例如饼干，其金黄色葡萄球菌检出阳性率高达12.6%。北京市卫生防疫站、中国医学科学院卫生研究所曾对牛乳、乳腺炎乳、食品从业人员葡萄球菌带菌情况进行了初步调查，结果在1217件检样中检出298件，检出率为24.5%，其中以生牛乳为最高，占76.3%。

引起葡萄球菌食物中毒的食品主要是肉、乳、蛋、鱼类及其制品等各种动物性食品。另外，凉粉、剩饭和米酒等也曾引起食物中毒。

金黄色葡萄球菌可通过化脓性炎症的病人或带菌者在接触食品后使食品污染。食品在制造、运输、销售、食用过程中，如不注意卫生操作和管理，也易污染金黄色葡萄球菌。

（五）肉毒梭状芽孢杆菌

肉毒梭状芽孢杆菌引起食物中毒是由其产生的外毒素即肉毒毒素引起的。肉毒毒素是一种强烈神经毒素。肉毒梭状芽孢杆菌食物中毒不仅是由于食用肉毒毒素污染的食物引起的，而且随同食物摄入的芽孢（或繁殖细胞）在肠道内发芽、繁殖产生毒素亦可引起中毒。

1．肉毒梭菌的生物学特性

肉毒梭状芽孢杆菌（*Clostridium botulinum*）又称肉毒梭菌，属于厌氧性的梭状芽孢杆菌属，革兰氏染色阳性。形成芽孢，由于芽孢比营养体宽，故呈梭状。无荚膜，但有鞭毛。

肉毒梭菌属中温菌，生长最适温度为25～37℃，产毒最适温度为20～35℃，最适pH为6.0～8.2。当pH低于4.5或大于9.0时，或环境温度低于15℃或高于55℃时，肉毒梭菌芽孢不能繁殖，也不产生毒素。各型肉毒梭菌芽孢对热抵抗力有一定差异，但一般而言，对热抵抗力较强，干热180℃5～15min，或湿热100℃3h，或高压蒸汽121℃10min才能将其杀死。肉毒梭菌是引起食物中毒病原菌中热抵抗力最强的菌种之一，所以罐头杀菌效果如何，一般以该菌作为对象细菌。在厌氧条件下，含水分较多的中性或弱碱性食品适于肉毒梭菌生长和产生毒素。反之，食物的性质偏酸，水分含量少或食盐质量分数在8%以上，可抑制该菌的生长和毒素的形成。

肉毒毒素是目前已知化学毒物与生物毒素中毒性最强烈的一种，其对人的致病量为10^{-9}mg/kg。肉毒毒素是一种大分子蛋白质，对消化酶、酸和低温很稳定，易受碱和热破坏而失去毒性。

根据所产生毒素的抗原性不同，将肉毒毒素分为 A、B、C_α、C_β、D、E、F、G 型，引起人类中毒的有 A、B、E、F 型，其中 A、B 型最为常见。

2. 肉毒梭菌的来源

肉毒梭菌芽孢杆菌是一种腐物寄生菌。在自然界广泛分布于土壤、江河湖海淤泥沉积物、尘土及动物粪便中。粮谷、豆类等食品受其污染的机会很多。A 型菌分布于山区和未开垦的荒地；B 型多分布于草原区耕地；E 型多分布于土壤、湖海淤泥和鱼类肠道中；F 型分布于欧、亚、美洲海洋沿岸及鱼体。

日本由于水产品引起的 E 型中毒较为常见，欧美由于家庭自制肉类罐头引起的 A、B 型中毒较多。我国发生的肉毒梭菌食物中毒，91.48% 由植物性食品所引起，8.52% 由动物性食品所引起。引起中毒的食品以家庭自制的豆酱、臭豆腐为最多，其次为面酱和豆豉等。此外，肉类罐头、腊肉、熟肉等也可引起中毒。

肉毒梭菌在食品中生长适宜条件为：pH >4.6、$A_w \geqslant 0.9$ 及低盐、缺氧时不冷藏放置一段时间。在食品加工中已采用物理、化学处理以杀死或控制微生物的生长繁殖。另外，由于肉毒毒素不耐热，因而食品中如有毒素存在，加热可使毒素破坏，一般在 80℃下加热 30 ~ 60min 或使食品内部温度达到 100℃并持续 10min 即可破坏肉毒毒素。

（六）蜡状芽孢杆菌

1. 蜡状芽孢杆菌的生物学特性

蜡状芽孢杆菌（*Bacillus cereus*），又称蜡样芽孢杆菌，为革兰氏阳性杆菌。菌体大小为（0.9 ~ 1.2）μm ×（1.8 ~ 4.0）μm，两端钝圆，一般从短链到长链；有芽孢，呈椭圆形，位于中央或近中央；周生鞭毛。

蜡状芽孢杆菌生长时需氧或兼性厌氧，生长温度范围为 5 ~ 30℃，10℃以下停止繁殖。其繁殖体不耐热，100℃经 20min 可被杀死。最适生长温度为 28 ~ 35℃，生长 pH 范围为 4.3 ~ 9.0，生长最低水分活性为 0.95。

蜡状芽孢杆菌为条件致病菌，只有大量食入该菌（10^7 个/g）时才会引起中毒。蜡状芽孢杆菌可产生引起人类食物中毒的肠毒素，包括腹泻毒素和呕吐毒素。几乎所有的蜡状芽孢杆菌均可在多种食品中产生腹泻毒素，但其产生腹泻毒素的量因蜡状芽孢杆菌的型别而异。腹泻毒素为蛋白质，相对分子质量为55000 ~ 60000，不耐热，45℃加热 30min 或 56℃加热 5min 均可使之失去活性。此外，该毒素对蛋白酶及胰蛋白酶敏感。呕吐毒素系低分子肠毒素，因至今仍未获得其纯品，对其性质及活性了解不多。呕吐毒素常在米饭类食品中形成，其相对分子质量小于 5000，对 pH、胃蛋白酶、胰蛋白酶均不敏感。该毒素耐热，126℃加热 90min 不被破坏。此外，该毒素不能激活黏膜细胞膜上的腺苷酸环化酶。

根据蜡状芽孢杆菌鞭毛抗原性将其分为 18 型。产生腹泻毒素的主要为 2，6，8，9，10，12 型。1，3，4，5，8 型可产生呕吐毒素。

2. 蜡状芽孢杆菌的来源

蜡状芽孢杆菌在自然界分布比较广泛。根据山西省卫生防疫站1977年的报告，在29件炼乳中有27件检出蜡状芽孢杆菌。蜡状芽孢杆菌在米饭中极易繁殖，曾成为美国流行的一种“中国饭馆综合征”。在土壤、灰尘、腐草、空气中都有此菌存在。肉类制品、乳类制品、蔬菜和水果的带菌率为20% ~70%。食品在加工、运输、保藏和销售过程中，往往由于不注意卫生操作，通过灰尘和泥土造成该菌的感染。苍蝇、昆虫、鼠类、不洁的用具和容器也可传播该菌。

（七）韦氏梭菌

韦氏梭菌（*Clostridium welchii*），又称产气荚膜梭菌（*Cl. perfringenes*），在自然界分布很广泛，空气、灰尘、土壤、垃圾和污水中都有存在，人和动物的肠道中也经常出现。

1. 韦氏梭菌的生物学特性

韦氏梭菌是一种能产生芽孢的革兰氏阳性杆菌，菌体较大，无鞭毛，专性厌氧。生长温度在10 ~50℃，最适宜的生长温度在43 ~47℃，生长pH范围在5.5 ~8.0之间，繁殖速度快，在营养丰富的培养基上8 ~10min可繁殖一代，是目前已知生长速度最快的细菌。韦氏梭菌营养要求严格，生长时需要14种氨基酸和5种维生素。在质量分数为5%的食盐基质中，生长受到抑制。该菌是气性坏疽的主要病原菌。

根据其产生外毒素的种类不同，将其分为A、B、C、D、E五种类型。A、C型可对人类致病，其中A型最为常见；C型可导致坏死性肠炎。

引起食物中毒的A型韦氏梭菌多为耐热的厌氧菌株，100℃下能抵抗1 ~4h。在人工培养基上极少形成芽孢，而碱性或缺少可发酵糖类的环境则利于芽孢的生成。因此，A型韦氏梭菌可在小肠内形成芽孢，芽孢形成的同时产生肠毒素。

2. 韦氏梭菌的来源

韦氏梭菌的来源主要为人、动物无症状带菌者的粪便、直接或间接污染过该粪便的昆虫、鼠类、土壤、灰尘等。受其污染的食品，虽经一般烹调加热，但其加热温度和时间不能将耐热性韦氏梭菌芽孢全部杀死，加热处理后的食品中氧气减少，又多放置于密闭的容器中造成厌氧环境，待在密闭容器中缓慢冷却至50℃左右时，残存的芽孢得以大量生长繁殖。当食品中该菌增至10^6个/g以上时，即可引起食物中毒。

引起食物中毒的耐热性的A型韦氏梭菌广泛存在于人和动物粪便、土壤、尘埃和污水中，健康人粪便检出率为2.2% ~22%，肠道病患者粪便检出率为2.1% ~63%，动物粪便检出率为1.7% ~18.4%，土壤、污水的检出率为50% ~56%。因此，食品在生产、加工、储藏、烹调、销售的各个环节均可受其污染。

韦氏梭菌食物中毒以气温较高的夏、秋季节为多见。引起中毒的食品主要是动物性食品如肉、鱼、禽等。在日本也有鱼贝类、面类食品引起中毒的报道。

值得注意的是，被韦氏梭菌污染的食品不变质。由于不可能防止韦氏梭菌对食品原料的污染，因而预防其生长显得十分必要。食品应尽可能远离韦氏梭菌生长的危险温度区域（10～50℃）。

（八）变形杆菌

变形杆菌（*Proteus*）又称变形菌属，为革兰氏阴性杆菌，属寄生于人和动物肠道中的肠杆菌科。食品中致病的变形杆菌主要是普通变形杆菌（*P. vulgaris*）、奇异变形杆菌（*P. mirabilis*）和莫根氏变形杆菌（*P. morganii*）三种。现已发现，普通变形杆菌、奇异变形杆菌分别有100多个血清型，莫根氏变形杆菌有75个血清型。

1．变形杆菌的生物学特性

变形菌属包括五个群：普通变形菌（*P. vulgaris*）、奇异变形菌（*P. mirabilis*）、莫根氏变形菌（*P. morganii*）、雷氏变形菌（*P. rettgeri*）和无恒变形菌（*P. inconstans*）。变形杆菌为革兰氏阴性、两端钝圆的小杆菌，有鞭毛，其大小为（1～3）μm×（0.4～0.6）μm。细胞形状有明显的多边形，有周身鞭毛，能活泼运动，常变形态有线形和弯曲状。在培养基中菌落有迅速扩展蔓延生长的特点，因此，有变形杆菌之称。

需氧或兼性厌氧，营养要求不高。在液体培养基中呈均匀混浊生长，表面有菌膜。在固体培养基上常呈扩散生长，形成一层波纹薄膜。变形杆菌适宜生长温度为30～37℃，变形杆菌对热抵抗力亦不强，加热55℃持续1h即可将其杀灭。

现已证实，变形杆菌可产生肠毒素。肠毒素是蛋白质和碳水化合物的复合物，具抗原性。

2．变形杆菌的来源

变形杆菌属为腐败菌，在自然界中分布极广。土壤、污水、湖海和动植物中都有出现；在人和动物的肠道中，也常有存在。健康人变形杆菌属带菌率为1.3%～10.4%；腹泻病人带菌率为13.3%～62.7%。

由于变形杆菌属分布广泛，所以食物中的变形杆菌主要来自外界的污染。污染源主要是带菌动物、带菌人和接触过生肉的容器、切肉刀板等。此外，苍蝇和老鼠也有传播作用。食品行业和集体食堂内如果卫生状况不佳，则很容易造成变形杆菌属的污染传播；如果生熟食品不分开或食用剩余食品前未加热，也容易传播变形杆菌属，使其生长、繁殖、引起食物中毒。

引起变形杆菌属食物中毒的食品主要是煮熟的肉类、动物内脏和蛋类等动物性食品。此外，凉拌菜、剩饭菜以及某些豆制品（如“素鸡”）也可引起中毒。另外，变形杆菌在4～7℃下即可繁殖，属于低温菌，因而可在低温贮存的食品上繁殖，应予注意。变形杆菌和其他细菌共同污染食品后，可使食品发生感官形状的明显变化。

（九）单核细胞增生李斯特菌

1. 单核细胞增生李斯特菌生物学特性

单核细胞增生李斯特菌（*Listeria monocytogenes*），简称单增李斯特菌，为较小的球杆菌，大小为（1～3）μm×0.5μm；无芽孢，无荚膜，周生鞭毛，能运动。在涂片中细菌单个分散或呈V形、Y形，有时也呈丝状或短链状。幼龄培养物活泼，呈革兰氏阳性，48h后呈革兰氏阴性。

单增李斯特菌兼性厌氧，营养要求不高，在含有肝浸汁、腹水、血液或葡萄糖中生长更好。菌落初期极小，37℃培养数天后，直径可达2mm。初期光滑、透明，后期变成灰暗。生长温度范围为2～45℃，但在冷冻条件下生长缓慢，厌氧或微好氧（在体积分数为5% O_2和5%～10% CO_2中生长良好）。

单增李斯特菌不耐酸，生长pH范围为5.0～9.0，在pH为9.6的食盐（10%）溶液中，仍能生长，但在pH为5.6时，仅可生长2～3d。它在4℃温度条件下也能缓慢生长。

单增李斯特菌能发酵多种糖类，使葡萄糖、麦芽糖、七叶苷、果糖、海藻糖和水杨苷等迅速产酸不产气，使乳糖、蔗糖、阿拉伯糖、鼠李糖、糊精、山梨醇、甘油等在10d内发酵；过氧化氢酶阳性，不液化明胶，M. R. 和V. P. 反应阳性；吲哚、尿素阴性，不还原硝酸盐；在血平板上菌落有溶血圈；不利用甘露醇和木糖。

2. 单增李斯特菌的来源

单增李斯特菌广泛存在于自然界，从动物的粪便中，牛乳中，发酵不完全的青贮饲料中及土壤中均可分离到。在自然情况下，它可侵染多种动物和人类。它在污水、污泥、土壤、饲料和粪便中的存活率比其他的食物中毒病原菌高得多。此外，在1%正常人的粪便中也能检出该菌。

目前一般认为，动物可能是本菌的重要贮存宿主，人可能是主要的污染源。粪便污染食品后，经口传播可能是该菌的主要传播途径。胎儿或婴儿的感染多半来自母体中的细菌或带菌的乳制品。

（十）志贺氏菌

志贺氏菌属（*Shigella*）是一种常见的食品致病菌。

1. 志贺氏菌属的生物学特性

该菌是革兰氏阴性杆菌，菌体大小均为（0.5～0.7）μm×（2～3）μm；无芽孢，无荚膜，无鞭毛；需氧或兼性厌氧，营养要求不高；最适生长温度为37℃；在液体培养基中呈均匀混浊生长；在肉汤固体培养基上形成无色、半透明、边缘整齐的菌落。

志贺氏菌都能分解葡萄糖，产酸不产气，大多不发酵乳糖。抗原结构由菌体（O）抗原和表面（K）抗原组成。

2. 志贺氏菌属的来源和传播途径

志贺氏菌属包括许多致病菌，其中引起食物中毒的主要是弗氏志贺氏菌（*S. flexneri*）和索氏（宋内氏）志贺氏菌（*S. sonnei*）。

志贺氏菌在潮湿土壤中能存活一个月，在粪便中存活10d左右，在水果、蔬菜或咸菜上能存活10d左右。对外界环境的抵抗力，以索氏志贺氏菌为最强。

病人和带菌者的粪便中含有许多志贺氏菌，向外排出，容易造成污染。沾染污水的食品容易污染志贺氏菌，污染有志贺氏菌的手、苍蝇、用具等接触食品，也易造成食品污染。污染的食品经口侵入消化道，就容易引起食物中毒。

二、细菌总数

细菌总数，又称菌落总数，主要作为判定食品被污染程度的标志，是各种食品常见的微生物指标。细菌总数是指食品样品经过处理，在一定条件下培养后所得1g或1mL样品中所含细菌菌落的总数。

细菌数的测定方法很多，当前对食品中细菌数的测定一般多以菌落总数表示，这是由于现行的平板计数法并不能测定出每克样品中的实际活菌数，在琼脂平板上的菌落数不一定就是被检食品中的嗜中温性需氧菌的菌落总数。因此，按平板培养计数法所得结果应报告为每单位体积中的菌落数或菌落形成单位数。

微生物学方法是检测鱼贝类肌肉或鱼体表皮的细菌数作为判断鱼贝类鲜度的评定方法。鱼贝类的腐败是由微生物作用引起的，测定细菌数可判断鱼贝类的鲜度。细菌数的检测一般采用琼脂培养基的平板培养法测定菌落总数。表2－4所示是我国常见淡、海水鱼类的鲜度等级标准。

表2－4　鱼类鲜度等级标准

品　种	挥发性盐基氮 TVB－N 含量/（mg/g）		细菌总数/（个/g）	
	一级	二级	一级	二级
黄鱼	≤0.13	≤0.30	≤10000	≤10^5
带鱼	≤0.18	≤0.25	≤10000	≤10^6
乌贼	≤0.18	≤0.30		
蓝圆鲹	≤0.13	≤0.25	≤30000	≤10^6
鲱鱼	≤0.15	≤0.30	≤5000	≤50000
鳇鱼	≤0.10	≤0.15	≤1000	≤10000
青、草、鲢鲤、鳙鱼	≤0.13	≤0.20	≤10000	≤10^6
鲐鱼	≤0.15	≤0.30	≤30000	≤10^6
鲳鱼	≤0.18	≤0.30	≤10000	≤10^7
鲚鱼	≤0.15	≤0.30	≤5×10^5	≤2×10^7

注：《水产品标准与法规汇编》，1996．10

三、病　　毒

（一）贝类与病毒

病毒性疾病暴发的食物载体是以双壳软体动物为主。据报道，所有与水产品有关的病毒感染事件中，除极少数外都是由于食用了生的或未经充分烹调的贝类引起的。特别是滤食性贝类过滤大量的水，如牡蛎过滤水量达1500L/（d·只），其体内富集的病毒远远高于周围水域。我国上海市1988年发生的甲型肝炎大暴发，其传播源和传播方式就是食用了被甲肝病毒污染的、未经充分烹调的毛蚶。甲型肝炎病毒是一种耐热性很高的病毒，60℃时10min后才失去活性，因而用简单的烹调方法处理，病毒仍能存活一部分。

据报道，已证实的少数种类病毒会引起与水产品有关的疾病。包括甲型肝炎病毒（HAV）（Hepatitis－type A Virus）；诺瓦克病毒（Norwalk Virus）；雪山力病毒（Snow Mountain Agent）；小杯病毒（Calicivirus）；星型病毒（Astrovirus）；非甲非乙肝炎（Non－A and Non－B）病毒。水产品上出现病毒是由带病毒的食品加工者或被污染的水域造成的。

进入贝类水域有壳水生生物的病原性病毒能够在那里积聚并能存活数月。它们在冬天和较低温度下能够存活很好。而此时恰恰是大量捕获贝类的食用季节。病原性病毒已从“开放”和“关闭”水域中分离到，且已从相应水域捕获的贝类中分离到。一旦病毒进入贝类体内，能存活数月。从未许可的水域内进行不合法的捕获贝类，将加重因贝类引起病毒性疾病这一问题。

在清洁的水域中，已污染的软体贝类通过正常饮食、消化和排泄将病原体从消化道中自然清除。经污染水域的贝类移到清洁水域，经过一段时间，通过滤过食物将其消化系统中的病毒和细菌清除掉。净化过程严格控制，一般需要2～3d，而暂养过程则需要2周或2周以上。一般来说，清除病毒的时间比清除细菌要长。

诺瓦克病毒（Norwalk Virus）是一种单链的RNA病毒，直径27～32nm，是一种小圆结构化病毒（SRSV－Small round structured virus），是1972年由美国科学家通过对美国诺瓦克地区一所学校胃肠炎暴发疫情中病人的粪便检测而发现的，并命名为诺瓦克病毒。感染后的潜伏期6～96h，平均潜伏期24～30h。临床常表现为起病急骤、恶心、呕吐、腹部绞痛和头疼等不适症状，而腹泻、发热等症状都较轻微。

传染途径，以手—粪—口为主，其次是人与人的直接接触传染，包括直接接触呕吐或排泄物，或是因前述症状产生的飞沫污染物体表面后间接感染。在特殊情况下，当出现胃肠炎暴发时，需要鉴别诺瓦克病毒是否是疾病的病因，通过特殊的检验，能从感染者粪便标本中发现诺如病毒。当粪便检查不能查明结果或者没有做时，也可开展诺瓦克病毒抗体血清试验。通常采集食品加工者大便标本，或血清标本来帮助调查暴发原因。可以在感染者粪便和呕吐物中发现诺瓦克病毒，感染者可以通过几种方式感染诺如病毒：食用诺瓦克病毒污染的食物或饮用诺如病毒污染的饮料；接触诺瓦克病毒污染的物体或表面，然后手接触到口；直接接触到感染者（如照顾病人，与病人同餐或使用相同的餐具）。食物和饮料很容易被诺如病毒污染，因为病毒很小，而且摄入不到100个病毒就能使人发病。食物可以被污染的手、呕吐物或粪便污染的物体表面直接污染，或者通过附近呕吐物细小飞沫污染。尽管病毒在人体外很难繁殖，但是一旦存在食品或水中，就能引起疾病。

诺瓦克病毒患者经常无预兆剧烈呕吐，呕吐物有感染性。呕吐物附近任何表面都应该被迅速清理和用漂白剂消毒，然后冲洗干净。诺如病毒污染的食物应当扔弃。纺织品（包括衣服、毛巾、桌布和餐巾）沾染呕吐物或粪便时，应迅速高温清洗。

（二）病毒的控制

甲型肝炎病毒和诺瓦克病毒对极端 pH 有抵抗力，在冷冻和冷却温度下极稳定。并且对热和辐射处理也有抵抗力。很多控制方法都曾被用于贝类并经过评估。一个有趣的记录是：贝类的组织极具保护性，因此存在于那里的病原性病毒是极抗热的。

流行病学资料已表明，通过食用已蒸煮过的贝类能传播病毒性疾病。贝类经过56℃，30min的处理后，甲型肝炎病毒还具有传染性。烹调条件诸如干热、蒸汽加热、烘烤和炖、焖等只能消灭1%的病毒。贝类经完全灭活病毒的热处理，一般将导致产品在感官上不可接受。其他产品在经过82℃温度处理后，病毒将失活。

最有效控制病毒的方法是在第一地点防止病毒污染。必须从未被污水污物污染的水域中捕获贝类。

病毒在病人康复2～3d后的大便中仍存在，使用洗手间后和加工食物之前洗手对预防病毒扩散很重要。

感染了诺瓦克病毒的胃肠炎患者应补充足够多的水来补充呕吐、腹泻所丢失水分，否则可能造成脱水，发病期一般为2～3d，恢复后无后遗症。

第三节 寄 生 虫

鱼贝类和人类、禽畜一样会患很多种寄生虫病。鱼类的寄生虫多数种类会和鱼之间形成一种非消除性免疫的平衡状态，成为慢性消耗病，夺取鱼类营养，阻塞肠管或血管等管腔，吞食组织和造成机械损伤。它的分泌物、排泄物和死亡了的虫体还会形成抗原物质引起一系列免疫反应如炎症、水肿、坏死和组织增生等，使鱼体瘦小，甚至失去经济价值。同时也有很多寄生虫是致命的，尤其是在幼鱼阶段常常造成幼鱼大量死亡，给养殖业带来很大损失。有些寄生虫还会通过作为中间宿主的鱼类直接对人畜带来严重危害。

已知鱼体和贝类中有50多种寄生虫会引起人类疾病，有些会造成严重的潜在健康危害。常见的有阔节裂头绦虫、猫后睾吸虫、异形吸虫、卫氏并殖吸虫、有棘颚口线虫、无饰线虫、华枝睾吸虫等，其中最常见的是华枝睾吸虫（肝吸虫）。

据对广东、辽宁、广西176份淡水鱼类进行调查，有105份（占59.66%）污染华枝睾吸虫囊蚴，其中以鲤形目中的鲤形科阳性率最高，其次为鳅科及鲶形目中的鲶科鱼。淡水鱼类为华枝睾吸虫的中间宿主，人们会因食用生的或未经烹调的水产品而被污染。世界各地最主要的蠕虫寄生虫有线虫、绦虫、吸虫等，详见表2－5。

（1）异尖线虫　水产品有可能被感染上我国进境动物检疫二类寄生虫异尖线虫等多种寄生虫，这是危害严重的人畜共患病。1994年1月，剖检了13种鱼和1种软体动物共288尾，发现孔鳐、铜色纹狭鳕、太平洋鳕、沙丁鱼、太平洋鲱、日本七鳃鳗及太平洋斯氏柔鱼感染该病，感染率达70.14%。人因摄食有活幼虫的鱼肉而感染，使异尖线虫在人体内发育成成虫，但它的幼虫可引起“内脏幼虫移动症”。在日本、荷兰、英国、美国及太平洋一些岛屿曾发现感染病人。本病发病急速，一般在食生鱼后11h内发病，常被误诊。表现为急肛症，上胆部绞痛，伴有恶心、呕吐等。

（2）棘颚口线虫　该虫的第一中间寄主为剑水蚤，第二中间寄主为淡水鱼，鱼类、甲壳类可作为转续寄主。未煮熟的含有幼虫的鱼或转续寄主的肉被食用后，皮肤和肌肉组织、脑、眼、泌尿系统均能受到损害。

表2－5　通过鱼和贝类传播的病原寄生虫

寄生虫	已知的地理分布	鱼类和贝类
线虫（Nematodes or round worms）		
单线虫（*Anisakis simplex*）	北大西洋	鲱鱼
伪地新线虫（*Pseudoterranova dicipiens*）	北大西洋	鳕鱼
鄂口线虫属（*Gnathostoma* sp.）	亚洲	淡水鱼、蛙
毛细线虫属（*Capillaria* sp.）	亚洲	淡水鱼
血管圆线虫属（*Angiostrongylus* sp.）	亚洲、南美洲、非洲	淡水虾、蜗牛、鱼
绦虫（Cestodes or tape worms）		
二叶槽绦虫（*Diphyllobothrium latum*）	北半球	淡水鱼
太平洋二叶槽绦虫（*D. Pacificum*）	秘鲁、智利、日本	海水鱼
吸虫（Trematodes of flukes）		
枝睾（吸虫）属（*Clonorchis* sp.）	亚洲	淡水鱼、蜗牛
后睾（吸虫）属（*Opisthorchis* sp.）	亚洲	淡水鱼
横州后殖吸虫（*Metagonimus yokagawai*）	远东	
异形吸虫属（*Heterophyes* sp.）	中东、远东	蜗牛、淡水鱼、半咸水鱼
并殖吸虫属（*Paragonimus* sp.）	亚洲、美洲、非洲	蜗牛、甲壳类、鱼类
棘口线虫属（*Echinostoma* sp.）	亚洲	蛤、淡水鱼、蜗牛

（3）肾膨结线虫　食肉动物、猪、牛、马、人均可成为肾膨结线虫的寄主，成虫主要寄生在寄主的肾脏。多种淡水鱼如鲈鱼、鲟鱼及蛙、泥鳅可作为转续寄主。成虫可破坏肾组织。

（4）华枝睾吸虫　华枝睾吸虫寄生于人、猪、猫、犬的胆管内，虫卵随寄主粪便排出，被螺蛳吞食后，经过胞蚴、雷蚴和尾蚴阶段，然后从螺体逸出，附在淡水鱼体上，并侵入鱼的肌肉。人食用含有蚴的鱼肉，蚴在胆道内发育为成虫，引起肝脏病变。

（5）并殖吸虫　吸虫的第一中间寄主为淡水螺，第二中间寄主为蟹、蛄或虾。我国南方吃醉蟹、腌蟹，东北地区吃蛄酱、蛄豆腐，此食用方法不能使寄生虫彻底被杀死，可能损害胸肺、皮肤肌肉、神经系统。

（6）绦虫　从乌拉圭产的冷冻带鱼和朝鲜产的冻鳕鱼中大量检出。曾从前苏联产的冻狭鳕鱼检出鳕棘吻虫、奈氏绦虫、艾氏小斧鄂虱。此外，鱿鱼中检出耳槽绦虫。

（7）裂头蚴　孟氏裂头蚴的第一中间寄主为淡水蛲足虫，如剑水蚤，第二中间寄主为蝌蚪。人若食用含裂头蚴的蛙肉、蛇肉，即发生感染，引起眼部、皮肤病变。

食品加工过程中有效的杀灭寄生虫及卵的方法应该有所突破，使水产食品既保持原有的色、香、味，又安全、卫生。

所有寄生虫病患者都是因食用生的或未经烹调的水产品而被污染的。要预防感染这些寄生虫，须改变饮食习惯，不吃生鱼或半生不熟的鱼，采用不同的加工技术如用腌渍处理等杀死鲜鱼肉中线虫等，以及淡水鱼养殖禁止用人粪作饲料。当人们食用生的或未经烹调的水产品（腌渍鱼、轻熏鱼、腌泡酸鱼、生鱼片、醋鱼饭团等）时，控制方法特别重要，许多国家的卫生法规对安全加工提出了处理标准，以荷兰、德国、丹麦为例，腌渍鱼的安全加工主要取决于腌渍液中氯化钠的含量。

当使用醋酸的浓度最小（在腌渍液中2.5%～3.0%）时，线虫在不同氯化钠含量下的存活时间见表2－6，因此产品的最小处理时间应该是线虫最大的存活时间。

表2－6　　线虫在不同氯化钠腌渍液中最大存活时间

腌渍液中氯化钠含量/%	线虫最大的存活时间/周
4～5	>17
6～7	10～12
8～9	5～6

加热处理时，在55℃温度下加热1h，所有的线虫被杀死，这意味着热熏、巴氏消毒、烹调处理水产品是安全的。

低温处理时，在－20℃温度下冷冻，并至少维持24h，线虫类将被全部杀死。

因此，作为控制寄生虫的一种手段，在加工氯化钠含量小于5% ~6% 的轻腌水产品（冷熏鱼、轻腌鱼子酱、腌渍酸鱼等）处理过程中，无论对生鲜原料还是最终产品都必须进行短期的冷冻处理。

第四节　转基因生物

一、概　　述

转基因水生生物同其他转基因生物一样，是利用分子生物学手段，将某一特定目的基因导入水生生物体内，而使其遗传组成和遗传背景发生改变的水生生物。它是人类有计划、有目的、有预见地改变水生生物遗传组成的结果。

世界上第一例转基因动物诞生于 1982 年，美国科学家 Palmiter 首次将人的生长激素基因导入小鼠受精卵中，获得了生长速度比正常小鼠快一倍的“超级鼠”，由此推动了转基因技术的飞速发展。1985 年，我国科学家朱作言领导的研究小组将小鼠重金属结合蛋白基因的启动子与人生长激素基因拼接导入鲫鱼的受精卵，获得世界上第一批转基因鱼。此后，转基因水生生物研究在全世界蓬勃发展，先后有几十个实验室对几十种水生生物进行了转基因研究。研究目的从当初的提高水生生物的生长性能，发展到抗病育种、纯系快速建立以及生产医用生物制品等多种目的。水生生物在自然界物质循环和能量流动中起着极其重要的作用。水生生物转基因技术的应用，一方面人类能够按照自己的意愿，将特定遗传基因，经修饰和改造，导入同种、近缘、甚至远缘物种的基因组中，创造具有特定表型的水生生物，无疑会给人类带来巨大的经济和社会效益。但在另一方面，转基因水生生物技术研究和应用成果对人体健康及一系列水生生态和遗传资源的安全问题必须引起人们的高度重视，以保护水生生物的生态环境和遗传资源不受破坏，维持水生生物多样性和遗传稳定性，从而维持人类所需水生生物食品、药物等的持续生产与发展。

我国是世界上开展转基因水生生物研究最早的国家之一。早在 20 世纪 50 年代，著名生物学家童第周教授及其合作者把鲤鱼囊胚细胞的细胞核移入到鲫鱼的去核卵中，获得了具有鲤鱼细胞核基因和鲫鱼细胞质基因的核质杂交鱼。这种杂交鱼的表型特征，部分像鲤鱼，部分像鲫鱼。

1985 年，中国科学院水生生物研究所朱作言等培育出世界上第一批转基因鱼，此后，又将人生长激素基因导入泥鳅受精卵中，培育出生长速度快 3 ~4. 6 倍转基因泥鳅。从此，中国科学院的发育生物研究所、动物研究所、青岛海洋研究所、厦门海洋研究所、中国水产科学研究院长江水产研究所、黑龙江水产研究所、淡水渔业研究中心，以及中国海洋大学等相继开展了鱼类基因转移研究。中国科学院水生生物研究所 1998 年生产转“全鱼”生长激素基因鲤鱼苗 12800 尾。转“全鱼”生长激素基因红鲤 F1 代比对照组生长平均快 18.0% ~71.2%，转“全鱼”基因鲫鱼有 12.5% 的个体大于对照组。中国水产科学研究院黑龙江水产研究所 1998 年生产转大马哈鱼生长激素基因鲤 F3 代 7000 尾。目前，这两种转基因鱼均处于中试阶段。除鱼类外，我国还对藻类、贝类等其他水生生物进行了基因转移研究。如将别藻蓝蛋白（CpcAB）基因及氯霉素乙酰转移酶（CAT）基因导入海带的研究；把别藻蓝蛋白基因导入海带，以海带为反应器生产微藻蛋白和活性物质的研究；以及将鱼的生长激素基因导入皱纹盘鲍中，获得了可快速生长的转基因鲍等。

国外对转基因鱼类研究始于 20 世纪 80 年代。在加拿大，把美洲拟鲽的抗冻蛋白基因转入大西洋鲑；在法国及英国，将人生长激素基因转移至虹鳟；在日本，将鸡晶体蛋白基因导入鲤鱼；在爱尔兰，将半乳糖酶基因导入大西洋鲑；在德国，将人生长激素基因导入罗非鱼；在美国，将牛的生长激素基因导入狗鱼等。在藻类和贝类方面，1983 年首次报道了对单细胞衣藻——莱茵衣藻的基因转移研究，此后，开展了将芽孢杆菌的杀虫毒素基因导入蓝藻的研究；将耐寒藻株的脂肪酸脱饱和基因导入到冷敏感型的蓝藻中而使其增加抗寒性的研究；将新霉素基因导入衣藻，得到抗霉素类似物的研究；将萤火虫荧光素酶基因导入小球藻和将从硅藻中克隆出来的乙酰辅酶 A 羧化酶基因导入小球藻中以生产生物燃料的研究；以及将外源生长激素基因导入红鲍，以培育快速生长红鲍新品系的研究等。目前，美国、加拿大、英国、法国、爱尔兰、德国、以色列、日本、挪威、印度、印度尼西亚、匈牙利、马来西亚、泰国及俄罗斯等的数十个实验室相继开展了水生生物基因转移研究。研究的种类相当广泛，既有淡水水生生物，也有海水水生生物，其中主要以鱼类为主，如鲤、鲫、罗非鱼、泥鳅、金鱼、虹鳟、大马哈鱼、鲷等。转移基因除生长激素基因外、还有抗病基因、抗冻蛋白基因等。

转基因水产品具有以下几个显著的优点：

——繁殖潜力大，一次可产出成千上万个卵细胞。

——体外受精，体外发育，外源基因导入简单、便利，基因导入后不必像哺乳动物那样把受精卵移入母体内发育。

——孵化及幼体培育时间短，可较早地进行外源基因导入检测，了解外源基因在受体内的整合情况。

水生生物能对多种高等动物的生长激素作出反应。因而水生生物是研究基因表达和调控等基本分子生物学问题的理想动物模型，在转基因研究中已引起人们越来越大的兴趣。同时，培育高产、优质及抗逆的鱼类新品种（系），快速育种、改变养殖性能、加快水生生物受体的生长速度、提高水生生物受体对某种疾病的抵抗力、增强受体的抗逆性，如抗低温、抗低氧、耐重金属等、生产医药生物制品，以及保护濒危物种等也迫切需要基因转移技术和手段。因此水生生物基因转移研究具有极大的应用潜力。

对转基因水生生物安全性评价一方面是环境安全性，另一方面是食品安全性。转基因水生生物的最终目的是为人类服务，为人类提供食用、药用等各种有价值的转基因水生生物。只有在实现对人体健康有利的前提下，才能实现研制转基因水生生物的价值。因而研究转基因水生生物的食用安全性具有极为重要的意义。

二、转基因水生生物的食品安全性

应用转基因技术生产的水产品，首先必须通过一般的食品卫生标准及安全检查。转基因过程每个环节都可能对水产品的安全性产生影响：

（1）基因从原有机体转入宿主机体中两者的安全性对终产物有影响。

（2）转移基因的结构稳定性，必须确保这些遗传生物已达到要表达良性性状所需的最小遗传物片段，否则 DNA 结构不稳定会影响性状的表达，可能产生不需要的性状或有毒产物。

（3）基因插入受体基因组的位置，如果在受体细胞调控其他基因表达的基因区中插入遗传物质，则可能造成多效性，即在表达生成所需产物的同时还产生其他基因产物，因此基因插入受体基因的位置要准确。

（4）载体的选择及使用具有抗生素耐药性的选择性标识基因是否会对人产生影响。

这些遗传学方面的问题最终将涉及食品的营养学、毒理学和致病性等诸多方面。转基因水产品在营养方面的变化可能导致营养成分构成的改变和不利营养因素的产生；毒理学方面除传统的毒理学安全性问题外，还应考虑是否因增加了毒素本身或产生新的有毒物质等因素带来的新情况；由于其使用了抗生素标志基因，是否可能产生人或动物对致病菌的耐药性；此外，引起机体过敏也是安全性考虑的关键问题。

三、转基因水生生物的环境安全性

1．转基因水生生物释放对水生态系统影响的研究

水生态系统经过无数年的演化，在不受外来因子干扰的状态下，总数遵循一定规律演变着，维持自动调节的动态平衡。转基因水生生物个体或群体的介入，可能会干扰水生态系统的种群结构和演替进程，打破原有的变化规律和动态平衡，甚至导致水生态系统的退化。进行转基因水生生物释放对水生态系统的安全性评价，对于评价转基因水生生物的生态学效益和经济效益等均具有重要意义。

2．转基因水生生物的扩散及防范措施

（1）扩散途径　转基因水生生物扩散途径包括主动扩散途径和被动扩散途径，主动扩散途径是转基因水生生物为了适应生存的需要，如索饵、繁殖、洄游等，从

一个生活水域（区域）转移至另一个生活水域（区域）。转基因水生生物的被动扩散途径主要是由人类有意或无意造成的，这些途径是：① 人类有目的放养和引种驯化；② 通过航运转移基因水生生物；③ 开挖水运渠道，为水域间水生生物的迁移提供新通道；④ 水产品贸易；⑤ 洪涝等自然灾害。

（2）防范措施　转基因水生生物扩散的安全防范措施可根据不同的试验阶段采用不同的防范措施。实验研究阶段，要严格消毒措施，严格按操作规程进行基因工程操作，外源基因要妥善保管，严防外源基因的扩散，实验研究阶段的水生生物要在严格隔离的环境中饲养，要在完全封闭的环境中操作，严防实验转基因水生生物的逃逸或被其他生物摄食。中间试验和环境释放是转基因水生生物最容易扩散的环节，其中逃逸是转基因水生生物的主要扩散途径。因而防止转基因水生生物的逃逸是维护转基因水生生物安全性的最重要环节。

四、转基因水生生物安全检测和管理

1. 检测

水生生物的遗传物质一旦丢失，就不可能重新恢复。如果带有某种独特基因特征的一种生物消失了，我们将无法使其起死回生，何况我们还不知道这种生物今后能派什么用场。所以，保护水生生物的遗传稳定性和生物多样性，严防种质污染和混乱，是整个水产业持续发展的基础。转基因技术在水产养殖业上的应用，一方面对改善水生生物物种的养殖性能，提高水生生物的产量和质量等发挥了重要作用；另一方面，给水生生物的遗传资源和水域生态系统的安全产生的危害性应予以高度重视。要切实加强转基因水生生物的基础研究和安全性研究，保护水生生物资源和水域生态系统的安全。

2. 加强对转基因水生生物的营养学和安全性检测

目前对转基因水生生物的营养学检测大多局限于主要营养因子的营养价值评定上。食用安全性检测也多为实验动物或小动物的试验研究，对转基因水生生物内源物质是否发生改变以及改变后的结构、性质、功能及毒害作用等缺乏深入研究。必须丰富和发展对转基因水生生物食用安全性的检测方法和手段，以保证食用转基因水生生物对人体健康无害。

3. 管理

迄今为止，全世界所研究的转基因水生生物达 20 多种，仅有 8 种进入中试阶段，其中我国为一种（鲤）两例（中国科学院水生生物研究所的生长激素基因鲤和中国水产科学研究院黑龙江水产研究所的转大马哈鱼生长激素基因鲤），仅有大西洋鲑 1 种可能已开始小规模商业化生产。预计今后将有越来越多的转基因水生生物进入环境释放，甚至商业化生产阶段。同时人们对转基因水生生物所引发的生态环境和人类安全问题也日益关注，许多国家和一些国际组织对转基因水生生物的实验研究、环境释放等阶段均制定了安全管理准则，见表 2－7。

表 2－7　　　　转基因水生生物研究和安全管理状况

地区、国家/种类	转移性状	表型增强	风险评估	中间试验	安全管理	商业化生产
非洲					+	
澳大利亚					+	
加拿大						
大西洋鲑	生长	+	+		+	
	抗冻	－			+	
中国						
鲤鱼	生长	+	+	+	+	
太平洋鲑	生长	+			+	
泥鳅	生长	+			+	
欧洲					+	
匈牙利						
尼罗罗非鱼	生长	+		+		
印度					+	
以色列						
鲤鱼	生长	+		+		
日本					+	
新西兰						
大西洋鲑	生长	+		+		?
挪威					+	
菲律宾						
尼罗罗非鱼	生长				+	
韩国						
泥鳅	生长	+				
苏格兰						
大西洋鲑	生长	+		+	+	?
英国						
尼罗罗非鱼	生长	+				+
美国						
鲤鱼	生长	+		+	+	
斑点叉尾鮰	生长	+		+	+	
	抗病	+	+		+	
大西洋鲑	生长	+			+	
虹鳟	抗病	+			+	

注：＋表示阳性，－表示阴性，? 表示不明确

美国是世界上转基因生物研究最多的国家。其管理准则不以转基因生物的研究进展为依据，而是以转基因生物的表型特征为依据；管理权限也有明确的分工，美国农业部负责多细胞转基因生物的安全管理，环境保护局负责对转基因微生物的安全管理。美国农业部下属的农业生物技术研究咨询委员会为转基因水生生物的研究制定了研究执行标准；在美国，除联邦政府制定管理规定外，一些州政府还制定相应的补充规定。

欧共体除制定了一个通用的安全管理准则外，一些国家还根据本国实际制定了相关的安全管理准则，以指导转基因生物的实验研究和环境释放等阶段的安全管理。

其他国家，如挪威为促进水产业的持续发展以及人体健康和生态环境不受危害，制定了转基因生物安全管理法规。为防止转基因水生生物的逃逸，挪威禁止转基因水生生物进入水产养殖业。日本对转基因生物的安全管理，是根据政府职能分工来确定的，科学技术厅负责实验阶段的安全指南；农林水产厅负责对环境影响的安全性评价指南；厚生省负责对食品的安全性评价指南。此外，加拿大、新西兰等国均制定了转基因生物安全管理准则。

对于发展中国家，由于缺乏相应的技术手段和管理经验，对转基因生物的安全管理起步较晚，公众对转基因生物的安全性问题也缺乏足够重视。因而对发展中国家而言，要大力宣传转基因生物的安全性研究和评价意义。目前，中国、菲律宾、印度等国均制定了相应的转基因生物安全管理规定。

此外，一些国际组织对转基因生物的安全性问题给予了极大关注。1992 年在巴西里约热内卢召开的联合国环境发展大会（UNCED）重点讨论了生物技术对环境的影响。经济发展与合作组织（OECD）、联合国粮农组织等制定了转基因生物安全管理准则，为国际间、尤其是发展中国家转基因生物的实验研究、环境释放等的安全管理提供帮助。

目前尚缺乏足够的资料进行转基因生物对人体健康和生态环境的安全性评价，有些潜在影响甚至还无法预测。现有的安全评价和管理手段大多为定性描述，对水生生物尤其如此。据报道，转基因鱼极有可能成为第一个进入商品化饲养生产的转基因动物，并有望首先在我国实现。因而，必须大力加强转基因水生生物的安全评价和管理研究，使转基因水生生物在创造最大经济效益的同时，对人体健康和生态环境的危害降低到最小限度。

五、国内外转基因食品的管理

1．美国转基因食品的管理

美国生物技术食品主要由美国食品和药物管理局（简称 FDA）、美国环保局（简称 EPA）和美国农业部负责检测、评价和监控。其中 FDA 是管理食物的法定权力机构。某些人对一些食品过敏或不能忍受。因此 FDA 认为绝对安全的食品是不存在的。但是生产商必须保证，不能将有毒物质转入受体，食物产生的毒性物质及抗营养因子不能超过无法接受的水平。应该考虑在营养成分、毒性、过敏和抗营养方面可能发生的质量和数量上的变化。新转入的或已知功能的转基因物质，如果曾经在其他的食物中以相当的水平被食用，或与那些安全食用的食物相似，则不需要再通过 FDA 的批准。至今，大多数被转入的物质均来源于非食物，但是在本质上这些物质被认为与那些已知食物中的物质相似，因此，FDA 不要求对其进行审批。如果要将结构、功能或成分特性均不同的蛋白质转入到食物中，则需要进行上市前审批。

2. 加拿大转基因食品的管理

加拿大负责法规和标签的权力机构是卫生部，根据《新食品管理条例》（1998年修订）和《新食品安全评价准则》（1994 年制订）的规定，对生物技术食品进行管理。以“实质等同性原则”为基础，并要求生产商在新食品销售和发布广告前的 45d 内向健康保护局提交书面报告。

3. 欧盟转基因食品的管理

严格的欧盟国家也对生物技术食品评估作了严格的法律规定。欧盟管理体系基于两方面的基本考虑：首先是考虑生物技术的应用可能引起的特定风险，此外是考虑最终产物及其安全性。1997 年 5 月 14 日，欧盟通过了“欧盟议会和委员会新食品和食品成分管理条例”第 258/97 号令。该管理法规主要规定了新食品的定义、新食品和食品成分上市前安全性评估的机制和 GMO 产生的食品和食品成分的标签要求。欧盟认为新食品包括包含 GMO 的食品和食品成分、GMO 来源的食品和食品成分以及其他分子结构经过修饰的食品和食品成分等。新食品和食品成分不应给消费者带来危险，不能误导消费者，不能明显不同于现有的食物以至于营养学上不利于消费者。欧洲议会于 2007 年 7 月 2 日通过的关于转基因食品的新法规，有以下要点：所有转基因产品（包括转基因物质含量超过 0. 9% 的动物饲料、植物油、种子和副产品）都必须有标签清楚地标明“本产品为转基因产品”。确立新的登记制度，迫使使用转基因产品的企业经营者追踪所有转基因产品从生产到出售的全过程。欧盟新成立的食品安全机构将负责评估所有新推出的生物技术产品的安全性，然后做出是否允许这些产品进入市场的决定。

4. 日本转基因食品的管理

日本的转基因生物技术研究和应用较早，并从一开始就非常重视其安全管理。政府制定了一系列的法规以保证研究和应用重组 DNA 生物的安全性。1989 年 4 月，日本农林水产省大臣颁布了《农、林、渔及食品工业应用重组 DNA 准则》。该准则要求，凡是准备生产和销售重组 DNA 生物用于农业，以及用重组 DNA 生物生产相关的材料，都必须根据其受体、重组 DNA 分子和所用载体的特性进行全面的重组 DNA 生物安全性评价。另外，日本食品流通局负责《新食品规则》的制定和转基因食品的标识。从 1988 年到 1998 年 10 月 15 日，日本通过安全评价确认的转基因植物 35 种，通过食品安全确认的共 23 种，主要是来自美国的转基因大豆。日本《转基因食品标识法》于 2001 年 4 月 1 日正式生效。对已经通过日本转基因安全性认证的大豆、玉米、马铃薯、油菜籽、棉籽 5 种农产品及以这些指定农产品为主要原料，加工后仍然残留重组 DNA 或由其编码的蛋白质食品，制定了具体标识方法。要点如下：指定农产品及其加工食品的标识方法；“加工食品”的标识方法；以指定农产品为原料的加工食品；如果食品中重组 DNA 或由其编码的蛋白质仍有残留，那么所有食品生产者、制造商、包装商或进口商，必须在食品标签上注明其主要原料。

5. 我国转基因食品的管理

我国由于转基因技术发展较欧美晚，在安全法规和管理上起步晚于发达国家。在我国的现行法律法规中将转基因食品归入“新资源食品”的管理范畴，并对其食用安全性评价与监督管理作出了一些规定。1982 年我国颁布实施了《中华人民共和国食品卫生法（试行）》（以下简称《食品卫生法》），1995 年又进行了修订。《食品卫生法》是我国进行食品卫生监督管理的基本法律，是制定其他食品卫生法规和标准的主要法律依据。《食品卫生法》适用于一切食品、食品添加剂、洗涤剂、消毒剂以及食品的生产经营场所、设施和有关环境。《食品卫生法》第二十条明确规定：利用新资源生产食品、食品添加剂的新品种，生产经营企业在投入生产前，必须提出该产品卫生评价和营养评价所需的资料，同时，又规定：上述新品种在投入生产前还需提供样品，并按照规定的食品卫生标准审批程序报请审批。根据我国《食品卫生法》的规定，不仅新资源生产的食品需要进行安全和/或营养评价，同时，利用新资源生产的食品添加剂也需要进行评价。

1990 年，卫生部根据《食品卫生法》制定并颁布了《新资源食品卫生管理办法》。《新资源食品卫生管理办法》对新资源食品的定义与管理范围做了如下规定。其第二条规定“食品新资源系指在我国新研制、新发现、新引进的无食用习惯或可仅在个别地区有食用习惯的，符合食品基本要求的物品。以食品新资源生产的食品称新资源食品（包括新资源食品原料及成品）。按照过去对新资源食品安全审批情况，部分使用新资源食品原料生产加工的食品成品也在管理范围内。”还规定：“新资源食品的试生产、正式生产由中华人民共和国卫生部审批。”同时“卫生部聘请食品卫生、营养、毒理等有关方面的专家组成新资源食品审评委员会，负责新资源食品的审评。新资源食品审评委员会的审评结果，作为卫生部对新资源食品试生产、生产审批的依据。”卫生部“批准后，发给新资源食品试生产卫生审查批件”。对于使用已批准新资源食品为原料的产品，该办法第六条规定：使用获卫生部批准正式生产的新资源食品原料生产食品的，必须经省级卫生行政部门批准，报卫生部备案。对于食品标签该办法第七条规定：“试生产的新资源食品在广告宣传和包装上必须在显著的位置上标明‘新资源食品’字样及新资源食品试生产批准文号。”为了顺利进行新资源食品的审批，卫生部制定并颁布了《新资源食品审批工作程序》，依照《食品卫生法》及该程序的规定，新资源食品的审批内容包括：① 食品新资源名称及国内外研究利用情况；② 新资源食品名称、配方及生产工艺；③ 产品成分（包括营养物质、有生物效应物质及有毒有害物质等）的分析报告；④ 食品新资源的安全性毒理学评价报告或有关文献资料（外文资料应提交中文译文）；⑤ 个别地区有食用习惯的食品应提供有关该食品食用历史的证明资料；⑥ 该产品的质量标准；⑦ 产品标签及说明书样稿（正式打印件）。按照《食品卫生法》的有关规定，对利用新资源生产的食品添加剂必须由卫生部进行审批。该办法规定：利用新资源食品生产的食品添加剂由“卫生部食品卫生监督检验所组织专家评审”，然后“提请全国食品添加剂标准化技术委员会审议通过后，报卫生部批准”。评审内容应包括：生产工艺，理化性质，质量标准，使用效果、范围、加入量、毒理学评价结果等。为了开展对新资源食品原料、新资源食品、利用新资源生产加工的食品添加剂进行食品安全性评价，我国还颁布了国家标准《食品安全性毒理学评价程序与方法》。

从 1997—1999 年，我国批准商品化转基因食品植物 5 项，包括耐贮藏番茄，抗黄瓜花叶病甜椒和抗黄瓜花叶病毒番茄；批准中间试验的转基因植物 48 项，涉及食品植物 9 项；批准环境释放的转基因食品植物 7 种。

由于转基因食品本身所具有的各种特殊性，使得转基因食品安全性的评价相对于一般食品更为复杂。对此，各国管理机构均在进一步完善本国的法规标准，建立完善的评价与管理机构，对转基因食品实施严格的管理。

最新数据标明，目前美国超级市场的食品有 70% 与转基因生物有关。而且，不论在对转基因生物相对保守的欧洲，还是在相对开放的美国，大众对与转基因生物有关食品的选择都日益谨慎。

2007 年 7 月，卫生部颁布《新资源食品管理办法》，与此同时 2002 年发布的《转基因食品卫生管理办法》和 1990 年颁布的《新资源食品卫生管理方法》自行废止。新的办法中规定：“转基因食品和食品添加剂的管理依照国家有关法规执行”，这个“有关法规”一般是指 2004 年颁布的《农业转基因生物安全管理条例》。

六、结　　论

通过上述分析，我们对转基因食品的安全性评价问题可以得到如下结论。原则上，对转基因工程技术生产的食品的安全性评价，与改变生物体基因组的其他生产食品方法在评价的本质上是基本一致的，比如同评价传统的杂交育种生产的食品一样。这主要体现在实质等同性原则的运用上，它是评估基因工程食品安全性的基本出发点。实质等同性原则本身并不是安全性评价，而是对转基因食品安全性评价的一个动态的分析性过程。适用于所有转基因生物生产的食品，包括转基因微生物、转基因植物和转基因动物生产的食品，也包括水生生物。当一种食品被确定与常规食品具有实质等同性，就可以认为它与传统食品一样安全，不须作进一步的安全性评价。只要对与转基因生物相关的食品分析的数据来源可靠，并在自然分布范围内与传统食品实质上相同，实质等同性便可以成立。但是，实质等同性比较的参考指标应该具有一定幅度，应该随生产者与消费者需要的改变和已有经验的增加而作相应的改变。在确定食品供体的实质等同性之前，需要考虑遗传工程体的分子特征、表型特征、主要营养成分、毒性成分和过敏性物质等。着重要考虑的是插入遗传物质的修饰效应，即因此带来的特定差异，特别是营养成分的变化、毒性成分以及新表达物的性质。安全性评价和检测应集中在这些特定差异上，若显示存在潜在安全性问题，必须进一步做动物试验。消费者中食品过敏患者往往所占比例不大，但绝对人数仍然可能很大。因此当接触过敏源时，这些人可能会发生危及生命的过敏反应。因此，对遗传工程体致敏性问题必须给予重视，并进行研究。另外，如果当一种转基因食品用于取代常规食谱中一重要的食品时，就必须进行营养学方面的研究。转基因食品引起的基因水平转移可能性极小，而且这方面的评价分析应当在中试和商业化生产前进行。因此，只有当作为食品，而且外源基因发生水平转移的可能性比商业化生产更大时才有必要重新评价。但是，应该考虑由此带来的抗性标记基因对人和动物胃肠道微生物菌群抗性的影响。

水生生物，尤其是鱼类是转基因研究进展较快的领域，不排除今后 5 年内会将某种转基因水生生物释放到自然水体的可能性。因此，研究转基因水生生物对自然环境的影响尤为迫切。在开发与利用水生生物基因工程新品种的同时，如何维持现有水生生物物种多样性、遗传资源库的稳定性和水体生态系统平衡，是水生生物研究者面临的重要问题。

思考题

1. 来源于水产品的致病菌有哪些？
2. 副溶血性弧菌有何特点？食用海产品发生此类中毒的主要原因是什么？
3. 水产品受到沙门氏菌的污染主要有哪些方面的原因？
4. 试述食用贝类常引起病毒感染的原因及控制方法。
5. 如何预防食用水产品受到寄生虫感染？
6. 转基因水生生物可能带来哪些食物安全性问题？

第三章　水产品内在危害物

第一节　过　敏　原

一、概　述

人类在千百年的生活经验中，虽寻找和选择到大量适合于自己的食物，但是某些已被普遍接受的食物却能在少数人身上引起特殊的不良反应。人们食用某些食品后容易出现皮肤瘙痒、胃肠功能紊乱等不良反应，这些症状就称为过敏。我国古籍《淮南子》中有“祉农尝百草，一日而遇七十毒”的记载，虽有其夸大之处，但我们相信，古代人类在找寻食物与药物的过程中，遇到许多不良反应，除中毒反应外，必然也包括食物过敏在内。我国传统医学中，很早就提出“忌口”以治疗疾病。例如，哮喘应忌海味，皮肤病应忌酒，“发物”可引起某些疾病，这可说是我国人民从长期生活实践中观察到一些食物过敏现象后形成的经验总结。

公元前460年，希波格拉底发现头痛病人应禁用牛奶，否则头痛加重，这可能是西方有关食物过敏的最早记录。食品过敏原问题已经成为重要的食品安全问题，它与食品生产商、零售商以及消费者密切相关，同时也涉及临床医学领域。随着食品贸易的发展和国际化的进一步发展，食品过敏体现出的差异性具有更大的危险，对食品过敏原的理解在不同的国家和地区也各不相同，公众对它的认同意识也有较大的差异。食品过敏原的安全性问题要求食品的生产者、管理者以及消费者充分认识到这一点，共同把可能存在的任何风险降至最低限。

由于各国民族的遗传因素差异和饮食习惯的不同，引起过敏的过敏原的排列顺序可能会有所不同，但总的来说，引起即时型过敏频度较高的食品不外乎8种类，此8类占所有即时型食物过敏病例的90%以上。它们包括：① 牛乳及乳制品（奶酪、干酪、酪蛋白、乳糖等）；② 蛋及蛋制品；③ 花生及其制品；④ 大豆和其他的豆类以及各种豆制品；⑤ 小麦、大麦、燕麦等以及谷物制品（含面筋、淀粉等）；⑥ 鱼类及其制品；⑦ 甲壳类及其制品；⑧ 果实类（核桃、芝麻等）及其制品。

蛋白质是生物体内最复杂，也是最重要的物质之一，异体蛋白质进入人体后可引发过敏反应。这就是为什么在食品成分和食用量都正常的情况下，少数消费者食用后却会有不同形式的过敏反应发生的原因。

食品过敏原产生的过敏反应包括呼吸系统、肠胃系统、中枢神经系统、皮肤、肌肉和骨骼等不同形式的临床症状，有时可能产生过敏性休克（Anaphylactic Shock），甚至危及生命。当摄入了有关的食物，其中的食品过敏原可能导致一系列的过敏反应。过敏反应通常会在一个小时内出现，症状明显，有时表现得会较激烈，包括诸如呕吐，腹泻，呼吸困难，嘴唇、舌头或咽喉肿胀，血压骤降等。而因食品产生的敏感或不适反应却可能在几小时内，甚至几天后才发生，主要的症状有：湿疹，胃肠不适综合征，偏头痛，麻疹，鼻炎，全身乏力，哮喘，关节炎，疼痛，儿童多动症等。

虽然食品过敏原只影响到一小部分人群，但它对这类特定人群所产生的潜在性威胁较大，要求食品生产厂家把这一问题作为食品安全性的一方面来考虑。一个行之有效的风险控制方案要从供应商开始，并贯彻于生产和销售的全过程中。工作的重点应集中在标签、标示的管理，防止交叉污染，建立无过敏原的清洁规范以及切实可行的培训和教育规划。

我国《食品安全法》的颁布实施为食品的生产、经营、管理提供了法律依据，但对加工食品的安全性保障，特别是食品过敏原所需的规定和标准尚不完善。

二、水产品主要过敏原

虽然很多食物过敏发生在婴幼儿时期，随着年龄的增长，食物过敏的现象逐渐消失，但水产品过敏是一种较长期的过敏，一旦出现过食物过敏症状，则一生中很难消失。实际上，很多水产品过敏的患者第一次对水产品过敏是成年以后，而且妇女过敏的可能性大于男性。在过去的 20 年里，水产品中过敏蛋白的识别和对这些蛋白的免疫学性质研究取得了重大的进展。在水产品中主要有三大类能够激发食物过敏的食物，分别为鱼类及其制品、甲壳类及其制品以及软体动物及其制品。有研究指出蛋白中过敏成分与其氨基酸序列和三维结构有关，过敏原必须能够在 2 个 IgE 抗体之间桥连，占据 1 个以上的 IgE 结合位点，同时分子量分布在 10ku ~70ku。

1. 鱼类过敏原

有两类鱼含有能激发过敏反应的过敏原，一类是硬骨鱼（如鲑鱼、鳕鱼、金枪鱼等），另一类是软骨鱼（如鲨鱼等）。所有的硬骨鱼类均含有一种主要的过敏原即小清蛋白，他们之间存在严重的交叉反应，因此很多患者对各种各样的鱼过敏。而对于软骨鱼类，目前的研究还比较少，但对硬骨鱼过敏的患者通常也对软骨鱼过敏。

大西洋真鳕含有的是一类非常广泛的过敏原，也是目前研究比较清楚的一种。其主要过敏原为小清蛋白，它是一种小分子量的 Ca^{2+} 结合蛋白。这种小清蛋白在低等脊椎动物的白色肌肉中表达量很高，而在高等脊椎动物快速收缩的骨骼肌中含量较少，低等脊椎动物和高等脊椎动物中已分离出 α 和 β 两种类型的小清蛋白，从序列上分析鱼类中小清蛋白大部分属于 β 型。鳕鱼的主要过敏原为 Allergen M Gad c 1，分子质量 12ku，p*I* 为 4.75。完整的 Allergen M Gad c 1 包含 113 个氨基残基，N 末端有一个葡萄糖残基，单个半胱氨酸含量很少，葡萄糖是通过 S－葡萄糖苷键结合在第 18 位胱氨酸上。在 41 ~64 氨基酸残基之间与其他小清蛋白有超过 60% 的类似性，在 88 ~96氨基酸残基之间与鲭鱼的小清蛋白完全一样，与鲑鱼仅有 3 个氨基酸的差异。

其41～64氨基酸残基之间有3个重复的三肽（41DELK44，51DELK54，61DELK64），这3个重复的三肽中至少有2个在与IgE结合过程中起重要作用。

与鳕鱼一样，大西洋鲑鱼的主要过敏原也是小清蛋白，命名为Sal s 1。用鲑鱼的过敏原与鳕鱼过敏病人的IgE抗体反应均呈阳性，说明鲑鱼的过敏原与鳕鱼过敏原具有高度的同源性（51%～58%）。有2种Sal s 1的cDNA，分别命名为14.1和24.1，均有完全的编码小清蛋白能力，2个cDNA在编码区相同率达69%，上游序列相同率为65%，3’端不翻译区域相同率为51%。14.1和24.1编码的2种小清蛋白的氨基酸序列的相同率达65%，14.1与鳕鱼过敏原Allergen M氨基酸序列相同率为51%，24.1与Allergen M氨基酸序列相同率为58%，14.1在肌肉cDNA文库中占优势。

鲭鱼为一种主要的水产食物，也是一种常见的过敏食物。常见的鲭鱼有3种：太平洋鲭鱼、大西洋鲭鱼和斑纹鲭鱼，其过敏原分别为Sco j 1、Sco s 1、和Sco a 1；研究发现鲭鱼的主要过敏原也是小清蛋白，这些小清蛋白缺乏暴露的N端，其长度约11kDa，在ELISA试验中有80%鱼过敏病人的血清与提纯的鲭鱼小清蛋白反应，观察到3种鲭鱼小清蛋白的交叉反应，说明它们有共同的抗原表位。其中太平洋鲭鱼的cDNA由38bp的上游序列，327bp的编码区域序列，276bp的3’－不译区序列。cDNA编码的氨基酸序列由108个残基构成，属β型小清蛋白，氨基酸序列与鳕鱼和鲑鱼的小清蛋白序列有很高的同源性（58%～76%），尤其在钙结合区域（49～62和90～101氨基酸残基区段）有更高的同原性（80%）。它属典型的β型小清蛋白，有以下特征：Ala－13，Cys－18，Leu－15，Phe－66，Gln－68以及典型的β小清蛋白独有特征——仅有1个Thr－78（或类似替代物Ser），其抗原表位有5个片段，分别是13～32，33～44，41～64，65～74以及88～96氨基酸残基区段。

鲤鱼是我国重要的经济淡水鱼，其主要过敏原是Cyp c 1.01和Cyp c 1.02，2种过敏原都是钙结合蛋白，具有高度的同源性，属β型小清蛋白，其开放阅读框编码的2种小清蛋白分子质量为11.5ku，pI分别是4.41（Cypc 1.01）和4.77（Cyp c 1.02），有3个螺旋—折叠—螺旋结构，属于钙结合蛋白家族（EF－hand-family）钙结合区域的特征。在2种小清蛋白中存在着1个蛋白激酶C磷酸化位点（37～39氨基酸残基区段）和3个酪蛋白激酶II磷酸化位点（40～43，79～82，92～95氨基酸残基区段），其中Cyp c 1.01有1个糖基化位点（70～73氨基酸残基区段）。试验发现除去Cyp c 1.01中的钙能大大的减弱其与IgE的结合能力，这说明与钙的结合对其过敏性有很大的影响。此外，还发现分子质量大小分别为41ku、36ku的鲤鱼过敏原，与过敏病人的血清反应呈强阳性，具有很强的反应原性。

2. 甲壳类过敏原

自古以来，就有食用虾等海产品引起食物过敏的案例报道。20世纪80年代，国外就有学者发现虾中存在过敏原。自1981年Hoffman等人报道了虾中分子质量为36ku的蛋白质是引起过敏反应的主要蛋白质以来，免疫学、临床医学和食品生物化学方面的研究人员对甲壳类过敏原进行了不懈努力的研究。

刀额新对虾俗称泥虾、麻虾，商业上称基围虾。属节肢动物门、甲壳纲、十足目、游泳亚目、对虾科、新对虾属。近岸浅海虾类，它具有杂食性强、广温、广盐和生长迅速、抗病害能力强等优点，而且能耐低氧，具有潜底习性。因壳薄体肥，肉嫩味美能活体销售而深受消费者青睐。刀额新对虾的过敏原属原肌球蛋白，是一种热稳定蛋白。作为甲壳类动物的主要过敏原蛋白，原肌球蛋白是一种分子质量为36ku的酸性糖蛋白，等电点在4.5左右，其糖基的含量为4.0%。

随着技术的进步，越来越多的过敏原被发现，其分子质量集中在16ku~166ku之间，至少有13种之多，但主要的过敏原为分子质量36ku的原肌球蛋白。在氨基酸的组成上欠缺色氨酸，同时酪氨酸和苯丙氨酸含量少。cDNA含编码281个氨基酸残基的开放阅框，编码主要的过敏原。虽然食物过敏的过敏原大都来源于食物中的蛋白质，但实际上与过敏反应相关的仅为其部分抗原决定基（数个至数十个氨基酸），后者被称为“表位”。有研究者首先利用过敏患者的血清和对照血清发现了两个虾过敏原的表位，它们分别是9个（50~66）和6个（153~161）氨基酸残基片断，超过50%的虾过敏患者的血清能够与这两个肽段发生反应。为了更好地了解虾过敏原的表位，1997年Reese等人利用cDNA文库技术以及单克隆抗体对虾过敏原进行筛选，发现4个肽段存在IgE结合活性，它们分别是167~179，136~148，262~282，157~169序列的肽段。经鉴定刀额新对虾的过敏原与龙虾过敏原、对虾过敏原和蟹过敏原具有很强的同源性，这也说明了甲壳类动物的过敏原是1种主要与IgE结合交叉过敏原。

南美白对虾，学名凡纳对虾，属节肢动物门、甲壳纲、十足目、游泳亚目、对虾科、对虾属。是世界养殖虾类产量最高的三大种类之一，壳薄体肥，肉质鲜嫩，出肉率高达65%以上，营养丰富，深受国内外市场欢迎；生长速度快，适盐范围广（0~40%），且具耐高温，抗病力强；食性杂，是“海虾淡养”的优质品种。它的过敏原与刀额新对虾的过敏原类似，属于原肌球蛋白，分子质量约36ku。目前的研究发现其与IgE结合有5个区域，长度为15~38个氨基酸长，分别在43~57、85~105、133~148、187~202以及247~284氨基酸残基片段上。5个区域，每隔42个氨基酸分布在原肌球蛋白上，说明原肌球蛋白可能存在卷曲结构，此外还有22个肽结合IgE能力较弱，12个肽无结合IgE的能力。这5个区域与节肢动物的同源性高达100%，与脊椎动物的同源性只有36%~76%和53%~85%。这也可以解释脊椎动物的原肌球蛋白不是过敏原。

Pen i 1也是印度对虾的主要过敏原，它的表面抗原被鉴定有2个，1个含17个氨基酸残基（MQQLENDLDQVQESLLK）位于50~66氨基酸残基之间，另1个含9个氨基酸残基（FLAEEADRK）位于153~161氨基酸残基之间。Pen i 1也属原肌球蛋白。与脊椎动物的原肌球蛋白相比，其中Phe-154和Leu-154，在IgE的结合上起重要作用。

斑节对虾俗称草虾、花虾、竹节虾，联合国粮农组织通称大虎虾。属于节肢动物门、甲壳纲、十足目、游泳亚目、对虾科、对虾属，是对虾属中最大型种。广盐性，能耐高温和低氧，对低温的适应力较弱。抗病能力较强，个体大，壳较厚，可食比例低于中国对虾，肉质鲜美，营养丰富。斑节对虾的主要过敏原有 2 种，1 个是 Pen m 1，另 1 个是Pen m 2，其中 Pen m 1 属原肌球蛋白，与上述虾的过敏原相似；Pen m 2 属精氨酸激酶。Pen m 2 是 1 种精氨酸激酶，其 cDNA 包括一个 1071bp 的开放阅读框，能编码 356 氨基酸残基的蛋白质，N 端为丙氨酸，其理论分子质量在 39. 9ku，p *I* 等于 6. 02，与龙虾、小龙虾以及褐虾的精氨酸同源性达 90%，与蟹中的精氨酸同源性达 77%，经序列分析 Pen m 2 的活性部位应该是第 271 位的 Cys，有一含胍基的特异性区域（56 ~ 71）。

龙虾又称美洲龙虾，刺龙虾等，属于节肢动物门、甲壳纲、十足目、龙虾科、龙虾属。全世界共有 400 多种龙虾，其中北美洲种类最多，主要渔场分布在大西洋中西部和印度洋中部。龙虾的主要过敏原有 2 个，Pan s 1 和 Hom a 1，这 2 个过敏原氨基酸序列非常相似，氨基酸序列同源性达 97. 5%，2 种蛋白均富含 Glu、Leu、Ala、Lys 和 Arg 不含 Cys、Try 和 Pro。Pan s 1 的开放阅读框能编码 274 个氨基酸残基，Hom a 1的开放阅读框能编码 284 个氨基酸残基。Pan s 1 与 Mete 1 的同源性达 98. 2%。其 cDNA 由 2000bp 核苷酸序列构成，编码的蛋白质为 34ku，属原肌球蛋白，Hom a 1 与 Met e 1 的同源性达 94. 7%。

蟹是十足目短尾次目的通称，世界约 4700 种，中国约 800 种。蟹的主要过敏原为 Cha f 1，属于原肌球蛋白，与虾类的过敏原存在很强的同源性。其 cDNA 长 1000bp，具有编码 264 个氨基酸残基的开放阅读框，其编码的蛋白为 34ku，这种蛋白能与对 Cha f 1 过敏病人 IgE 抗体反应呈阳性。

3. 软体动物类过敏原

软体动物门属无脊椎动物，约 75，000 种。体形的差异很大，但有共同的特征：体柔软而不分节，一般分头 - 足（有的头退化或消失；足肌肉质，包括鱿鱼、章鱼等），内脏 - 外套膜（由背侧的内脏团、外套膜及外套腔组成）两部分。背侧皮肤褶襞向下延伸成外套膜，外套膜分泌包在体外的石灰质壳（有的退化成内壳或无壳，如牡蛎、蛤蜊、鲍、玉螺、香螺等）。

软体动物的过敏原研究相对较少，目前研究的主要有鱿鱼和牡蛎等少数几种。其过敏原和甲壳类过敏原类似，属于原肌球蛋白，并且和甲壳类过敏原存在很强的交叉反应。鱿鱼的主要过敏原是 Tod p 1，38ku 的热稳定蛋白，氨基酸序列分析属原肌球蛋白。鲍鱼的主要过敏原是 Hal d 1，其 cDNA 长 852bp，开放阅读框为 284 个氨基酸残基，编码的重组蛋白约 34kDa 也属原肌球蛋白。Cra g 1. 03 是牡蛎的主要过敏原，其 cDNA 为 1300bp，开放阅读框能编码 233 个氨基酸残基，表达蛋白的分子量为 59kDa，富含 Glu、Ala、Leu、Lys 和 Arg，但不含 His 和 Try。其 IgE 结合抗原表位是 1 个 14 肽（IQLLEEDMERSEER），位于 92 ~ 105 氨基酸残基上。

目前对过敏原活性的检测和控制已经成为研究热点。

第二节　营养成分的安全性

一、水产品中的蛋白质安全性

水产品中含有丰富的蛋白质，一般鱼肉含有 15% ~ 22% 的粗蛋白质，虾、蟹类与鱼类大致相同，贝类的含量较低，为 8% ~ 15%，且因种类、季节而异。因此，水产品是提供机体所需蛋白质的良好食物来源。对于正常人来说，吃进体内的这些蛋白质，在机体内代谢时生成如肌酐、尿素氮等含氮废物，能通过肾脏排泄出体外。但对于肾脏病者，由于其肾脏功能受到损伤，排泄能力下降，导致这些蛋白质的代谢产物不能及时排出，在血液中积累而使含量不断升高，加重肾脏排泄的负荷，从而加速肾脏疾病的进展。此外，蛋白质很可能成为主要过敏原，尤其是海鲜如鱼、虾等，富含大量的异种蛋白，这些异种蛋白直接或间接地激活免疫细胞，引起化学介质（主要是组胺、激肽等）的释放，继而产生一系列复杂的生物化学反应，抗体抗原共同作用，人体食用后就会表现出过敏症状。

因此，水产品虽然是一种高蛋白、低脂肪和低热量的美味食物，但肾脏病者及易过敏人群应忌食鱼虾蟹蚌等水产品。

另有报道，日常膳食中过高摄入蛋白质，会促进结肠癌、乳腺癌和胰腺癌的生长。适宜的蛋白质摄入量为成年人每天摄入其总热量的12% ~ 15%，每天约 70 ~ 80g。

二、水产品中的核酸安全性

核（苷）酸是由嘌呤碱基、嘧啶碱基、烟酰胺等与糖磷酸酯组成的一类化合物。水产动植物中分布着各种核苷酸。核（苷）酸及其关联化合物通常作为水产品鲜活度 K 值的指标，也是鱼贝类呈味成分。鱼贝类肌肉中含量较高的核苷酸及其关联化合物有腺嘌呤核苷酸（adenine nucleotide，ATP），5′ – 腺苷酸（adenosine 5′ – monophosphate，AMP），5′ – 肌苷酸（inosine 5′ – monophosphate，IMP）、肌苷（inosine，HxR）及次黄嘌呤（hypoxanthine，Hx）。

不同的水产品，其组织中嘌呤含量不同。嘌呤含量极高的水产品有沙丁鱼、凤尾鱼、鱼子及虾类组织，每 100g 可食部分含150 ~ 1000mg，其次是鲤鱼、带鱼、鳕鱼及贝类，可食部分的嘌呤含量在 75 ~ 150mg/100g。

对于痛风病患者，应慎食水产品。因为痛风是嘌呤代谢紊乱所致的一组疾病。不仅机体代谢产生嘌呤，几乎所有的动植物细胞中都或多或少含有该成分。机体代谢产生的嘌呤，多数被组织细胞重新利用，少部分生成尿酸；而食物来源的嘌呤，绝大部分生成尿酸，很少能被机体利用。所以，从食物中摄入嘌呤量的多少，对尿酸的浓度影响很大。饮食不调是痛风产生的重要原因之一。对正常人群而言，每天摄入的嘌呤量应控制在200mg，建议限制食用高嘌呤水产品。

三、水产品中的脂质安全性

1．胆固醇的安全性

（1）胆固醇与高脂血症的关系　胆固醇是一种环戊烷多氢菲的衍生物，是人体不可缺少的营养物质。它既是细胞膜的重要成分，又是类固醇激素、维生素D及胆汁酸的前体。胆固醇的来源分为外源性胆固醇和内源性胆固醇两种，外源性胆固醇来自每日膳食，内源性胆固醇来自人体内部的自行合成。过分忌食含胆固醇的食物，易造成贫血，降低人体的抵抗力；但长期大量摄入胆固醇，不利于身体健康。现代研究已发现，动脉粥样硬化、静脉血栓形成、胆石症与高胆固醇血症有密切的相关性。人体内胆固醇过多时，血液中低密度脂蛋白（LDL）能把胆固醇堆积于血管壁上，形成动脉粥样硬化斑，管壁增厚，失去弹性，使血流受阻，血压增高，严重时形成血栓，可能并发心血管疾病，如高血压、中风。膳食胆固醇与冠心病死亡率呈显著正相关。因此，控制膳食中胆固醇的摄入量，对预防心血管疾病有现实意义。

（2）胆固醇含量高的水产品　主要存在于动物性食物之中，不同的动物以及动物的不同部位，胆固醇的含量不同。通常，将每100g食物中胆固醇含量为200～300mg的食物称高胆固醇食物，胆固醇含量在100～200mg称为中度胆固醇食物，含量低于100mg的食物称为低胆固醇食物。水产品中胆固醇含量丰富，一般而言，贝壳类和软体类高于一般鱼类。墨鱼、乌贼、杂色鲍、鱿鱼干、扇贝干（干贝）、贻贝干（淡菜）、河蚬、蟹黄、虾米、虾皮属高胆固醇食物，对虾、贻贝、蛤蜊及螺等属中度胆固醇食物。表3－1列出几种常见水产品可食部分的胆固醇含量。高胆固醇血症的患者应尽量少吃或不吃高胆固醇的食物，正常人每天胆固醇摄入量应控制在300mg。

表3－1　常见水产品可食部分胆固醇含量　　单位：mg/100g

食物名称	含量	食物名称	含量
鱿鱼（干）	871	乌贼（鲜）	268
墨鱼（干）	316	墨鱼（曼氏无针乌贼）	226
秋蛤蜊	180	贻贝（干）[淡菜]	493
贻贝（鲜）	123	扇贝（干）	348
扇贝（鲜）	140	虾米	525
虾皮	428	河虾	240
对虾	193	沙丁鱼	158
黄姑鱼	166	鳗鲡	177
鲢鱼	99	泥鳅	136
罗非鱼	78	草鱼	86

2．饱和脂肪酸的安全性

构成脂肪的脂肪酸可分为饱和脂肪酸和不饱和脂肪酸。鱼贝类中的脂肪酸大都是$C_{14}\sim C_{20}$的脂肪酸。大致可分为饱和脂肪酸、单烯酸、多烯酸。饱和脂肪酸被认为是膳食中使血清胆固醇升高的主要脂肪酸。饱和脂肪酸摄入量过多是导致血清胆固醇、甘油三酯和低密度脂蛋白胆固醇升高的主要原因，具有致动脉粥样硬化作用，有增加患冠心病的危险。与陆上动物相比，水产品中的饱和脂肪酸含量一般较低，因而认为吃水产品是较健康的。

3．不饱和脂肪酸的安全性

不饱和脂肪酸分为具有一个不饱和双键的脂肪酸和两个或两个以上不饱和双键的脂肪酸，后者称为多不饱和脂肪酸。食物脂肪中，单不饱和脂肪酸有油酸，多不饱和脂肪酸是亚油酸、亚麻酸、花生四烯酸等。根据双键的位置及功能又将多不饱和脂肪酸分为$n-6$系列和$n-3$系列。人体不能合成亚油酸和亚麻酸，必须从膳食中补充。多不饱和脂肪酸参与构成磷脂，是细胞的重要构成物质，维持体内甘油三酯和胆固醇的运转，缺乏时影响细胞膜的正常功能。但膳食中多不饱和脂肪酸过多时，一方面会干扰人体中生长因子、细胞质、脂蛋白的合成，特别是$n-6$系列不饱和脂肪酸过多将干扰人体对$n-3$不饱和脂肪酸的利用，易诱发肿瘤；另一方面由于多不饱和脂肪酸过度的氧化作用，易产生致癌物质。在不饱和脂肪酸中，有些膳食中多不饱和脂肪酸高与乳腺癌的发生关系密切。多不饱和脂肪酸每日摄入大于20g者，其乳腺癌的相对危险度为2.78。建议多不饱和脂肪酸:单不饱和脂肪酸:饱和脂肪酸的比例为1:1:1为好。多不饱和脂肪酸摄入量以$n-3$和$n-6$比例为1:6为好。另外，多不饱和脂肪酸制品由于其活泼性质使其暴露在空气中很快发生自动氧化变质，甚至产生有毒物质，从而失去其商业和营养价值。另外也有摄入大剂量$n-3$脂肪酸导致啮齿类动物肝功能变化的报道。

膳食中的反式脂肪酸90%左右是单不饱和脂肪酸，只有一小部分为双烯键不饱和脂肪酸和其他多不饱和脂肪酸。高温油炸食物时，顺式不饱和脂肪酸会变成反式脂肪酸。美国哈佛医学院学者研究发现，反式脂肪酸的摄入与女性患冠心病的危险有显著相关性后，才证实了反式脂肪酸的危害，由此引起医学界的关注。许多研究表明，反式脂肪酸不仅与心血管疾病和婴儿的生长发育关系密切，还会导致妇女患II糖尿病；反式脂肪酸导致心血管疾病的几率是饱和脂肪酸的3~5倍。另外，近些年的研究表明，反式脂肪酸摄入量多时可使血浆中低密度脂蛋白胆固醇上升，高密度脂蛋白胆固醇下降，增加罹患冠心病的危险。过量的反式脂肪酸还会增加人体血液的黏稠度，容易导致血栓形成。

四、水产品中矿物质的安全性

1．水产品中硒的安全性

硒是人类生命必需的元素之一，元素硒在体内无生物学作用，无机硒和有机硒被机体吸收后可转变为有生物活性的物质。硒作为维持人体正常功能和结构必不可缺的微量元素，对健康的影响越来越受到人们的关注。早期科学证明，硒缺乏易引起克山病、大骨节病和家畜白肌病等地方病。随着研究的不断深入，发现人体如果缺硒将会造成重要器官功能失调，可能导致多种疾病发生，例如心脑血管病、高血压综合征、胃肠道疾病、糖尿病、哮喘、帕金森病、肝病、癌症、艾滋病等。但硒的摄入量过多会干扰体内的甲基反应，导致维生素 B_{12}和叶酸代谢紊乱，铁代谢失常而继发贫血，对人体健康造成危害，其症状表现为胃肠障碍、腹水、贫血、毛发脱落、指甲及皮肤变形、肝脏受损。

20 世纪末以来，国内外科学家对日常膳食中硒的适宜补充量进行了大量的研究，认为硒的生理需要量为每日 40μg，硒的界限中毒量为每日 800μg，由此建议推荐食硒供给范围为每日 50 ~ 250μg，硒最高安全摄入量为每日 400μg。以上数据已被 FAO（联合国粮食及农业组织）、WHO（世界卫生组织）、IAEA（联合国国际原子能机构）三个国际组织采用。2000 年，中国营养学会制定了中国居民膳食硒的推荐摄入量（RNI）为每日 50μg，可耐受的最高摄入量（UL）为每日 400μg，并制定了不同年龄组、孕妇和乳母的膳食硒参考摄入量。美国国家科学院所属的国家科学研究委员会（NRC）对硒的供给量仅提供了估计为安全和适宜的每日摄入量，如表 3 – 2。

表 3 – 2　　美国 NRC：每日硒的安全和适当的摄入量

组　别	年　龄	硒含量/μg	组　别	年　龄	硒含量/μg
婴　儿	初生至 6 个月	10 ~ 40	孕　妇		50 ~ 200
	7 至 12 个月	20 ~ 60			
幼　儿	1 至 3 岁	20 ~ 80	乳　母		50 ~ 200

据同济医科大学环境医学研究所报告，硒的中毒剂量食物为 5mg/kg，饮用水为 0. 5mg/kg。一般认为正常人如摄入超过生理需要量 50 倍的硒有产生中毒的危险。近年，我国营养学家杨光圻教授根据大量人体资料，提出了硒的每人每日安全摄入量为 400μg。

目前世界上大多数国家还未规定膳食中硒的供给量，我国有专家建议每人每日 50 ~ 250μg，最高安全摄取量为 400μg。中国营养学会给出了硒的日推荐量：0 ~ 0. 5岁婴儿 15μg，幼儿 20μg，孕妇 50μg，乳母 65μg。

水产品中硒含量以贝类最高，其次为蟹虾。贝类中，以牡蛎、蚶、蛤蜊、红螺含量较高，每 100g 可食部分含硒量超过 70μg。虾类中以虾皮、虾米及海虾的硒含量较高，含硒高的鱼类有赤眼鳟、鳀鱼、红娘鱼、黄姑鱼、鲅鱼、鲨鱼，每 100g 可食部分硒的含量超过 50μg。因此，婴幼儿、孕妇和乳母，每日食用这类高含硒量的水产品应适量。

2. 水产品中碘的安全性

碘是人类不可缺少的营养素之一，碘在体内主要参与甲状腺激素的合成，其生理作用也是通过甲状腺激素的作用表现出来的。甲状腺激素是机体最重要的激素之一，它一方面起到维持机体能量代谢和产热的作用。碘缺乏引起的甲状腺激素合成减少，会导致基本生命活动受损和体能下降，另一方面对促进体格发育和脑发育起重要作用。甲状腺激素调控生长发育期儿童的骨发育、性发育、肌肉发育及身高体重。此外，在胎儿或婴幼儿脑发育的一定时期内必须依赖甲状腺激素，它的缺乏会导致不同程度的脑发育落后，这种障碍基本上是不可逆的。人体碘的来源约 80% ~90% 来自食物。缺碘易引起地方性甲状腺肿与地方性克汀病。但流行病学调查表明，过量食用碘同样会发生甲状腺肿大，只是症状会较缺碘导致的结果稍轻。相对而言，儿童比成人更容易因碘过量导致甲状腺肿大。而地方性甲状腺肿也可因碘过量引起。高碘性甲状腺肿最早在日本北海道沿海地区居民中流行。近年来，我国沿海和内陆低洼盐碱地带也不断有类似报道，有些病区（如河北、山东）则位于油田地带。

我国居民膳食碘的 RNI（μg/d）分别定为 0 ~ 3 岁为 50、4 ~ 10 岁为 90，11 ~ 13岁为 120、14 岁以上为 150、孕妇及乳母为 200。

水产品中含碘量很高。含碘最高的食物为海带，鲜品含量为 1. 1139mg/kg，其干品含量高达 362. 4000mg/kg，其次为紫菜干、蚶干、蛤干、干贝、淡菜、海参、海蜇干及龙虾，含碘量高于 6. 0000mg/kg 左右。

第三节　甲　　醛

一、概　　述

甲醛，又称蚁醛，是一种无色，有强烈刺激性气味的气体，易溶于水、醇和醚，通常以水溶液形式出现。35% ~40% 的甲醛水溶液叫做福尔马林。

甲醛属于有毒化学物质，具有强烈的刺激性气味，对人的神经系统、肺、肝脏均可产生损害。基于甲醛的毒性，食品卫生法规禁止在食品中添加甲醛。国内外研究报告指出甲醛是许多食物中一种正常的天然成分，分布广泛，尤其在水产品中它作为一种代谢中间产物而普遍存在。但许多天然食物中甲醛含量较低，不至于对人体健康造成危害。过去人们并没有把食品中的甲醛与人体健康联系起来，但自从发现甲醛能使人类致癌以来，特别是食品中违禁使用吊白块和水发食品使用甲醛浸泡等案件的发生，使得甲醛使用问题成为公共卫生关注的焦点，并被列入国家食品安全战略研究的重点。近年来，随着水产品在人们饮食消费中重要性的提高，水产品中甲醛问题愈来愈引起人们的重视。

甲醛的毒性主要表现在以下几个方面：

（1）刺激作用　低浓度的甲醛对眼、鼻、呼吸道有刺激作用，这些刺激引起的症状主要是流泪、打喷嚏、咳嗽，甚至出现结膜炎、咽喉炎、支气管痉挛等。

（2）毒性作用　食入甲醛可产生消化道黏膜刺激、坏死，出现恶心、呕吐、休克，还可发生肾功能损伤，出现排尿困难、无尿或血尿。

（3）生殖毒性　长期摄入甲醛对于人类的生殖系统有极大的损害。妇女长期吸入甲醛可能导致新生婴儿畸形，甚至死亡，男子长期摄入可导致男子精子畸形、死亡，性功能下降，严重的可导致生殖能力丧失。

（4）致癌作用　甲醛是人类的可疑致癌物质。国际癌症研究机构（IARC）认为甲醛对动物致癌作用证据充分，1999 年 1 月国际癌症研究机构正式公布甲醛对人类是可能的致癌物，2004 年 6 月 15 日宣布甲醛对人类具有致癌性。调查资料显示，人群接触甲醛有多器官肿瘤发病增加的趋势，主要在消化系统、脑、肾、前列腺和淋巴系统。

2. 甲醛的来源

水产品中的甲醛可能来源于以下几方面：

（1）用于设施、工具消毒（1% 的福尔马林）　环境改良剂和消毒剂（3% ~4% 的福尔马林）或与其他药物配伍作为立体空间熏蒸消毒剂，可造成在水体中一定量的残留。

（2）食品容器的污染　一些以甲醛为原料制成的树脂成型品，如三聚氰胺、脲醛树脂、酚醛树脂等，这些树脂成型品中含有一定量的甲醛。若作为盛装食品或水产品的容器，长期与食品或水产品接触或受到酸碱的侵蚀，容易老化分解，溶出的甲醛会污染水产品。

（3）作为渔药使用　可与蛋白质作用，与细胞质的氨基部分结合，使烷基化而呈现杀菌作用，对寄生虫、藻类、真菌、细菌、芽孢和病毒均有杀菌效果，特别是对车轮虫病、小瓜虫病等原生动物引起的鱼病有很好的效果，因此，可用于鱼类和甲壳类等疾病防治。

（4）人为添加　为使水产品呈现出某些特殊的性状，利用甲醛的某些特性如防腐、延长保质期、增加持水性、韧性等，而向水产品特别是水发水产品中添加的甲醛。

（5）水产品自身代谢产生　在储藏过程中包括冷藏和冷冻过程中水产品在微生物及酶特别是在氧化三甲胺酶的作用下自身可产生甲醛。

二、甲醛的安全性

1. 水产品中甲醛的本底含量

水产食品中都不同程度地存在甲醛。贝类和硬骨鱼类中甲醛的含量在 0.1 ~31.9mg/kg；鳕鱼、沙丁鱼、鱿鱼在冷冻过程中含有二甲胺、三甲胺、甲醛等挥发性物质，甲醛含量最高含量达 41mg/kg。食用鱼类的甲醛本底含量不同且差异较大，海水活鱼与海水冷冻鱼的甲醛含量均显著高于淡水活鱼与淡水冷冻鱼；海水鱼中龙头鱼和鳕鱼类样品甲醛本底含量较高；大部分淡水鱼未检出甲醛；同一品种不同存活状态的鱼，其甲醛含量也不同，活体鱼中甲醛含量最低，冰鲜样品中甲醛含量最高，冷冻样品随着冻藏时间的延长甲醛含量呈现上升趋势。

2. 水产品中甲醛形成机理

水产品中内源性甲醛主要通过两种途径生成：一是生物途径，主要是酶及微生物参与；二是非酶途径，主要是高温过程的热分解。

产生甲醛的生物途径是水产品中存在的与三甲胺氧化相关的酶和微生物的作用。由于水产品一般采用冰鲜、冷冻、冷藏贮藏，抑制了微生物的生长，使其影响很小；此时酶应该是主要影响因素，其中最主要的是氧化三甲胺酶（TMAOase），这种酶以氧化三甲胺为底物，将氧化三甲胺分解为二甲胺和甲醛。氧化三甲胺酶广泛分布于海产动物组织中，红肉鱼中含量比白肉鱼多，淡水动物中则没有氧化三甲胺酶或含量极微。甲醛在一些深海鱼类特别是鳕鱼类中含量较高。这可以解释鳕鱼体内甲醛含量很高，乌贼和贝类中也有一定含量，而在淡水鱼中含量很低的现象。除了酶之外，甲醛的生成也由非酶途径作用产生，特别是在高温作用下。

3. 水产品中甲醛的检测方法

食品中甲醛的分析方法已经有很多种，现在常用的有分光光度法、电化学方法和色谱法，此外还有催化动力学光度法和激光光谱法等。

分光光度法是利用甲醛在一定条件下与某些化学物质生成特定颜色物质，再进行比色定量测定甲醛的方法。主要包括间苯三酚法、酚试剂法、乙酰丙酮法、AHMT法、品红－亚硫酸法、变色酸法等。

电化学方法也常用于测定甲醛，目前已经有很多报道。主要包括微分（汞差）脉冲极谱法、示波极谱法和电位法等。如在特定条件下采用微分脉冲极谱法测定微量甲醛时，不仅灵敏度高而且具有良好的线性关系。

色谱法，主要包括 HPLC 法，GC 法，GC－MS 法，HPLC－MS 法，GC－FD 法，GC－NPD 法，GC－ECD 法等。

催化动力学光度法，该方法的原理是在硫酸、磷酸等酸性条件下，痕量甲醛能催化氯酸钾、溴酸钾等氧化某些色素而出现明显的褪色反应。催化动力学光度法灵敏度高，选择性好，简便实用。

激光光谱法是以激光为光源的光谱分析方法，具有灵敏度高、选择性好的突出特点。

4. 水产品中甲醛的限量要求

水产品中甲醛的安全限量国际上还没有统一要求，不同国家和组织对不同食品中甲醛的限量要求也不同。美国环保署建议甲醛推荐剂量（RfD）为 0.2mg/（kg·d），而不致对健康构成明显的风险。我国农业部制定的标准《NY 5172—2002 无公害食品 水发水产品》中规定，水产品中甲醛含量不得超过 10mg/kg。

5. 水产品中甲醛的管理措施

（1）杜绝人为添加甲醛，建立信用体系　在水产品加工、销售部门大力宣传甲醛的危害，严格控制和杜绝人为添加甲醛的行为。加强行业自律，对一次违法加入甲醛的企业从重处理，并记入档案。对违法在食品中加入甲醛等违禁防腐剂者处以高额罚款及短期监禁。

（2）改进水产品加工工艺和条件　采取适当的措施防止加工过程中甲醛的产生。如氧化三甲胺酶作用的底物氧化三甲胺是水溶性的，通过对鱼肉进行浸泡，可以部分去除氧化三甲胺。要求水产品加工者和零售商实施良好的 HACCP 体系和卫生规范，防止消费者接触到含有可能造成危害的甲醛水平的水产品。鱿鱼丝的加工过程中有必要对蒸煮和焙烤工序进行重点控制。

（3）制定水产品中甲醛安全限量阈值　科研部门加快研究水产品中甲醛的本底含量及其分布规律和产生机理，开展水产品甲醛风险评估，制定出水产品中甲醛的安全限量阈值，以满足市场监督检验的要求。

第四节　毒　　素

水生生物中的天然有毒物质主要包括：鱼肉毒、鲭鱼毒（组胺）、河豚毒素、麻痹性贝毒、神经性贝毒、腹泻性贝毒等，健忘性贝毒也时有发生。

天然水生生物毒素一直备受关注。许多毒素的化学结构、理化性质以及人误食或食用过多时产生的临床症状，已经被阐明。但其在人体内的代谢与吸收过程以及解毒措施等毒理学性质知之甚少。我国沿海水生生物毒素产生的原因、发生规律以及对海洋生态环境的影响，应该进行长时期的跟踪监测与调查研究，以期适时地采用鱼贝类的脱毒、净化技术，并对此技术加以改进。加强对鱼贝类毒素的监控，还应建立实验室快速检测方法，研究利用 HPLC、免疫学、生物传感器等先进的检测手段对其进行快速、灵敏、精确的检测，填补我国乃至世界在此领域的空白。

天然毒素，鲭鱼毒除外，都与地域、生物种类有关，毒素在捕获之时就已积蓄在体内了。鱼肉毒引发的病情较重，它常因食用热带水域的鱼类引起。水产品中毒病情报告中鱼肉毒占了约一半。目前，尚未有有效措施预防，因为检验此毒素的方法尚未在各地普及。只能通过发布警告信息来提醒居民鱼肉毒的危害和食用产自鱼肉毒多发地的鱼类的危险性。建议采取积极措施来规范危险鱼类的捕捞，如在码头上或船上检验可疑鱼类以防止有毒鱼被捕捞上岸。值得提倡的是，对大众消费者、休闲垂钓者及卫生从业人员应加大鱼肉毒危害及症状的宣传教育。

一、鱼类毒素

1. 河豚毒素

河豚鱼全球有 200 多种，我国有 70 多种，广泛分布在各个海区。常见的有弓斑东方豚（*Fugu occellatus*）、铅点东方豚（*Fugu alboplumbeus*）、条纹东方豚（*Fugu xantherus*）等。多为海产，现已有养殖。我国沿海和长江中下游也广泛存在，有些地方叫廷鲅鱼、巴鱼、腊头鱼、街鱼、乖鱼、龟鱼等。河豚鱼的肉味道非常鲜美，但河豚鱼含有毒性很强的毒素，称河豚毒素。河豚鱼的卵巢和内脏中毒素含量最高，每年春季是河豚鱼的产卵季节，这时的鱼毒性最强，所以春天是河豚鱼中毒发生最多的季节。

河豚鱼的毒素含量随鱼的种类、部位及季节而异。其体内毒素被称为 TTX（Tetrodotoxin，$C_{11}H_{17}N_{20}$），原先被认为是由鱼类自身产生的鱼类毒素，现在得到的养殖河豚鱼无毒的观察结果，为安全食用河豚鱼提供了一个良好的开始。还有试验证实，某些海岸弧菌可产一种河豚毒素，而该菌是河豚食物的一部分，它们可能在毒性产生过程中起一定作用。

日本把各种河豚鱼都当作美食，进行批发、加工、零售，尽管日本政府已对河豚的销售及加工做了严格规定，但即使经公众健康部门严格培训，拥有证书的厨师加工后进食河豚鱼，仍不能完全消除中毒的危险。每年仍有 20 ~200 人死于河豚毒素中毒。

河豚毒素是小分子化合物，一种很强的神经毒，它对神经细胞的 Na^+ 通道具有高度专一性作用，能阻断神经冲动的传导，使呼吸抑制，引起呼吸肌麻痹。对胃、肠道也有局部刺激作用，还可以使血管神经麻痹、血压下降。

河豚鱼的中毒的症状：发病急而剧烈。潜伏期 10min ~ 3h。最初感觉口渴，唇、舌、手指发麻，继之末端神经麻木，然后出现胃肠道症状，再后发展到四肢无力，发冷以及口、舌、指尖、趾端等处麻痹，以后言语不清、血压和体温下降，呼吸困难，最后死于呼吸衰竭，其死亡率较高。此外，也能引起动物如猫、狗、猪、鼠和鸟等中毒并致死亡。无特别解药，1 ~4mg 即可致命。

2. 组胺

含高组胺鱼类主要是海产鱼中的青皮红肉鱼类，如鲐鱼（鲐巴鱼、青花鱼、油筒鱼、鲭、花鳀、花身滚）、蓝点马鲛（鲅鱼）、金枪鱼、扁舵鲣、刺巴鱼（大目池、山鲐鱼、大红棍）、蓝圆鲹（又名池鱼、棍子、黄尾）、鲕鱼（朝鲜方鱼）、此外，还有秋刀鱼、鲭鱼、沙丁鱼、青鳞鱼、金线鱼等。

由于它们肌肉中含血红蛋白较多，因此组氨酸含量也较高，当遇到富含组氨酸脱羧酶的细菌（如莫根氏变形杆菌、组胺无色杆菌、埃希氏大肠杆菌、链球菌、葡萄球菌等）污染后可使鱼肉中的游离组氨酸脱羧基形成组胺。

在温度 15 ~37℃，有氧、中性或弱酸性（pH6.0 ~6.2），渗透压不高（盐分 3% ~5%）的条件下，易于产生大量组胺。当组胺含量蓄积至 4mg/g，人体摄入组胺 100mg 以上时，易发生中毒，同时也与个人体质的过敏性有关。

组胺中毒是一种过敏性食物中毒，其主要症状为：面部、胸部或全身潮红，头痛、头晕、胸闷、呼吸急促。部分病人出现结膜充血，口舌肿，或口、舌、四肢发麻，以及恶心、呕吐、腹痛腹泻、荨麻疹等。有的可出现支气管哮喘，呼吸困难，血压下降。病程大多为1～2d。愈后良好。高组胺主要是由于微生物所引起，如在腌制咸鱼时，原料不新鲜或腌得不透，也会引起组胺含量较高。

组胺可作为某些鱼是否腐败的指示物。

3. 肝毒

我国常见的扁头哈拿鲨、灰星鲨及鳕鱼、七鳃鳗鱼等鱼的肝中含有大量的维生素A，过量摄入维生素A较高的鱼肝会引起中毒。维生素A在血液里的正常水平为0.15～0.5IU/mL。鲨鱼肝中的维生素A的含量为10IU/g，若一次摄入200g即可引起中毒。在鱼肝中毒中，以鲨鱼肝最为常见，且症状重，食用过量后2～3h可出现症状。含量特别丰富的鱼肝除上述以外，还有鲅鱼、魟鱼、旗鱼、鲟鱼等。

中毒症状：头痛、皮肤潮红、恶心、呕吐、腹部不适、食欲不振，继之有脱皮。一般可自愈。

4. 胆毒

青鱼、草鱼、鲢鱼、鳙鱼、鲤鱼、鲫鱼等是我国主要淡水经济鱼类，由于它们的鱼胆有毒，所以属于胆毒鱼类。由于民间有鱼胆可清热、明目、止渴、平喘等传说，所以，因食用鱼胆中毒的事件屡有发生，严重者引起死亡。其中以食用草鱼胆中毒者较多。

胆毒鱼类中毒与其胆汁中含有组胺、胆盐及氧化物有关。此外，少数中毒者还可能与过敏因素有关。胆汁毒素耐热，乙醇也不能破坏，所以，用酒冲服鲜胆或食用蒸熟鱼胆，仍可发生中毒。胆汁毒素可严重损伤肝、肾，造成肝脏变性坏死和肾小管损伤，脑细胞亦可受损，发生脑水肿，心血管与神经系统亦有改变，并可促使病情恶化。

中毒症状：潜伏期为0.5～14h，多数2～6h发病，不同鱼的鱼胆毒性程度和症状有所不同，恶心、呕吐、腹痛、腹泻，但在中毒初期都出现胃肠道症状。有的出现肝脏症状，有黄疸、肝大及触痛，严重者有腹水、昏迷等，有的出现泌尿系统症状，发生少尿、血压增高、全身浮肿，严重者出现尿闭、尿毒症，因中毒性休克及昏迷而死亡。此外，还有少数出现造血系统或神经系统症状。

5. 西加毒素

西加毒素（Ciguatera，CTX）是吃了在热带水域捕到的鱼中毒引起的临床综合征的总称。这种毒是由一种生于暗礁上用显微镜可见的腰鞭毛藻产生的。鱼食该藻后变得有毒，通过食物链毒性被扩大，以致使食肉鱼类毒性最大。一般是局部地区有此毒鱼，但有时在任何有暗礁或岛屿的地方均可能发现有毒鱼类。据调查400多种鱼含西加毒素，但主要是琥珀鱼、甲鱼、鲈科鱼、梭鱼、鲣鱼以及某些暗礁鱼。

这类中毒会影响胃肠及神经系统。胃肠症状包括腹泻、恶心、呕吐及腹部疼痛、食用鱼后 3 ~ 5h 即会出现症状且会持续一定时间。神经性症状在食后 12 ~ 18h 产生，可能会由轻到重。两类症状一般持续 1 ~ 8d，有时数月。极少病例会持续数年，或因饮酒而使病情恶化。典型症状是冷热颠倒（如觉得热咖啡很冷，而冰淇淋很热），肌肉酸疼，嘴唇及舌头和口周围刺痛麻木，口干会产生金属味，焦虑、只能偏卧、昏迷、打寒战、出虚汗、瞳孔扩大，视觉模糊及暂时失明。严重病例会导致瘫痪或死亡。这类症状使人极度虚弱，长时间无力。进食后几小时内静脉注射甘露醇可缓解急性症状，对慢性症状需用抗抑郁药。

已从有毒鱼中分离出了几种有毒化合物。主要的毒素即 CTX 是种脂溶性聚醚，相对分子质量是 1112。此毒素已提纯并确定了结构，如图 3 - 1。CTX 分子式是 $C_{60}H_{88}O_{19}$，毒性是河豚毒素的 100 倍。西加毒素可打开细胞膜上的电压依赖性的 Na^{+}通道，对微晶组织调制品的研究表明，该毒素在刺激完神经后阻塞神经传导。在动物实验中，低剂量的西加毒素引起轻的血压过低及心跳过慢。剂量再多一些，则引起两阶段的症状，先是轻微血压低下和心跳慢，之后是血压过低和心跳过慢，大剂量则导致隔膜神经阻塞和呼吸停止。

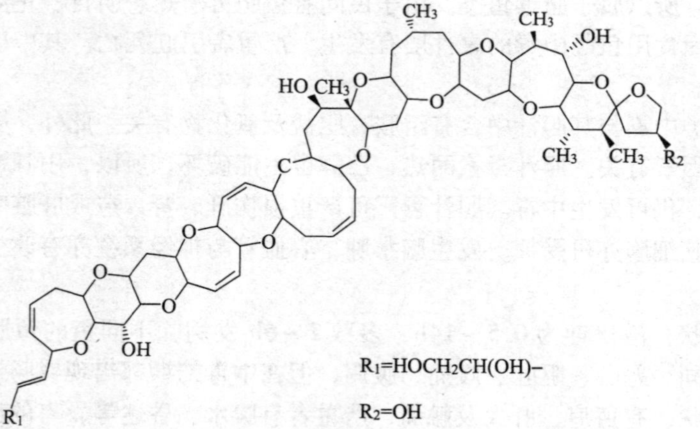

R_1=HOCH$_2$CH(OH)–

R_2=OH

R_1=CH$_2$=CH–

R_2=H

图 3 - 1　西加毒素的结构式

感官检验鱼类是否含有西加毒素是不现实的。目前，日本东京鱼类批发市场中心发明了一种检测方法。卫生检疫人员仔细检查从热带岛屿地区运来的鱼。可疑鱼类被取出检验，用猫和小鼠测试肌肉提取物，看其是否含有西加毒素。这是一个漫长、浩大、昂贵的检测工艺，不宜处理大量样品。放射性免疫测定法和酶免疫检测方法已被简化为“刺插”检测，并用于夏威夷鱼类的除毒检验，可进行有效的控制。

6. 鱼卵毒

有些鱼如青海湖裸鲤、鳇鱼、石斑鱼、鲶鱼等的鱼卵有毒，特别在产卵季节，会引起食后中毒，其中的有毒成分主要是鱼卵毒素。其中毒症状为：潜伏期短、恶心、呕吐、腹痛、腹泻。有的口干、眩晕、脉快、胸闷等，重病痉挛、抽搐昏迷而死亡，一般轻症者多。

二、藻 类 毒 素

温带和热带气候下藻类均可产生毒素，藻类毒素是单细胞微藻产生的毒素化合物。通过水生环境的食物链它们可能进入水生生物中。藻类毒素可导致多种中毒症状，如麻痹、腹泻症、健忘症及毒害神经的症状等。大量摄入水产品同时，毒素也被摄入。因海藻毒素而导致人类中毒的事件在世界范围内时有发生。淡水藻类中的毒素则引起饲养牲畜的中毒。而迄今为止与淡水毒素有关的人类中毒还未被确定。

在所有藻类毒素中最重要的是石房蛤毒素（*Saxitoxin*）和西加毒素，而后者在水生脊椎动物中富集。

有毒的藻类主要为甲藻类（*Dinoflagellate*），特别是一些属于膝沟藻科（*Gonylaecae*）的藻类。

现已阐明一些属于膝沟藻科的藻类，如涡鞭毛藻等，常含有一种神经毒。在水域中当此种藻类大量繁殖时期，形成所谓“赤潮”，此时每毫升海水中藻类数量可达2万个，甚至在“赤潮”期间在海滨散步的人吸入一点水滴也可引起中毒。

除石房蛤毒素及其衍生物外，尚有大田软海绵酸及其衍生物、软骨藻酸及其异构体、短裸甲藻毒素等。石房蛤毒素、大田软海绵酸对热稳定，通常的烹调方法很难使其破坏。毒贝所含有的有毒成分是很复杂的，在同一海域的不同贝类可以含有相同的有毒成分，而同一种毒贝在不同的海域可以含有不同的有毒成分。

以前鱼贝类的消费仅限于临海地区，随着现代化的交通工具及冷冻系统的出现，甚至在内陆地区鱼贝类都已成为一种重要的食品。日益增长的水产品国际贸易使异国产毒素的藻类传播到新的地区，使得在公众健康领域，藻类毒素问题正在成为一个全球性的问题。

尽管在解析方法方面取得了一定的进展，但藻类毒素的分析方法和参考水平仍非常有限，使得水产品中藻类毒素的产生及人们披露这些毒素信息的报道很少。

中毒症状主要表现为突然发病，唇、舌麻木，肢端麻木，头晕恶心，胸闷乏力等。部分病人伴有低烧，重症者则昏迷，呼吸困难，最后因呼吸衰竭窒息而死亡。

三、贝 类 毒 素

贝类（软体动物），尤其是蛤类，常含有有毒物质，如文蛤（*Meretrix meretrix*）、石房蛤（*Saxidomus nuttali*）等。它们摄食了膝沟藻科的藻类后，毒素可在中肠腺大量蓄积，其含量决定于海水中该藻的数量和经蛤类滤过的海水数量。摄入此种毒素，对其本身并无危害，因毒素在其体内呈结合状态，但当人食用蛤肉后，毒素则迅速被释放，引起中毒。严重者常在2～12h因呼吸麻痹死亡，死亡率为5%～18%。

1. 麻痹性贝毒（Paralytical Shellfish Poisoning，PSP）

麻痹性贝毒中毒是由摄入产毒腰鞭毛虫的双壳贝类所致，该贝类可同化并贮存麻痹性贝毒。这类中毒多数由人喜食的贻贝、蛤及扇贝等引起。有理由相信，因食用有毒蛤而导致的较轻中毒者从来未被健康部门报道或是被误诊了。

麻痹性贝毒中毒会威胁生命，因为麻痹性贝毒是已知毒素中最毒的一类。症状是神经病症，一般在进食1h内发作。轻微患者几天内痊愈。症状包括刺痛、麻木、唇及指间有灼烧感、失调、眼花、步履蹒跚、有睡意、喉咙及皮肤干燥，语无伦次、失语、皮疹和发烧。严重的会发生呼吸困难，在24h内导致死亡，能活过24h一般就可康复。而且不能通过注射该毒进行免疫，所以今后还会发生很多麻痹性贝毒中毒事件。

麻痹性贝毒是一类复杂的毒素，几种常见的麻痹性贝毒包括石房蛤毒素（Saxitoxin）、新石房蛤毒素（Neosaxitoxin）、膝沟藻毒素（Gonyautoxins Ⅰ、Ⅱ、Ⅲ、Ⅳ），B_1、B_2、C_1、C_2、C_3和C_4，它们的结构见图3－2，它们对小鼠的毒性各不相同。石房蛤毒素、新石房蛤毒素和膝沟藻毒素Ⅱ、Ⅲ的毒性大体相同，其他的则弱一些。石房蛤毒素是种神经毒素，通过阻碍神经中的Na^+通道中Na^+的流动来阻碍信号的传导。致死剂量是1～4mg石房蛤毒素等价物，FDA的推荐限量是80μg毒素/100g贝肉组织。

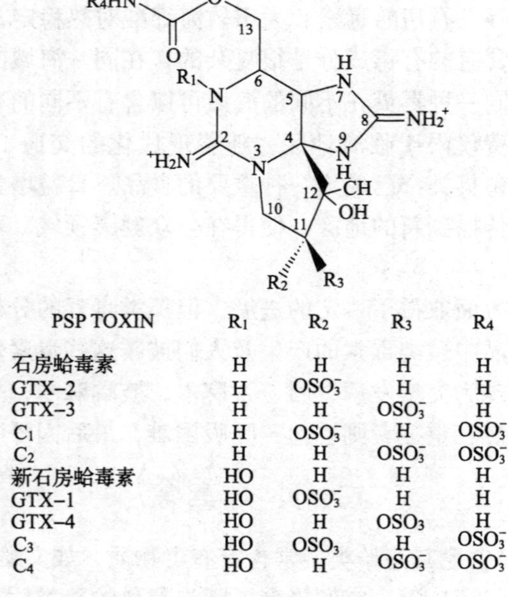

PSP TOXIN	R_1	R_2	R_3	R_4
石房蛤毒素	H	H	H	H
GTX-2	H	OSO_3^-	H	H
GTX-3	H	H	OSO_3^-	H
C_1	H	OSO_3^-	H	OSO_3^-
C_2	H	H	OSO_3^-	OSO_3^-
新石房蛤毒素	HO	H	H	H
GTX-1	HO	OSO_3^-	H	H
GTX-4	HO	H	OSO_3	H
C_3	HO	OSO_3	H	OSO_3^-
C_4	HO	H	OSO_3^-	OSO_3^-

图3－2 几种麻痹性贝毒的结构式

经典的石房蛤毒素分析方法是小鼠生化分析，该法是一种标准处理过程，小鼠血液、尺寸及生活状态对测定结果都有重要影响。合适的鼠群被注射毒物提取物，其反应与注射不同已知浓度的小鼠的反应相比较。化学方法多用于研究，包括柱分离、薄层色谱、HPLC 分离后进行分析。HPLC 法分析速度快，有可能取代小鼠生物分析法。最近还发展和报道了免疫分析方法，这需要准备免疫血清抗体和单克隆抗体。此外，使用的还有放射免疫分析和 ELISA 方法。但至今这些方法还未被正规分析所使用。

麻痹性贝毒是 20 多种腰鞭毛虫分泌的毒素的总称。这些腰鞭毛虫在热带和温带地区均可生长。将其作为饵料饲养的鱼贝类可富集此类毒素。但对该毒素有耐受性。第一个确定了化学特性的麻痹性贝毒是岩藻毒素，迄今为止，关于麻痹性贝毒的了解也仅限于岩藻毒素。

据统计，全球范围内，大约发生过 1600 次麻痹性贝类毒素中毒事件。在 1962 年之前，全球麻痹性贝毒中毒人数超过 900 人，死亡 200 人。自 20 世纪 60 年代以来，我国（包括台湾、香港在内）已有近 600 人因误食有毒的贝类而中毒，数十人死亡。根据中毒症状及肇事贝和藻种类推测，大部分为麻痹性贝毒中毒事件。

2. 腹泻性贝毒（Diarrhetic Shellfish Poisoning，DSP）

腹泻性贝毒是一类由腰鞭毛虫产生的毒素。相比于水溶性的麻痹性贝毒，腹泻性贝毒在鱼贝类的脂肪组织中蓄积。腹泻是此类毒素中毒的主要症状，有的也会产生其他的症状。而有一些腹泻性贝毒中的毒素根本不导致腹泻。因此，用“腹泻类鱼贝毒素”来命名这些结构相关的毒素不太恰当。腹泻性贝毒引起的中毒与麻痹性贝毒类有极大的不同。进食后 30min 内到消化后几小时，会产生反胃、呕吐、腹部疼痛及腹泻等症状。呕吐的时间可能取决于消化的毒素的量。中毒症状可能会持续 3d，但不会留下后遗症且不会致命。

美国没有确定此类毒素中毒，但在日本很普遍，并严重困扰着欧洲。1990 年在加拿大确认发生过腹泻性贝毒中毒。

腹泻性贝毒包含三类有毒的聚醚化合物，这些毒素主要作用于小肠，导致腹泻和上皮细胞可吸收量的变化。在小鼠皮肤的两阶段致癌作用实验上，它们与佛波醇酯有相近的诱变性。它们对人类健康的潜在危害有待进一步研究。另一类是由大环内酯物构成的，腹腔注射后会导致小鼠坏疽。第三类是其硫酸盐。在动物实验中，腹腔注射后，会攻击心肌和损害肝脏。腹泻性贝毒的种类部分地由地理位置决定，日本贻贝通常产生鳍藻毒素（Dinohpysis toxin1 和 2，结构如图 3－3），而奥卡达酸（Okadic acid，结构见图 3－3）则主要产生于欧洲。研究发现，挪威贻贝产毒素较复杂，沿挪威海岸主要产奥卡达酸。贻贝毒素的毒性取决于贻贝生长的水体的深度，3～6m 深时毒性最强，至 6～12m 则已减半。

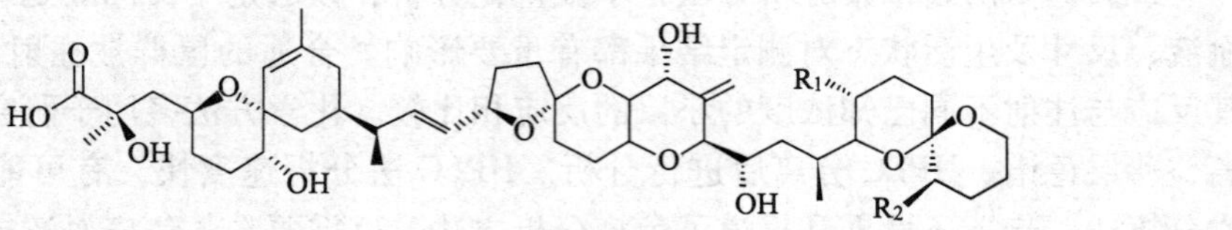

Okadaic Acid　R_1=CH_3　R_2=H
DTX-1　R_1=CH_3　R_2=CH_3
DTX-2　R_1=H　R_2=CH_3

图 3－3　鳍藻毒素的结构式

关于腹泻性贝毒的急性及慢性毒性的科学知识相当有限。除了长期接触会导致腹泻，如果食用污染的鱼贝类（即含腹泻性贝毒）对人类有没有其他影响还有待阐明。

3．健忘性贝毒（Amnesia Shellfish Poisoning，ASP）

健忘性贝毒仅指软骨藻酸（Domoic acid），是一种主要生于美国、加拿大、新西兰海岸的硅藻属 *Nitzschia pungens* 和 *pscudodelicatissima* 以及生于日本海岸的红藻 *chondria armata* 产生的有毒氨基酸。1994 年夏天，在荷兰海域也发现了产软骨藻酸的藻类。尽管没发现含毒鱼贝类，但此发现提示了我们该毒素可能已传播到世界各地。软骨藻酸被鉴定是导致 1987 年加拿大东部养殖贻贝毒素中毒的物质（涉及了 103 人的中毒事件）。食用 3d 后出现症状，包括恶心和腹泻，而腹泻有时会伴有神智错乱，方向感丧失甚至昏迷。在这次中毒事件中，3 位年纪大的中毒者死亡，另有一部分患者永久性的记忆丧失。

用测定麻痹性贝毒的生化提取方法测得健忘性贝毒存在于贻贝的消化腺。提取物腹腔注射到实验小鼠后，小鼠乱抓之后死亡。进一步进行生物测定分析，得知健忘性贝毒本质上是软骨藻酸（软骨藻酸，结构见图 3－4）。几年后，在吃了内脏被污染的凤尾鱼后，大量的海鸟又成为软骨藻酸的受害者。同时，在从欧洲进口的凤尾鱼的内脏中也发现了高达 1000mg/kg 的高剂量毒素。

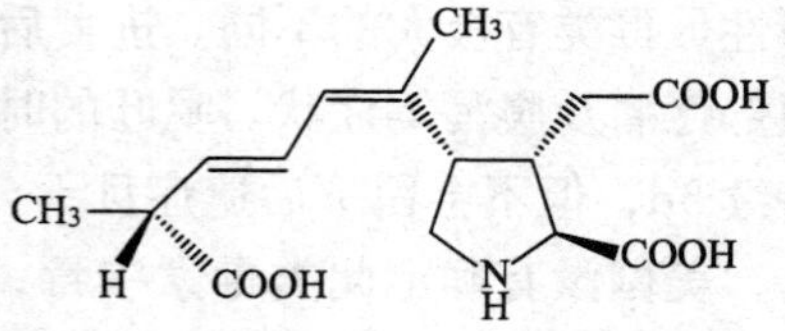

图 3－4　软骨藻酸的结构式

现在加拿大开始分析贻贝及蛤中的软骨藻酸，一旦检测到其组织中含量超过 20μg/g，便关闭捕捞区。现在美国东北部各州已开始检测贻贝中的软骨藻酸。

4．神经性贝毒（Neurotoxic Shellfish Poisoning，NSP）

神经性贝毒是由腰鞭毛虫产生的毒素，如短裸甲藻毒素 B（结构见图 3－5），是脂溶性的结构。神经性贝毒中毒后，在 3h 内产生如下症状：颠倒冷热、恶心、呕吐、腹泻及行动不协调。未发现有麻痹现象，神经性贝毒比麻痹性贝毒温和一些。

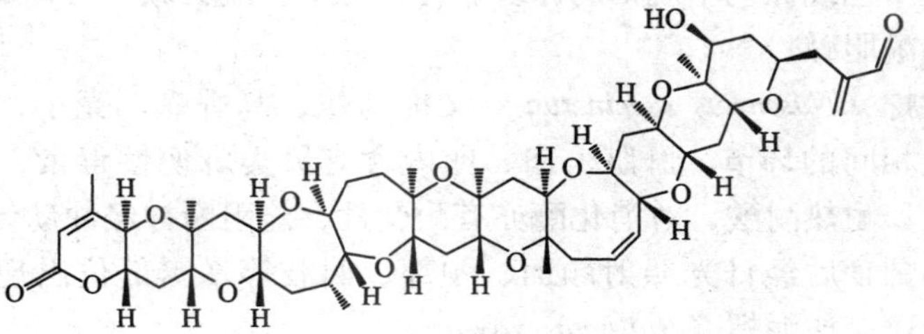

图 3-5 短裸甲藻毒素 B 的结构式

神经性贝毒还能导致鱼类大量死亡。据估计每年约有 50000 例因消费含毒素的鱼类而导致神经性贝毒中毒，神经性贝毒是种脂溶性的、耐热、耐酸、稳定性的毒素。它是已知的海洋毒素中最毒的一种，是一种神经毒素，通过增强细胞膜对 Na^+ 的渗透性来破坏神经细胞的膜电位。

胃肠、神经及心脏损害在实验的动物和中毒的病人中都可观察到。严重的神经性贝毒中毒情况下，3～4h 内会产生胃肠中毒症如恶心、胃痉挛、呕吐、腹泻不止。继之以深度疲乏、肌肉疼痛、腿及背部无力、嘴唇及指间有刺痛感、咽喉有灼烧及棉绒刺激感。接触冷的物体或饮料会产生刺痛感及嘴唇和手产生冰凉干燥感（干冰感觉）。这样的病例因喝酒而使疥疮在几分钟内迅速增长。神经性贝毒的临床症状一般是产生颠倒的感觉如冷的东西好像热得难以接触。胃肠与神经毒症通常不会同时产生，严重的神经性贝毒中毒会像叙述过的病例一样导致死亡。现在没有有效治疗神经性贝毒中毒的药品。尽管对毒素药理学的理解在加深，但仍不能根据症状对症进行具体治疗。

四、其他毒素

1. 螺类毒素

螺类种类很多，已知有 8 万多种。分布很广，与人类关系密切。绝大多数可食用，其有很大的经济价值，但有少数种类含有有毒物质，不能食用。螺属于单壳类，其有毒部分分别在螺的肝脏或鳃下腺、唾液腺内，误食或食用过量，可引起中毒。我国引起中毒的症状可分为麻痹型和皮炎型两种。每年都有报道，主要集中在福建、广东等南方地区。

麻痹型的毒螺含有影响神经的毒素，使人发生麻痹型中毒，如：

节棘骨螺（*Murex trircmis*），其贝壳略呈球形，在鳃下腺或紫色腺的提取液中含有膝沟藻科毒素，能兴奋颈动脉窦的受体，刺激呼吸和兴奋交感神经带，以及阻碍神经肌肉的传导作用。此外，在骨螺的鳃下腺还分离出 5-羟色胺，但毒性很低。

蛎敌荔枝螺（*Purpura gradata*），俗称辣螺。壳质坚硬，呈菱形。壳色青灰或带白色。有灰褐色或棕色不规则的综纹。鳃含有千里酰胆碱，与骨螺毒素的毒性相近。还有丙烯酰胆碱。

红带织纹螺（*Nassarius suecinctua*）又称乌螺、割香螺。壳小、结实，壳面有紫红棕和白色相间的环节。肝脏、肉、卵内含有贝类麻痹性毒素，它是一种神经毒，为水溶性、耐热耐酸，对消化酶亦有耐受性，能阻断神经冲动传导。

皮炎型毒螺食后经日光照射颜面、颈部、四肢等暴露部位出现皮肤潮红、浮肿，随即呈红斑，如泥螺（*Bullucta exaxata*）。

2. 鲍毒素

鲍体外包被着一个厚的石灰质贝壳，它是我国名贵的八大海珍之一，鲍肉味道十分鲜美，鲍壳中药又称为石决明。我国现有的品种有杂色鲍、耳鲍、皱纹盘鲍等。从鲍的肝及其他内脏中提取出不定型的有感光力的色素毒素。人食用其肝及内脏后，再经日光曝晒，可引起皮炎反应。此外，在鲍的中肠里也常积累一些毒素，人食后也可致病。

3. 海兔毒素

海兔又称海珠，种类较多，是一种生活在浅滩中的贝类。其卵含有丰富营养、为我国东南沿海人民所喜爱的食品，还可入药。海兔头上有触角两对，一对较长，是嗅觉器官，一对较短，是触觉器官，休息时触角向上延伸，像兔子的两对眼睛，所以称为海兔。常见的品种有蓝斑背肛海兔（*Notarchus leachii*）。海兔生活在低潮线附近的海藻丛间。海兔以各种海藻为食，其体色与花纹同栖息环境中的海藻相似。当它们食用某种海藻之后，身体就能很快地变为这种海藻的颜色，以此来保护自已。

海兔体内的毒腺又叫蛋白腺，能分泌一种略带酸性的乳状液体，具有令人恶心的气味，从中提取出的海兔毒素是一种芳香异臭化合物。在海兔皮肤组织中所含的有毒物质是一种挥发油，对神经系统有麻痹作用。所以，误食其有毒部位，或皮肤有伤口时接触海兔，都会引起中毒。

4. 海参毒素

海参属于棘皮动物门的海参纲。其形状为蠕虫状或长圆筒形。有前、后、背、腹之分。前端有口，周围有 10～30 个触手，后端有肛门。海参是珍贵的滋补食品，有的还能制药，受到人们的重视。但有少数海参含有毒物质，会引起人类中毒，目前已知致毒海参有 30 多种，我国有近 20 种。

海参体内含有海参毒素。大部分毒素集中在与泄殖腔相连的细管状的居维叶氏器内。有的海参的体壁也含有海参毒素，但大部分可食用海参的毒素含量低。海参毒素经水解后，一种三萜系化合物皂角苷配质被离析出来，称为海参毒素苷。经光谱分析，认为海参毒素苷是一种属于萜烯系的三羟基内酯二烯。海参毒素的溶血作用很强。人除了误食有毒海参发生中毒外，还可因接触由海参消化道排出的黏液而引起中毒。大部分可食用海参的毒素很少能被胃酸水解为无毒的产物，但由于海参的加工工序很多，每次的食用量不够大，因此引发中毒的报道不多见。

因接触发生中毒时，常表现局部有烧灼样疼痛、红肿，呈皮炎状反应；当毒液接触眼睛时可引起失明。

五、赤潮与毒素

赤潮也称红潮或有害藻水华，通常是指一些海洋微藻、原生动物或细菌在一定环境条件下暴发性繁殖或聚集而令海水变色的现象。20 世纪末以来由于经济的发展和人口的快速增长，近岸水域开发利用增加，生活污水、工业废水和养殖污水向海洋过量排放，致使海域越来越富营养化，赤潮发生的频率越来越高。据不完全统计，2000 年内，我国近海海域共发生赤潮 28 次，2001 年上半年已发生 20 多次。2008 年我国海域共发生赤潮 68 次。

赤潮的危害性是与引起赤潮的生物种类相关的。海洋浮游微藻是引发赤潮的主要生物，在 4000 多种海洋浮游微藻中有 260 多种能形成赤潮，而这其中能产生赤潮毒素的有 70 多种。所以，有些赤潮发生时，会引起水生生物的死亡，有一部分有毒赤潮甚至能威胁人类生命与健康。但从我国乃至世界范围看，在所有赤潮事件中，无毒赤潮发生的比例远高于有毒赤潮。所以，赤潮发生时食用海产品是否安全要看发生的是不是有毒赤潮。因此赤潮本质上不表征产毒素藻类的产生，而产毒素藻类繁盛未必会产生赤潮。

有毒赤潮对人类健康的危害一般是由于食用染毒海产品引起的，因为有些赤潮藻产生的生物毒素能够在贝类和鱼体中蓄积，人食用后就有可能发生中毒现象，严重的甚至能导致死亡。尤其是一些贝类，如贻贝、牡蛎、扇贝等，由于自身对毒素的影响不敏感，而蓄积能力又很强，食用这种染毒贝类后就更可能引起中毒。

应加强赤潮发生机制的研究，开展赤潮预警与实时监测，在了解发生赤潮的致毒原因及潜在威胁后，必须制订出合理的应对措施，如对产生赤潮毒素的海域禁止贝类等海产品的收获，以防止中毒事件的发生，提早转移或收获可能受影响的海产品，处理和加工利用受害水产品，加强市场监管等，以保障消费者的健康，减少经济损失。

最重要的也是每个人应该做的，就是要保护和改善日益恶化的海洋生态环境，这是减少赤潮发生的根本措施。

六、毒素的控制

已有各种各样的生物、化学及生化分析方法被研究用来确定藻类毒素。最广泛使用的方法是小鼠实验，以小鼠的死亡作为毒性标准。作了各种各样的小鼠实验来确定麻痹性贝毒、腹泻性贝毒、健忘性贝毒、神经性贝毒及西加毒素。而小鼠实验操作起来还有些缺陷和不确定性：需照料小鼠群落、生物差异、血统依赖性监测的限制。而且越来越多的国家开始探讨是否应当继续用哺乳动物做实验，或改用生物

（化学）替代品。有个大问题是财力不足，资料有限，使得方法的改进跟不上毒素发展速度。另一个问题是通常不同器官产生的不同毒素合在一起引起中毒。多种毒素的分析只是种理想，而实际行不通。因为它们的物化性质有极大差异，使我们难以用统一的方法进行分析。

同时，当分析海洋生物的毒素时，代表性样品的选取也是个问题。由各种样品分析得来的形成各种海洋毒素的大量毒素的分布与组成，与单个鱼贝类中的毒素分布与组成及某些样品中并不稳定的毒素含量会产生严重的问题。几只贻贝或两种鱼可能并不代表整个鱼贝类。

藻类毒素分析方法的应用因目的不同而不同。如为了计数，为了分类等。腹腔注射的小鼠分析方法几乎可用于所有的海洋藻类毒素分析。

除了小鼠生物法分析，基于生化的、细胞的和化学的分析方法近几年得以发展。生化方法基于产生抵抗毒素分子的抗体的能力。多数生化分析方法正在发展或试验阶段，但一些酶联免疫分析方法很有希望来进一步分析麻痹性贝毒、腹泻性贝毒及西加毒素。

一种新的有趣的方法是快速固相免疫法来分析测定与西加毒素相关的毒素。通过把毒素固定在一个连有塑料袋子的膜上，将装满毒素的该膜暴露于 Microtiter 抗体——染色的乳珠化合物（该化合物对毒素有高度特异性），来确定是否存在西加毒素。实践中此法是否有效还未可知，由 AOAC 国际化学联合会赞助的国际实验研究正在计划测试该法的价值。其他的免疫分析国际性实验还没有结果。

尽管已开发出了正带电泳（CZE）的分析方法，化学分析方法主要还是依靠 HPLC 分离。主要就麻痹性贝毒、腹泻性贝毒和健忘性贝毒的检测，HPLC 的应用不断增强。用 HPLC 来测定健忘性贝毒相对更简便一些，它须遵循氨基酸的测定原则，用 HPLC 测定麻痹性贝毒和腹泻性贝毒须有能发出荧光的衍生物。但也不能保证完全准确。现在正在研究改进毒素分析的方法。

海洋藻类毒素对人体健康的威胁使一些国家制订了法规来控制海洋食品中的毒素。

现在，只有极少数国家设立了健忘性贝毒、神经性贝毒法规。4 个国家有软骨藻酸法规，其标准均是基于加拿大风险评估的 2mg/100g 产品的标准。

海洋毒素与鱼贝类间的相互作用是复杂的、动态的，且因种类及数量的不同而异。商业性渔区及贝类养殖设备经常不可预测地被毒素污染，使得预防困难。最近，世界各地的贝毒事件表明：负责公众健康的政府官员、渔民、加工者及贝类商人一定要对藻类中毒的大规模爆发保持警惕，以便保护人体健康。同时要保证产品的高度安全性。通过监测发现，各渔区必须经常检查，必要的话，一些渔区须暂时关闭。

一旦贝类被毒素污染，它的器官要很长时间才能排除毒素，滤食的贝类中毒及排毒率是种属特异的。排毒率随季节而不同，较低的温度能明显延迟毒素排出。然而，温度影响毒素吸收与排出的程度仍不太清楚。一些种属的贝类甚至能延缓数年（大于3年）有毒。在一个产有毒藻类的地区应先考虑毒素蓄积率的不同再选择养殖物种。

已进行了各种贝类被麻痹性贝毒污染的排毒的尝试，努力缩短排毒的时间。最显然的办法是把贝类放入无毒水中使其自净。虽然对于许多种贝类这是个令人满意的方法，但排毒率在种类之间差别很大，一些种类在相当长时间内仍然有毒。而且，转移大量贝类既费力又费钱。也进行了贻贝垂直转移的调查以便除去麻痹性贝毒污染物，观察到一些积极的效果，但调查指出高强度的麻痹性贝毒毒性限制了该法在养殖贻贝中的应用。还研究了其他几种可能行得通的物化解毒方法，尤其是解麻痹性贝毒的方法，包括改变温度、渗透压、电击处理、降低pH、用氯或臭氧处理。没有一种真正有效，现在看来，用人造系统来大规模解毒的前景并不光明。

在海产品中已被接受的传统方法是规定污染物的最高含量，现在这是国家标准的主要控制手段，含量超标则被查封。

思 考 题

1. 为什么说水产品中的营养成分在某些条件下也会有毒性？
2. 如果食用水产品后发生腹泻，请问可能会是什么原因造成的？
3. 水产品中有毒物质如何通过加工或烹调消除或减弱？

第四章　渔业生产技术与水产品安全性

渔业生产分为水产养殖和海洋捕捞，通常情况下，海洋捕捞的水产品所处环境相对养殖产品而言不易控制，本章着重介绍与养殖水产品安全性相关的内容。

第一节　养殖品种与养殖环境

一、养 殖 品 种

世界水产养殖种类270多种，其中鱼类151种、虾蟹类39种、贝类72种、两栖类与爬行类10余种。我国水产养殖种类近百种，其中鱼类60余种、虾蟹类10余种、贝类10余种、藻类10余种、两栖类与爬行类近10种，还有腔肠动物和棘皮动物等。

（一）腔肠动物

海蜇（*Rhopilema esculenta*），主要产于中国沿海，海蜇属有4种。其中海蜇、黄斑海蜇和棒状海蜇3种，中国均有分布。体呈蘑菇状，分伞部和口腕部两部分。伞部超过半球形。外伞表面光滑，中胶层厚。具有药用价值，也是风味独特的海产佳肴。鲜活海蜇含有刺咬毒，主要成分是活性多肽或酶，经腌制或加热处理即可消除这种危害。

（二）贝类

（1）鲍　俗称鲍鱼，为海产八珍之冠，足中肌肉发达，细嫩可口，营养丰富，其干品中含蛋白质40%，糖33.7%，脂肪0.9%，并含有维生素及其他微量元素。贝壳称石决明，壳内富有五彩光泽的珍珠层，有千里光之称，壳可作药材、装饰品和贝雕的原料。我国养殖的主要种类有皱纹盘鲍（*Haliotis discus hannai*）和杂色鲍（*Haliotis diversicolor*）两种。内脏含有四甲基胺等活性成分，食后会引起光敏反应。

（2）菲律宾蛤仔（*Ruditapes philippinarum*）　中国南北沿海均有分布，以辽东半岛、山东半岛居多。贝壳卵圆形、坚厚而膨大。蛤仔是广温、广盐、广分布的贝类。有时含有贝毒。

（3）河蚬（*Corbicula flunminea*）　广泛分布于中国、朝鲜、日本、东南亚各国。中国各江河、湖泊均产。贝壳厚，略呈三角形，腹缘半圆形。壳面具瓷质光泽，呈棕黄、紫褐及黑色等。蚬肉营养丰富，肉可鲜食，也可入药。有开胃、通乳、明目、利尿、治脚气、去湿毒及醒酒之功效，还可治疗肝病、麻疹退热等。河蚬是底栖鱼类、禽类的天然饵料。壳粉可作石灰的原料。

（4）魁蚶（*Scapharca broughtonii*）　主要分布在中国、日本及朝鲜沿海。成体壳顶突出向内弯曲，壳前缘、腹缘均为圆形，后缘截形。壳面白色，被棕褐色绒毛状壳皮。营养丰富，鲜脆味美。价格昂贵。

（5）毛蚶（*Scapharca subcrenata*）　主要分布于中国、朝鲜和日本沿海，以中国渤海和东海近海较多。成体壳长 4 ~ 5cm，壳面膨胀呈卵圆形，壳顶突出而内卷且偏于前方；壳面白色，被有褐色绒毛。是维生素 B_{12} 含量较高的食用贝类。易携带甲型肝炎病毒。

（6）泥蚶（*Tegillarca granosa*）　分布于印度洋及太平洋的热带、亚热带近岸海域，中国分布区在山东半岛以南，主要产地在山东省乳山湾、丁字湾。贝壳较厚，呈卵圆形。放射肋粗壮，约 18 ~ 21 条，肋上具明显的颗粒状结节。壳顶突出，壳表白色，被褐色薄皮，韧带角质，黑色。铰合部直，齿细密。个体较小。泥蚶肉含有多量蛋白质和维生素 B_{12}，味鲜美，为滋补佳品。

（7）泥螺（*Bullacta exarata*）　广泛分布于中国沿海，亦见于朝鲜。体四方形，具头楯。贝壳卵圆形，白色，脆薄，无螺层，但具多数细密的生长纹。贝壳不能完全包裹软体部。足很发达，前端伸延至头楯的下方呈半圆形，后半部膨大和侧足相连。肉味美，具较高经济价值，可盐渍、酒浸、制罐头，以中国浙江宁波的酒浸黄泥螺最为著名，还可作饲料。食用时应注意灭菌完全，而不应只图肉质的鲜嫩。

（8）青蛤（*Cyclina sinensis*）　朝鲜、日本、中国沿海均有分布。贝壳圆形，宽而突出，长度与高度相近，宽度亦较大。壳质坚硬，壳顶位于背部中央，突出。壳表面灰白色，分布着浅黄、淡褐或黑色点，面白色或淡红色，边缘淡紫色。肉味美，有较高的经济价值。

（9）扇贝（*Scallop*）　俗称海扇、干贝蛤、海簸箕，其闭壳肌加工后的干制品（干贝）是珍贵的海产八珍之一。世界扇贝及近缘品种有 300 余种，我国约有 30 余种。扇贝是我国沿海主要养殖贝类之一，常见的扇贝养殖种类有栉孔扇贝、海湾扇贝、虾夷扇贝、华贵栉孔扇贝。

（10）牡蛎（*Ostridae*）　俗称海蛎子、蠔，是我国沿海盛产并具有较高经济价值的海产贝类。牡蛎的品种很多，在我国盛产的牡蛎有：长牡蛎、近江牡蛎、大连湾牡蛎和密鳞牡蛎等多种。牡蛎的肉和壳均可供药用。牡蛎肉内含有人体必需的 10 种氨基酸、牛磺酸、糖原、多种维生素和海洋生物特有的活性物质。

（11）文蛤（*Meretrix meretrix*）　广泛分布于中国南北沿海，壳呈三角卵圆形，壳顶位于背部偏前。前后缘近等长，腹缘呈圆形，壳长略大于壳高。壳表平滑，后缘青色，壳顶区为灰白色，有锯齿状褐色花纹，花纹排列不规则，随个体大小而有变化。肉味鲜美，可鲜食，亦可制成干品和罐头。贝壳可药用。

（12）西施舌（*Mactra antiquata*）　分布于中国、日本及印度半岛沿海。壳大薄脆，体呈圆三角形。壳高为壳长的 4/5 左右。壳顶前方略凹，后方较为突出，腹缘圆。壳表有黄褐色发亮外皮，壳顶部为淡紫色。生长纹细密、明显。外套膜痕明显，斧足发达呈舌状。

（13）贻贝（*Mytilus edulis*）　见于世界各大洋。贻贝软体部分左右对称，体前端为壳顶。前闭壳肌小，后闭壳肌大。有棒状足，不发达，由足丝腺分泌足丝，以附着于固形物上。呼吸器官是两对鳃片，由外套膜内壁延伸而成。有紫贻贝、厚壳贻贝和翡翠贻贝等种类，适温范围为20～30℃，适盐范围为1.95%～3.14%。贻贝软体部分富含蛋白质等成分，主要供食用，也可用作饲料和钓饵。由于容易富集重金属和有机污染物，有时将其作为监测环境污染的指示物。

（14）缢蛏（*Sinonovacula constricta*）　分布于中国和日本沿岸海域。贝壳细长形，双壳对称；壳顶位于背缘略靠前方，约在贝壳全长的1/3处。背缘平直，腹缘微凹，前后端圆，双壳闭合时前后端开口不闭合。壳面被黄褐色外皮，外壳中央稍靠前方有一条自壳顶至腹缘微凹的斜沟，似缢痕。

（15）中国圆田螺（*Cipanopaludina chinensis*）　中国各淡水水域均有分布。螺壳大，质薄而坚，陀螺形，约有6～7个螺层，壳面凸。缝合线极明显。壳顶尖锐，体螺层膨大。壳表光滑，无肋，黄褐色或绿褐色。壳口卵圆形，上方有一锐角，周缘具有黑色框边。厣角质，为同心圆侧核厣。生活在淡水水草茂盛的湖泊等水域，以宽大的腹足爬行。卵胎生，体内受精发育。肉供食用，味美，营养价值高，是青鱼、鲤的天然饵料，螺壳及肉可供药用。冻螺肉还可供出口。

（16）紫石房蛤（*Saxidomrs purpuratus*）　主要分布在中国辽东半岛南部与山东半岛北部，日本海沿岸与俄罗斯的远东海域。壳呈卵圆形，壳顶突出，偏于前部，壳高约为壳长的3/4，壳长约为壳宽的2倍。左右两壳坚硬而等大，壳前缘圆形，腹缘较平，后缘略呈截形。壳面黑褐色或灰色。壳内面深紫色，具珍珠光泽。软体部肥大，味道鲜美、营养丰富。有时含有石房蛤毒素。

（三）虾蟹类

（1）中国对虾（*Penaeus chinensis*）　地方名大虾、对虾、肉虾、黄虾（雄）、青虾（雌）、明虾，主要分布于我国黄渤海和朝鲜西部沿海。体长大而侧扁。甲壳薄，光滑透明，雌体青蓝色，雄体呈棕黄色。额角上下缘均有锯齿。对虾肉质鲜嫩味美，营养丰富，含有多种维生素及人体必需的微量元素，系高蛋白营养水产品。加工干制成虾干、虾米等为上乘的海味品。

（2）罗氏沼虾（*Macrobrachium rosenbergii*）　又名马来大虾、淡水长腿大虾、金线虾（中国台湾），主要分布于东南亚国家。

（3）斑节对虾（*Pinaeus monodon Fabricius*）　属热带、亚热带种类，广泛分布于印度—西太平洋地区；中国主要产于台湾、福建、海南、广东、广西等。个体大，甲壳较厚，腹部有蓝色或暗绿色横带，头胸甲中部消失。喜栖于泥质或泥沙质海底。

（4）南美白对虾（*Pinaeus vannamei Boone*）　学名凡纳对虾，是世界养殖虾类产量最高的三大种类之一，原来分布在中、南美洲，太平洋沿岸水域，外形似中国对虾，正常体色为浅灰色，壳薄体肥，肉质鲜嫩，出肉率高达65%以上，营养丰富。

（5）日本对虾（*Pinaeus japonicus Bate*）　俗称车虾、斑节虾、竹节虾。日本对虾分布极广，日本北海道以南、中国沿海、东南亚等均有分布。体被蓝褐色横斑花纹，尾尖为鲜艳的蓝色。额角微呈正弯弓形，上缘8～10齿，下缘1～2齿。主要销售活虾，我国沿海已开始养殖。该虾甲壳较厚，耐干露，适于活体运销，利润较高。

（6）墨吉对虾（*Pinaeus merguiensis de Man*）　又称大虾、明虾、黄虾、大白虾、大明虾，联合国粮农组织统称香蕉虾。在我国广东、海南及广西沿海均有分布，是我国南方的对虾养殖对象之一。

（7）长毛对虾（*Pinaeus penicillatus Alcock*）　俗称大虾、白虾、红尾虾、红虾、大明虾，联合国粮农组织通称红尾虾。体淡棕黄色，额角基部侧视比中国对虾高，比墨吉对虾低。我国福建、台湾及广东东部沿海最为常见。

（8）脊尾白虾（*Exopalaemon carinicauda*）　俗称白虾、五须虾、青虾、绒虾、迎春虾。我国沿海均产之，尤以黄海和渤海产量较多。额角侧扁细长，基部1/3具鸡冠状隆起，是我国近海重要经济虾类，其产量仅次于中国对虾和中国毛虾。其肉质细嫩，味道鲜美。除供鲜食外，还可加工成海米，因其呈金黄色，故也有“金钩虾米”之称。其卵可干制成虾籽，也是上乘的海味干品。近年已开始进行人工养殖。

（9）刀额鄂新对虾（*Metapenaeus ensis*）　俗称基围虾、砂虾。主要分布于印度—西太平洋地区，在我国分布于海南、广西、广东、福建及台湾地区。刀额鄂新对虾耐低盐，可在近于淡水的池塘中养殖。目前我国南方养殖较为普遍，北方近年也进行了试养，效果良好。

（10）中华绒螯蟹（*Eriocheir sinensis Milne Edwards*）　北欧诸国、英国的泰晤士河、朝鲜沿海以及北美洲都有分布。中国东部沿海都有河蟹苗天然分布。但以长江口为最大产卵场。分头胸部和腹部两部分。头胸部背面包被的头胸甲分为前缘、后侧缘。头胸甲中央隆起，凹凸不平。常穴居于水质清澈、水草丰盛、螺蚌类繁生的江河、湖荡两岸的黏土或芦苇丛生滩崖地带。蟹穴多位于高低水位线之间。河蟹凶猛，缺食自相残食。其营养丰富，肉味鲜美。死后变质很快，一定要食用活体。

（11）锯缘青蟹（*Scylla serrata*）　分布于中国、日本、东南亚各国、澳大利亚及新西兰沿海到非洲东、南部，整个太平洋到印度洋区。头胸部愈合。背腹部披甲壳。甲壳青绿色，隆起且光滑，分区模糊，长度约为宽度的2/3。栖息于浅海及潮间带，底质为泥或泥砂质海域，也栖息于红树林沼泽地。肉食性。一年中以夏、秋季为主要生长期。繁殖季节为2～10月，此时常离岸洄游，在外海区产卵。

（12）梭子蟹（*Portunus tirtuberculatus*）　是市场上最常见的海蟹。其头胸甲前缘左右两侧备有9枚锯齿，最后1齿最为长大，横向侧方突出，使头胸甲中部宽大，两侧尖细，形似织布用的梭子，故而得名。常见的有红星梭子蟹、运海梭子蟹和三疣梭子蟹等。三种梭子蟹外形极为相像。红星梭子蟹头胸甲表面上有3个血红色卵圆形斑，非常明显，区别于其他两种。运海梭子蟹头胸甲上有较粗的颗粒及明显的花白云纹，而三疣梭子蟹头胸甲上的颗粒细小，无花白云纹，有3个疣状突，故名三疣梭子蟹。后者是梭子蟹中数量最多，产量最大的一种，约占梭子蟹总产量的90%左右。梭子蟹生长在近岸浅海。

（13）鲎（*Tachypleus tridentatus*） 中国广西钦州地区沿海有分布。鲎形似蟹，身体呈青褐色或暗褐色，包被硬质甲壳。身体由头胸部、腹部和剑尾三部分组成。其壳、尾、卵、肉和血均可入药。

（四）棘皮动物

（1）海参 分布在世界各海区中。海参所含蛋白质较多，营养丰富，是一种很好的滋补食品，也是名贵的海味之一。我国食用海参已有相当长的历史。我国用来加工的食用海参有21种，刺参（*Apostichopus japonicus*）为最佳品种。含有海参毒素，但量微，加工后可以失活，中毒事件极少。

（2）海胆（*Anthocidaris crassispina*） 别名叫棘锅子、海刺猬、棘球和海针，分布广泛，营底栖生活。海胆的生殖腺可供食用，总称海胆黄。海胆卵具有较高的营养价值和特殊的鲜味，还具有独特的药用价值。主要经济种类有马粪海胆、光棘球海胆和紫海胆。

（五）鱼类

（1）中华鲟（*Acipenser sinensis Gray*） 是一种生长快的大型经济鱼类，肉和卵都是珍贵的食品，皮可制革，鳔和脊索可制胶。体梭形，头大且略呈三角形，吻犁形，前尖后宽，微上翘。口下位。身体具五行骨板，背部一行最大。骨板间皮肤裸露且光滑。最大个体达500kg。野生中华鲟是国家一级保护动物。

（2）史氏鲟（*Acipenser xchrencki*） 分布于黑龙江水系。属软骨硬鳞鱼类，珍贵经济鱼类之一，终身生活在淡水水域，栖息于沙砾底质河道宽阔的河段。吻端至口部中线上约有7个瓣状突起，口下位，体具5列骨板，尾歪形。鱼卵可加工成鲜美的鱼子酱；鳔和脊索可制作鱼胶。由于人为的影响其资源锐减，现已进行人工繁殖、养殖并实施放流。

（3）虹鳟（*Salmo gairdneri*） 原产北美太平洋沿岸，现已是全球最广泛的养殖鱼类之一。体长形，吻圆，鳞小而圆。体侧沿侧线中部有一条宽而鲜艳的紫红色彩虹带，延伸至尾鳍基部。通常生活于水质清澈，具有沙砾底的上、中游水域中。

（4）鳗鲡（*Anguilla japonica*） 主要分布在中国、日本、朝鲜半岛的水域中。体延长，前部圆柱形，肛门之后的尾部稍侧扁。降河性洄游鱼类。肉质细嫩，味美，含丰富的蛋白质和脂肪。

（5）淡水白鲳（*Piaractus brachypomus*） 原产南美亚马逊河，为热带和亚热带鱼类。1985 年引入中国内地。体侧扁呈盘状，背高肉厚，头小，尾分叉。体银灰色，胸部橘红色，腹部白色，臀鳍红色。

（6）美国大口胭脂鱼（*Ictiobus cypiineuus Vaalennciennes*）　俗名：巨口牛脂鱼。1993 年湖北省水产科学研究所从美国引进。为原产于北美洲的大型淡水经济鱼类，主要摄食浮游动物和底栖动物。主要养殖方式为池塘主养或混养。目前已在我国很多省市得到推广。美国大口胭脂鱼具有个体大、生长快、抗病力强、成熟早、繁殖力强等特点。

（7）青鱼（*Mylopharyngodon piceus*）　主要分布在中国的长江以南的平原地区，华北较少。体长筒形，腹圆，无腹棱。头稍尖。体色青黑，背部较深，腹部较淡。胸鳍、腹鳍及臀鳍均为深黑色。性温和，喜清新水质，栖息在水底层。肉厚刺少，富脂肪，味美，生长快，最大个体约 70kg，是我国主要养殖鱼类之一。淡水青鱼鱼胆有毒，禁止食用。

（8）草鱼（*Ctenopharyngodon idellus*）　广泛分布于我国南北水域。体长筒形，腹圆，无腹棱。头钝，无口须，口弧形。体茶黄色，腹部白色，每一鳞片有黑色边缘。胸鳍、腹鳍灰黄色。通常生活于水体下层，性情活泼，游泳快。喜清新水质。生长快，肉质好，历来为我国优良的饲养品种。

（9）鲢（*Hypophthalmichthys molitrix*）　分布于中国东北部、中部、东南、南部地区江河中，但长江三峡以上无鲢自然分布。体侧扁，腹棱完全。体银白，各鳍灰色。最大个体 35kg。为中上层鱼类，性活泼，生长快，个体大。为四大家鱼之一，是历来淡水养殖主要对象，属大型经济鱼类。

（10）鳙（*Aristichthys nobilis*）　主要分布于长江流域、珠江流域。华北少量。头大，约为体长的 1/3。眼侧下位，胸鳍大。体背及上侧面暗色，具不规则黑色小点，体下部及腹部灰白色。最大个体 45kg。栖息于水中上层，行动缓慢，性温驯，易捕获，肉味美，是主要养殖经济鱼类之一。

（11）鲤（*Cyprinus carpio*）　世界性分布，在中国除西部高原水域外广泛分布。体稍侧扁，腹圆，背部在背鳍前隆起，口须 2 对。体背部灰黑色，侧线下方金黄色，腹部白色。底栖性杂食鱼类。适应性强，食量大，觅食能力强。肉味鲜美，是生长快的经济鱼类，有建鲤、镜鲤、工程鲤等亚种、品种和杂交种。

（12）鲫（*Carassius auratus*）　体侧扁而高，无须，腹略圆，吻钝。口端位，斜裂。背部蓝灰色，体侧银白色，或金黄色。鲫为温水性鱼类。喜在水底层活动，对环境适应力很强。有银鲫、异育银鲫、淇河鲫等亚种、杂交种。

（13）鳊（*Parabramis pekinensis*）　中国广泛分布。体侧扁，呈菱形，头小，口小，口前位，腹棱完全。体银白色，背部青灰色，各鳍灰色。温水性鱼类，栖息于水体中下层，草食性。

（14）团头鲂（*Megalobrama amblvcephaia Yih*）　又名武昌鱼，原产于长江中游的湖泊，以湖北省梁子湖所产为最著。体高，侧扁。腹棱自腹鳍至肛门。通常在湖泊水草丛生的区域栖息。草食性，生长较快，肉味腴美，含肉量多，是一种优良的养殖鱼。

（15）鲮（*Cirrhinus molitorella*） 主要分布于中国广东、广西、台湾、福建南部，是珠江三角洲的主要养殖鱼类。肉鲜美，是做鱼糜的好原料。

（16）胡子鲇（*Ckarias batrachus*） 分布于泰国，中国长江和长江以南地区以及中国台湾地区。体延长，前部扁平，后部侧扁。头宽而阔。口稍下位，宽阔。眼小，退化。胸鳍棘特别发达，有毒。体土黄色，腹部米黄色。

（17）鲻（*Mugil cephalus*） 分布范围广，中国南北沿海均可见，以南部居多，是港养的主要对象之一。

（18）梭鱼（*Liza haematocheila*） 分布于西北太平洋沿岸，北俄罗斯远东海域，南至中国南海北部湾沿岸，以渤海、黄海居多。港养的主要对象之一，是我国沿海常见经济鱼类。

（19）黄鳝（*Monopterus albus*） 中国除西北和西南部分地区外都有分布，尤以长江流域为最常见。肉质细嫩，具有较高药用价值，能补虚劳、强筋骨、祛风湿。血液有毒，洗净后食用。

（20）花鲈（*Lateolabrax japonica*） 中国沿海及各大江下游均有分布。近岸及江河下游中下层鱼类，性凶猛。肉嫩味美，上等食用鱼类之一。

（21）大口黑鲈（*Micropterus alnoides*） 俗称加州鲈，淡水养殖名贵鱼类。原产美洲河湖中，20 世纪 80 年代引入中国，最大个体达 8kg。

（22）鳜（*Siniperca chuatsi*） 为淡水中的名贵食用鱼类。主要产于中国、朝鲜，日本亦有分布。典型肉食性凶猛鱼类。鳜肉质鲜美，少肌间刺，脂肪含量低。

（23）石斑鱼（*Epinephelus*） 前鳃盖骨后缘一般具锯齿，下缘光滑。鳃盖骨具 1~3 枚棘。体被细小栉鳞，长隐埋于皮下。尾鳍圆形或浅凹，色彩鲜艳，变化很大。全世界约有石斑鱼 400 多种，主要养殖种类有：老鼠斑、赤点石斑鱼、青石斑鱼、巨石斑鱼。

（24）大黄鱼（*Pseudosciaena crocea*） 是我国的四大海产鱼之一。只分布于南黄海、朝鲜西南岸、东海和琼州海峡以东的南海北部沿岸。为暖温性浅海近底层鱼类，肉食性，生长速度快。肉质鲜嫩，可鲜食或制成干品。鳔可制鱼肚，是名贵食品。

（25）真鲷（*Chrysophrys major*） 即红加吉鱼，浅海暖温性名贵鱼类。分布于中国近海，也见于日本及夏威夷等海区。体色鲜艳，淡红色，体侧背部有若干艳蓝色小点。食性较杂。

（26）黑鲷（*Sparus macrocephalus*） 沿岸内湾性鱼类，不游向外海。在中国沿海及日本、朝鲜沿海都有分布。体背部灰黑色，腹部具银光。杂食性，是重要的海水养殖种类。

（27）牙鲆（*Paralichthys olivaceus*） 分布于太平洋西北部沿岸水域。中国以黄、渤海产量较高，东、南海较少。身体扁平，两眼均在头的左侧。属冷温性底层鱼类。

（28）大菱鲆（*Scophthalmus maximus*） 分布于大西洋东侧欧洲沿岸，1992年黄海水产研究所引进。体扁平近圆形，头部及尾鳍均较小，可食部分比牙鲆大。

（29）高眼鲽（*Cleisthenes herzensteini*） 分布于中国、日本、朝鲜。中国产于黄、渤海和东海。体长卵圆形，侧扁，尾柄狭长，两眼均位于头部右侧。近海冷温性底层鱼类。肉味美，富含蛋白质，为港养对象之一。

（30）半滑舌鳎（*Cynoglossus semilaevis*） 分布于中国、朝鲜、日本近海和俄罗斯远东海域。体延长呈舌状，侧扁，左右不对称，头部颇短。近海冷温性鱼类。

（31）美国红鱼 又叫红拟石首鱼、红鼓鱼，体色呈微红色，尾柄基部带有黑斑，体形与大黄鱼、黄姑鱼相似。美国红鱼主要生活于浅海，喜群体活动，性凶猛，食量大，生长快，成鱼体长可达60～100cm，体重可达20kg以上。

（32）罗非鱼（*Tilapia nilotica*） 为热带鱼类，具有生长速度快、食性杂、耐低氧、繁殖快等特点，养殖范围已遍及全国。遗传性状稳定。已成为我国水产养殖的主要对象。目前我国养殖的主要有尼罗罗非鱼、澳大利亚罗非鱼、莫桑比克罗非鱼和齐氏罗非鱼等。

（33）河豚（*Fugu rubripes* 红鳍东方鲀） 山东沿海习称廷巴鱼，是鲀科鱼的通称。此鱼肉腴味美，在日本市场特别畅销，售价昂贵。适于加工出口的主要有红鳍东方鲀、假睛东方鲀、黄鳍东方鲀和虫纹东方鲀5种，以红鳍东方鲀、假睛东方鲀、虫纹东方鲀数量较多，尤以红鳍东方鲀品质最好。由于河豚的血液及内脏中含有大量河豚毒素，误食会中毒甚至死亡，故国内市场禁止销售。

（34）许氏平鲉（*Sebastodes fuscessens*） 俗称黑鲪，分布于我国渤、黄海水域，属广温性、近礁栖性鱼类，营半定居性生活，温水性底层鱼类，既可在南方高温海区快速生长，又可在北方沿海自然越冬，是增殖养殖的优良品种。

（六）两栖动物

牛蛙（*Rana catesbians*） 原产北美，我国20世纪30年代就有引进，但80年代后才得到发展。体型粗壮，体长可达20cm左右，体重1000g以上。为大型食用蛙类，营养丰富，能治疗多种疾病。牛蛙皮是制革的好材料。

（七）爬行动物

鳖（*Trionyx sinensis*） 我国广泛分布。鳖为变温动物。滋补佳品，有滋阴除热，破结软坚的功效。死后变质极快，一定要食用活体。

（八）海藻

（1）裙带菜（*Undaria pinnatifida*） 地方名海芥菜、裙带，在辽宁、山东沿海及浙江省舟山嵊泗列岛均有分布，是一种温带性褐藻。裙带菜属有3个种，中国只有一种。裙带菜是一种美味适口营养丰富的海藻，富含褐藻酸、粗蛋白、甘露醇、多种矿物质和多种维生素。

（2）海带（*Laminaria japonica*） 我国辽宁、山东、江苏、浙江、福建及广东省北部沿海均有养殖。海带是一种含碘量很高的海藻，营养价值很高。多食海带能防治甲状腺碘缺乏症。还能预防动脉硬化，降低胆固醇与血脂的积聚。从中提制的碘和褐藻酸，广泛应用于医药、食品和化工。

（3）紫菜（*Porphyra*） 紫菜的种类颇多，福建、浙南沿海多养殖坛紫菜，北方则以养殖条斑紫菜为主。紫菜也分叶、叶柄和团着器3部分。紫菜味鲜美，蛋白质含量高而质量好，含有人体必需氨基酸和大量的呈味氨基酸、维生素和微量元素。紫菜对人体具有降低血清中胆固醇、预防动脉硬化，补肾、利尿、清凉、宁神，防治夜盲和发育障碍。

（4）江蓠（*Gracilaria verrucosa*） 北方称龙须菜，福建称海面线、棕仔须，广东称粉菜、海菜、蛇菜、沙尾菜。藻体呈圆柱形、线形分枝。分枝互生、偏生，其基部稍有缢缩。我国沿海各地均有江蓠资源，现广东、广西等南方沿海已发展养殖。江蓠体内充满藻胶，是制造琼胶的重要原料之一，广泛应用于工、农、医业，作为细菌、微生物的培养基。沿海群众用其胶煮凉粉食用，也直接炒食。煮水加糖服用，具有清凉、解肠热、养胃滋阴的功效。

二、养殖环境

养殖水环境是指天然或人工的海、淡水中养殖生物栖息繁衍的水域环境。按地域可分为海水养殖环境和内陆水域养殖环境。前者包括潮间带、海湾、浅海和深海大洋等海洋水域；后者包括江河、湖泊、池塘、水库、沼泽湿地等内陆水域。按性质可分为非生物环境与生物环境两大类。前者指理化环境及地形、底质和气象条件等；后者指饵料生物、微生物、敌害生物、共栖生物和竞食等。

养殖水环境同养殖生物的生存、发育、生长、繁殖、死亡、补充、行动、分布及其渔业资源的盛衰和资源的开发利用等方面有着直接和间接的关系，两者相互作用，相互影响，是提高渔业生产和渔业资源研究不可缺少的重要内容。养殖生物通过与环境条件长期相互作用而形成的适应性因不同的种类和同一种类的不同生活阶段而异。

（一）非生物学环境

天然水体是物质组成极其错综复杂的溶液，按物质存在形态的不同，可分悬浮物质、胶体物质和溶解性物质，而且各类不同形态的组成也是十分复杂的。其中溶解性物质可分为4大类：

（1）溶解性气体 含量较多的有氧气、氮气、二氧化碳，含量较少或者在特殊条件下出现的气体有硫化氢、甲烷、氨气。

（2）主要离子 Cl^-、SO_4^{2-}、HCO_3^-、CO_3^{2-}、Na^+、K^+、Cu^{2+}、Mg^{2+}等。

（3）微量元素 指在天然水中含量低于10^{-5}的阴离子（如I^-、Br^-、F^-、HBO_3^-）、微量金属离子及放射性元素等。

（4）各类有机化合物

（二）水体中的生物学环境

一切天然水体都存在着生命有机体，它们的存在和延续均直接或间接地依赖于水体中的无生命物质的循环和能量的流动。而生物的活动又在不断地改变着周围水体物质的状态。所谓水环境就是指水生生物有机体赖以生存的所有水体环境因素和条件的综合。事实上，适合于各种类型水生生物生长的水体就是长时间在水生生物活动的参与下形成的。换句话说，水生生物既是水生环境的产物；同时也是水体环境的改造者。直接参与构成生物有机体的物质和提供的能量均称为环境因素，而为环境因素提供物质和能量的水文、气象和地理条件称为环境条件。例如水生植物的繁殖需要一定的光强度、CO_2、H_2O、O_2以及 N、P、K、Ca、Mg、Fe 等无机元素，统称为水生植物的环境因素。为这些因素提供物质和能量的地质、地貌、水文、气候等称为水生植物的水环境条件。水环境条件有一定的综合性，是可以改变的，而环境因素是不可替代的。通常把水环境与水生生物之间的相互依赖而又相互制约的密切关系称为生态；各种局部的环境以及由其提供的环境因素同存在于其中的各种水生生物（生物群落）组成严密的统一体则称为水生生态系统。

水生生态系统包括海洋、河流和湖泊等自然生态系统。水库、池塘也是一个较小范围的人工生态系统。无论哪一种水生生态系统都包括生物有机体和非生命物质。生物有机体有三类：① 生产者或自养生物，即水生生物（主要是浮游生物）及自养微生物，它们是生态系统的基础；② 消费者（动物）或异养生物，它们吞食其他生物及微粒有机物；③ 再生产者或微生物，它们分解动植物残骸及其他有机物质，使之成为能被生产者再利用的非生命物质。

水生生态系统可作为一个环境单元。在此环境单元中，由于太阳能的输入而维持着一个生物群落（生产者，消费者和分解者），能量的流动把这体系组织起来，并且伴随发生水、营养物和其他元素的循环以及在不同营养级别上由各种消费者构成的生命循环。水生生态系统的各成员通过各种反馈回路而相互连接，为各自的利益而适应生存。这个由各成员间的相互制约与平衡的网络系统包括许多无机物与有机物的复杂转化，从而使生态保持其功能的协调。

整个水生生态系统中，生物与生物和生物与非生物环境之间的关系是极其错综复杂的。水生生态系统的非生物环境，包括水质的化学组成（通常以各种理化指标显示）是决定水生生物群落结构，生物量及其演变过程的重要因子。人们通常要从天然水体中获取较大的生物产量（包括养殖及捕捞），无疑必须深入各类天然水体作为生态系统的客观规律，并有效地加以利用。

（三）养殖环境与养殖生物疾病

1．水质

水是水生生物生存的根本条件。但是恶化的水质不仅有害于生物机体的健康，而且还危及其生命。因此，确保优良的水质具有举足轻重的意义。水是一种优良的溶剂和悬浮剂，它可溶解各种气体，如氧气、二氧化碳、氨和硫化氢等，也可溶解各种盐类，如亚硝酸盐、磷酸盐、碳酸盐、硫酸盐，还有大量的悬浮尘埃、有机碎屑、细菌、藻类、小型的原生动物等。水体中溶解和悬浮的各种有形或无形的物质，其中一部分对水生生物的生长、发育是必需的，有一些是无益的，而另一部分则是有害的，特别是某些成分对养殖动物生长和健康不利，而对一些病原体，如病原菌、寄生原生动物的繁殖、滋生以及产生毒力等是必需的，就容易导致养殖生物疾病的发生。

水质不仅受自然因素的影响，人为因素和生物因素的影响尤其强烈。如施肥、投饵、洗刷、施药、排水和灌水，养殖动物的粪便、分泌物等，均可使水质发生变化，有时甚至是急剧的。水质向良好方向变化，自然有利于动物机体的健康，如老水的排放，新水的灌注，消毒剂或环境改良药的施放等。水质向恶化方向变化，则将对动物机体健康不利，如缺氧，有机物含量过高，氨氮含量过高等等。因此必须重视水质的改良。表 4－1 所示是无公害食品　淡水及海水养殖水质要求。

2．养殖水体的底质因素

池塘和湖泊中的底质包括与水接触的土壤和淤泥两部分。工厂化养殖中的底质则有人工铺设的沙砾、各种有机碎屑的沉积物等。从近年来国内水产动物疾病严重发生的原因分析，大多与长期不清理淤泥或铺设的沙砾有关。池塘、湖泊中的淤泥是由生物尸体、残剩饵料、粪便和各种有机碎屑以及各种无机盐、黏土等组成。因此，淤泥中含有大量的营养物质，包括有机质、氮、磷、钾、钙等。它们通过细菌的分解和离子交换作用，源源不断地向水中溶解和释放，为饵料生物的繁殖提供养分，或为养殖动物补充营养。淤泥中存在的胶体物质又能吸附大量的有机物质和无机盐，使施肥后的水不致变得过肥，而当水中营养物质降低时，又可通过分解释放到水中。因此，适量的淤泥具有保肥、供肥、调节水质的功能，有利于动物的养殖。然而，淤泥中的营养物质又是病原菌的培养基，淤泥又常成为寄生虫抗拒不利环境的避难所。有机物质的发酵、分解需要消耗溶解氧和产生二氧化碳、沼气、有机酸及氨、氮等有害物质。大量的淤泥存在，其有害影响超过有利影响，就会危及动物机体的健康，威胁其生命。实践证明，常年容易发生疾病的池塘，经过清淤后，发病率即可明显下降。

表 4－1　　无公害食品　淡水及海水养殖水质要求

项目	无公害食品　淡水养殖水质 NY 5051—2001 淡水标准值	无公害食品　海水养殖水质 NY 5052—2001 海水标准值
色、臭、味	不得使养殖水体带有异色、异臭、异味	海水养殖水体不得有异色、异臭、异味
大肠菌群/（个/L）	≤5000	≤5000，供人生食的贝类养殖水质≤500
粪大肠菌群/（个/L）	—	≤2000，供人生食的贝类养殖水质≤140
汞含量/（mg/L）	≤0.0005	≤0.002

续表

项目	无公害食品 淡水养殖水质 NY5051—2001 淡水标准值	无公害食品 海水养殖水质 NY5052—2001 海水标准值
镉含量/（mg/L）	≤0.005	≤0.005
铅含量/（mg/L）	≤0.05	≤0.05
六价铬含量/（mg/L）	—	≤0.01
总铬含量/（mg/L）	≤0.1	≤0.1
砷含量/（mg/L）	≤0.05	≤0.03
铜含量/（mg/L）	≤0.01	≤0.01
锌含量/（mg/L）	≤0.1	≤0.1
硒含量/（mg/L）	—	≤0.02
氰化物含量/（mg/L）	—	≤0.005
氟化物含量/（mg/L）	≤1	—
挥发性酚含量/（mg/L）	≤0.005	≤0.005
石油类含量/（mg/L）	≤0.05	≤0.05
六六六含量/（mg/L）	≤0.002（丙体）	≤0.001
滴滴涕含量/（mg/L）	0.001	≤0.00005
马拉硫磷含量/（mg/L）	≤0.005	≤0.0005
甲基对硫磷含量/（mg/L）	≤0.0005	≤0.0005
乐果含量/（mg/L）	≤0.1	≤0.1
多氯联苯含量/（mg/L）	—	≤0.00002

（四）养殖环境的管理

养殖水体是水生生物的栖息场所，恶劣的水体环境直接影响生物机体的健康。水体中溶解氧、酸碱度、二氧化碳、氨、氮及金属离子浓度、有机质含量的变化均可影响水生生物的健康和抗病力。因此，优良的环境在水产养殖中居重要地位。

（1）养殖水域的清整　池塘或湖泊中网箱、网围区经过一段时间的养殖后，淤泥逐渐堆积。如果淤泥太多，不仅影响容水量，而且贮积的各种物质可能对养殖动物健康产生不利影响，也为病原的孳生、繁衍创造条件，故必须定期清挖。池塘淤泥应当每2～3年清整一次，每年年底最好排空池水，让日光曝晒或严寒冰冻，以利于改善底质和杀灭病原。湖泊网箱区或围网区清淤较困难，可利用冬季枯水时，在养殖区内施放石灰等方法局部改良底质。可采取转换养殖区的办法，利用湖泊自然调控能力改善底质。流水或集约化养殖很多为水泥池，则必须勤予清污。铺有沙粒的养殖池，应该定期更换或用消毒剂消毒、清洗后再使用。

（2）养殖水质的改良　经过一段时间的养殖后，水体中各种化学物质、有机物质及细菌、藻类等逐渐增加。在各种物质的作用下，水质发生变化，如酸碱度、透明度、硬度、肥度等。若不予以调节，水质会老化或恶化，直接或间接地影响养殖动物的健康。最常用的改善水质的方法是勤于换水，根据水质的状况，排出部分老水，注入部分新水，使水质保持新鲜。采用消毒剂和洁水剂也是普遍应用的改善水质的方法，特别是水资源比较贫乏的地区或水源不很理想时采用。目前国内外公认的最好的水质改良剂仍然是石灰，既具有水质改良作用，又具有一定的杀菌消毒功效。

（3）净化脱除技术　净化脱除即是对渔业用水进行处理，是渔业环境管理的一个方面，是指通过物理、化学和生物的作用净化处理渔业用水，使水质符合渔业用水的要求。当渔业环境受到污染，其污染物可以通过物理（沉淀法、过滤法、曝气法、稀释法等）、物理化学（吸附、萃取、离子交换等）、化学（中和法等）和生物学（氧化塘、生物转盘等）作用得到净化。其中生物学的作用占有十分重要的地位。如果环境污染物超过了生态系统的负载能力，净化作用就会遭到破坏，产生不良后果。随着人类的活动和生产的发展，水体污染日趋严重，对渔业水体的用水处理已成为十分重要的课题。

渔业用水处理方法中，生物净化法得到较多的应用，已逐步发展成为环境生物工程的重要组成部分。渔业用水处理的水生生态系统中的生物净化，微生物起主导作用。通常用五日生化需氧量（BOD_5）和化学需氧量（COD）这两个参数作为衡量水体中生物对有机污染降解程度的综合指标。水温、营养物质比例（包括碳/氮）和溶解氧是影响水体自净作用的主要环境条件。

水产养殖常用的水处理方法和装置如下。

① 水质净化装置：主要是生物转盘和生物转筒，20 世纪 70 年代开始应用于循环水养鱼系统中。它是一种机械与生物结合的新型净化设备。

② 氧化塘法：利用自然净化能力净化污水的方法。污水流入塘中，利用藻类光合作用产生的溶氧净化，其特征是用细菌和原生动物来降解有机物，夏季可除磷 50% ~92%，去除氮 80% ~90%，BOD 可降低 50% ~90%。

③ 光合细菌净化处理：光合细菌属于红螺细菌目，能在厌氧条件下进行光合作用。目前用于渔业用水处理的光合细菌属于红螺细菌科，又称紫色无硫细菌科，包括三个属，在自然界主要生活在水环境中。细胞内大多含有细菌叶绿素 a，少数含有细菌叶绿素 b。由于类胡萝卜素的存在，使菌体呈紫红色或褐色。它们的共同点是能够利用还原性的低分子的有机物，特别是丙酮酸、琥珀酸等有机酸作为供氢体。同时也可同化有机酸作为碳源以进行异养性生长。德国利用光合细菌对温热水养鱼池流出的污水进行处理，净化后的水可循环利用。目前，国际市场上也有光合细菌菌液或粉末商品出售，可用作精养鱼、虾池的净化剂。

④ 水生植物净化：水葫芦、水浮莲、水花生等具有喜肥、繁殖迅速且能吸收和蓄积某些毒物（重金属元素）的特点，可以用来净化污水。如水葱能净化水中酚类；芦苇和大米草均具有净化水中的悬浮物、氯化物、有机氮、硫酸盐的能力；

刚毛藻能依靠吸附蓄积作用去除水体中的汞；变鞘席藻能去除氨、氮等。

⑤ 化学净化剂：利用水质改良剂净化精养鱼池，如把沸石、水净剂等撒布池中，或用网袋挂在池水中，以除去有毒物质和恶臭，净化水质。

第二节　养 殖 用 药

我国渔药品种很多，常用药物按性质和用途大致可以分为六类，包括抗微生物药物、驱杀虫类药物、消毒药、调节生物代谢类药物、环境改良剂和水产用疫苗。截至2007年10月10日，我国允许并通过GMP认证的兽药生产企业生产和在水产养殖过程中使用的国家标准渔药制剂共179个（见附录5　水产养殖允许用药名录）。

（1）抗微生物类药物　水产用抗微生物药物是指对细菌、真菌、支原体和病毒等微生物具有抑制或杀灭作用的一类化学物质，分为抗菌药、抗病毒药、抗真菌药。国标渔药中的抗微生物药物主要由水产用抗菌药物组成，其中抗菌药物可分为抗生素、合成抗菌药。抗生素主要由β－内酰胺类（青霉素类）、氨基糖苷类、四环素类及酰胺醇类组成。其中：①β－内酰胺类（青霉素类）1种，② 氨基糖苷类3种，③ 四环素类1种，④ 酰胺醇类5种，⑤ 大环内酯类2种。合成抗菌药物主要由磺胺类药物、喹诺酮类药及其他合成抗菌药物。其中：① 磺胺类药物10种，② 喹诺酮类药17种，③ 其他合成抗菌药物1种，总计40种。

（2）杀虫驱虫类药物　杀虫驱虫类药物是指能杀灭或驱除水生动物体内外寄生虫以及敌害生物的一类药物。根据药物作用的特点，又可分为抗原虫药、驱杀蠕虫药、杀甲壳动物药和除害药物。水产养殖用杀虫驱虫类药物主要是抗原虫药、驱杀蠕虫药、杀甲壳动物药。其中：① 抗原虫药8种，② 驱杀蠕虫药10种，③ 杀甲壳动物药6种，总计24种。

（3）消毒类药物　消毒类药物主要指用于杀灭微生物的药物，主要用于环境、栏舍、动物排泄物、用具和器械等非生物表面的消毒。按其化学结构和作用分类，可分为醇类、醛类、卤素类、氧化剂、季铵盐类、金属化合物和染料类等。在水产养殖中使用较多主要为卤素类、氧化剂、季铵盐类。其中：① 醛类1种，② 卤素类29种，③ 氧化剂1种，④ 盐类1种，⑤ 季铵盐类1种，⑥ 其他1种，总计34种。

（4）中草药制剂　应用中草药防治水生动物疾病，不但可以解决使用化学药物造成的耐药性和药物残留超标问题，而且符合发展无公害水产养殖业，生产绿色水产品的原则，更为重要的是在我国加入WTO，兽药实施GMP管理后，国内外的药物，尤其是食用性动物用药药品，正向低毒、无残留、高效药物方向转变，这正是中草药所具备的优势。很多研究成果表明，单方中草药或中草药制剂防治水生动物疾病疗效独特。目前，分布于《兽药质量标准》（2003版）、《兽药典》（2005

版）、农业部627号公告、854号公告中的中药制剂品种有57种，其中：① 抗微生物中药制剂38种，② 杀虫驱虫类中药制剂7种，③ 调节代谢及促生长类中药制剂12种。

（5）调节水生动物代谢或生长药物　水产养殖者为了提高饲料转换率，常在饲料中添加一些能调节代谢和促进生长的药物添加剂。这些添加剂要求不危害人和动物的健康，一般不具有诊断和治疗疾病的作用，大多用作改进饵料利用率。目前，在水产养殖生产中常用的调节水生动物代谢及生长的药物主要有维生素、脂质、激素、微量元素、促生长剂等几大类，其中：① 维生素3种，② 激素5种，③ 微量元素2种，④ 促生长剂1种，总计11种。

（6）环境改良剂　环境改良剂以改良养殖水域环境为目的所使用的药物，包括水质改良剂和生态条件改良剂等。其中：① 水质改良剂6种，② 生态条件改良剂4种，总计10种。

（7）水产用疫苗　疫苗在提高动物体特异性免疫水平的同时，亦能增强机体抗应激的能力，且符合不污染环境、水产品无药物残留的要求，为了满足消费者对无公害水产品的需求，同时保护养殖环境，达到可持续利用的目的，近年来，世界各国都在积极开展水产用疫苗的研制，日本已开发出并允许使用的已有9种17个剂型。我国现阶段获得新兽药证书的水产用疫苗只有3种。

到2005年底，全国有渔药专业生产企业近500家，兼营渔药的企业有300多家，地方标准渔药500余种。目前渔药的年销售量约在30万t，销售额30多亿元。其中化学药物1万t左右，80%为原料药或分装的原料药；中药制剂约3万t；微生态制剂15万t左右；消毒剂等11万t左右（不含生石灰、茶粕、鱼藤酮等）。

一、渔药使用现状

随着水产养殖业的发展，渔药使用量增长很快，养殖用药成本在养殖成本中的比重逐年增加。对虾等特种养殖品种用药成本高达生产成本的30%，而“四大家鱼”常规品种的用药量一般3%左右。据统计，70%渔药是用于特种水产品，只有30%是用于常规品种。

目前用药最多的是对虾，其次为鳗鲡、甲鱼、河蟹、贝类等。常规品种用药主要是如生石灰、有机磷、敌百虫等价格低的清塘、肥水、杀虫药物，对于环境改良剂、抗微生物药品等价高的一般不使用；而对虾、河蟹、贝类及特有经济鱼类使用较多的主要为环境改良剂、消毒剂等；甲鱼、鳗鲡等工厂化集约化程度高的养殖中抗微生物药品、杀虫驱虫剂、生物制品、调节代谢生理机能的药物使用较多。目前中草药的使用也比较广泛。

用药的方法主要为遍洒法、悬挂法、浸泡法、浸沤法、涂抹法、口服法、口灌法、注射法等，其中以遍洒法、悬挂法、浸泡法为主，其他方法只是用于繁殖催产、苗种消毒等特殊阶段。大多数渔药是通过投入在养殖水体中积累到一定浓度才能发挥作用的，对环境的毒副作用较大。用药时间主要集中在5～10月（养殖发病的高峰期）。

二、常见渔药

1. 四环素族（Tetracyclines）

四环素族抗生素是由链霉菌产生或经半合成制得的一类碱性广谱抗生素，其名字来源于四环素的结构，它们都具有相似的四环母核结构——氢化骈四苯，差别仅仅是取代基团不同（结构见图4－1）。常用种类包括土霉素、金霉素、四环素、脱氧土霉素等。四环素是这一族抗生素中的最基本化合物，金霉素和土霉素都是四环素的衍生物，前者是氯四环素，后者是氧四环素。

土霉素使用范围最广，不但用于治疗水生动物疾病，并且允许作为饲料添加剂。土霉素作为渔药使用的一般是其盐酸盐，为黄色结晶性粉末，无臭，味微苦，微有吸潮性，在日光下颜色变暗，在碱溶液中易破坏失效。在水中易溶，在乙醇中略溶，在氯仿或乙醚中不溶。其10%水溶液的pH为2.3～2.9。

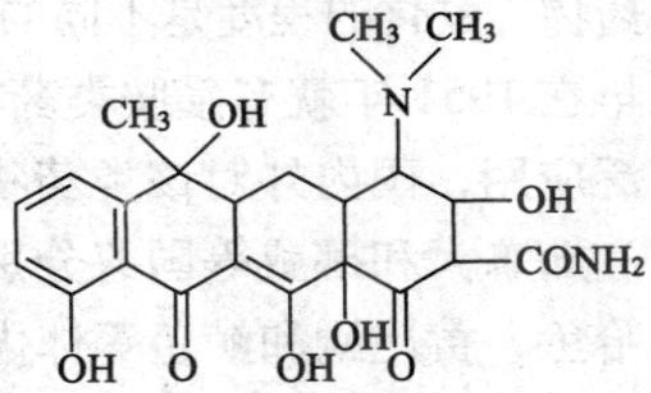

图4－1　四环素族抗生素结构图

土霉素可以治疗鱼和甲壳类动物的多种细菌性疾病。它是唯一一个被各国批准可用于水产养殖的抗生素。但长期接触土霉素会导致牙齿发育不良，以及可能出现感光过敏。日本、美国、加拿大、挪威、意大利及中国等分别对OTC在虹鳟、鳗鱼、香鱼、鲤鱼、大西洋鲑、黑鲷、鲈鱼体内的药物代谢动力学特征和残留进行了研究。FDA规定肉类中土霉素容许含量为0.25mg/kg，而鱼类则为0.1mg/kg，并且规定休药期为21d。其消除时间取决于水温，研究发现，氧四环素自鲑鱼肌肉中消除的时间比从鲶鱼中要长。这表明，不同的鱼肉组织，结合土霉素的能力是不同的，即土霉素的消除时间还与水生生物的种类密切相关。

2. 磺胺药物（Sulfonamides，SAs）

磺胺类药物是指具有对氨基苯磺酰胺结构的一类药物的总称（结构见图4－2），20世纪30年代发现的能有效防治全身性细菌性感染的第一类化疗药物，SAs种类可达数千种，其中应用较广并具有一定疗效的就有几十种。磺胺是这类药物的基本结构，本身抗菌作用较弱。其衍生物可分为两类：一类如磺胺嘧啶、磺胺甲基嘧啶等，口服后在肠内易被吸收，可在全身发挥治疗作用。另一类如磺胺脒、酞磺胺噻唑等，口服后在肠内不易被吸收，能保持有效浓度，发挥抗菌作用，所以用于治疗肠内感染。在临床上现已大部被其他抗生素及喹诺酮类药取代，但在畜牧及水产业中被广泛用作饲料添加剂来预防动物疾病和提高饲料利用率。

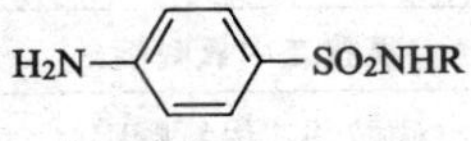

图4－2　磺胺类药物结构图

磺胺类渔药为浅黄色至棕色结晶颗粒或粉末，无臭、味略苦，后微甜，遇阳光渐变色。微溶于冷水，易溶于沸水、酒精、丙酮。在甘油、HCl 或 NaOH 溶液中均能溶解，在氯仿、醚及苯中不溶解。

磺胺类渔药具有抑菌的作用，常用药物见表 4 – 2。磺胺 – 6 – 甲氧嘧啶（SMM）、磺胺 – 2，6 – 二甲氧嘧啶（SDM）均属于长效磺胺类药，抗菌力强，口服后吸收良好；磺胺二甲基异噁唑（SMZ）属中效磺胺类药，抗菌谱广，乙酰化率高；磺胺嘧啶（SD）属于中效磺胺类药，抗菌力强。由于磺胺增效剂三甲氧苄氨嘧啶（TMP）、二甲氧苄氨嘧啶（DMP）和二甲氧甲基苄氨嘧啶（OMP）的出现，它与磺胺类药物联合应用，使磺胺药的抗菌作用增加十倍甚至数十倍，并出现强大的杀菌作用。磺胺类药物进入组织中最易发生的作用是乙酰化，乙酰化后的药物失去杀菌作用，不同的磺胺类药物乙酰化的程度是不同的，在不同的组织乙酰化率也不一样。

早在 1951 年就有磺胺类药在鱼体内的浓度变化的报道，随着磺胺类药在水产中广泛应用，国内外对该类药物在鱼体内的药物代谢动力学研究进展很快。日本、美国、加拿大和挪威等国家分别研究了磺胺类药物在虹鳟、大西洋鲑、蟹鲕、大鳞大马哈鱼、黄尾鲷和鲈鱼等体内的药动学规律，研究最多的药物为 SMM 和 SDM，不同的磺胺类药物药动学规律不同，SMM 和 SDM 在不同动物中的吸收和消除半衰期都比 SDM 长，不同动物体内代谢规律也不同，Ueno（1998）报道 SMM 在鳗鲡中的消除时间比在虹鳟和黄尾鲷中长，分布半衰期为虹鳟和黄尾鲷的 1/2，口服的吸收和消除均比二者慢。SMM 在黄尾鲷中的消除半衰期是虹鳟的 3.6 倍，表明黄尾鲷的消除比虹鳟快。磺胺药物被认为与肾脏损害、泌尿阻碍和造血失调有关。

表 4 – 2　磺胺类药物

名称	英文缩写	别名
磺胺噻唑	ST	—
磺胺异噁唑	SIZ	菌得清
磺胺二甲嘧啶	SM2	—
磺胺二甲异嘧啶	SM2'	磺胺索嘧啶
磺胺嘧啶	SD	大安
磺胺甲基异噁唑	SMZ	新诺明
磺胺甲氧达嗪	SMP	长效磺胺 – A
磺胺对甲氧嘧啶	SMD	消炎磺
磺胺二甲氧嘧啶	SDM	—
磺胺邻二甲氧嘧啶	SDM'	周效磺胺、磺胺多辛
磺胺间甲氧嘧啶	SMM	长效磺胺 – C
磺胺甲氧吡嗪	SMPZ	—

3. 喹诺酮类药物（Quinolones，Qs）

喹诺酮类药物是一大类人工合成的抗微生物药物。根据喹诺酮类药物发明时间及抗菌活性的差异，一般把这类药物分为四代，第一、二代由于其抗菌谱窄、口服吸收慢、毒性反应大、易产生耐药性等缺点而逐渐被淘汰，萘啶酸（Nalidixic acid）和吡哌酸（Pipemidic acid）为代表，此外还包括氟甲喹（Flumequine）、吡咯米酸、西诺沙星等品种；第三代是目前兽医临床应用最为广泛的一类，第四代也已经上市。第三代的氟喹诺酮类，因在母核的6位上引入氟，从而增加了本类药物的抗菌活性，故名氟喹诺酮类药物（结构式见图4－3）。典型品种包括诺氟沙星（Norfloxacin）、氧氟沙星（Ofloxacin）、环丙沙星（Ciprofloxacin）等，常用于动物体治疗的还包括恩诺沙星、沙拉沙星等。这类药物具有抗菌谱广、杀菌力强、吸收快、体内分布广、抗菌作用独特等诸多优点。

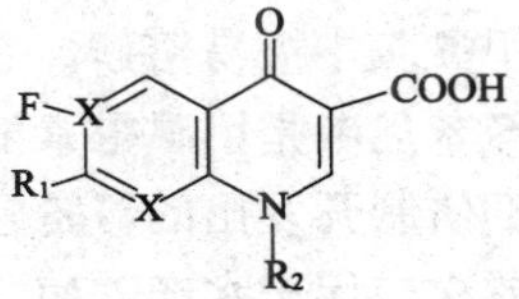

喹诺酮类药物于20世纪80年代初开始用于水产养殖，后来又用于家禽和养猪生产上。1995年FDA批准盐酸沙拉沙星，1996年批准恩诺沙星可通过饮水用于控制与禽的大肠杆菌病相关的死亡。我国于90年代初最先批准用于畜牧生产。许多喹诺酮类药物对动物及人类的毒性影响已经被证实，特别是萘啶酸（第一代）已经被证实有干扰繁殖系统，影响光敏感性、致癌和致突变作用等。由于该类药生物利用度高而被广泛应用，并常有不合理用药和滥用药的情况发生，因此，喹诺酮类药物残留问题越来越引起人们的重视。

图4－3　氟喹诺酮类药物的结构（R_1通常为羟基；R_2通常为哌嗪衍生物；X为C或N）

恶喹酸（Oxolinic acid）是第一代喹诺酮类药物（结构见图4－4），对革兰氏阴性菌有强的抗菌效力，可以用于虹鳟、防治鳟鱼、鳗鱼、鲤鱼、海水鱼等的病害防治，目前在国内外水产养殖业中大量使用。同时恶喹酸残留可通过食物链传递给人，使消费者产生一定的药物积累和耐药性，严重损害消费者健康。因此，加强残留的监测十分必要。我国对鳗鱼肉中的残留限量为0.05mg/kg。我国无公害水产品规定恶喹酸残留量不大于0.3mg/kg。

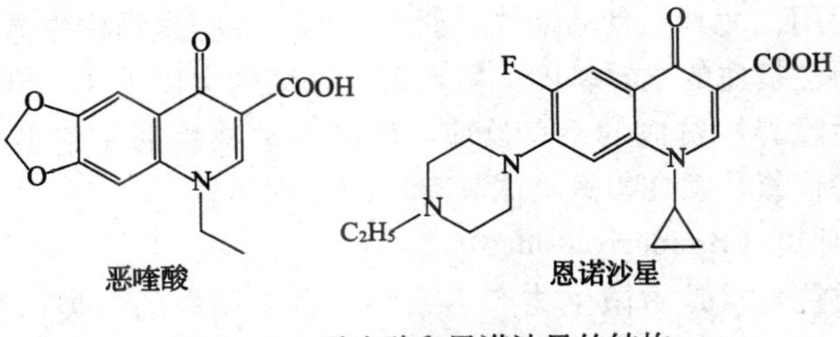

图4－4　恶喹酸和恩诺沙星的结构

恩诺沙星（Enrofloxacin），又名恩氟喹啉羧酸，为白色结晶性粉末，不溶于水，易溶于氢氧化钠溶液、甲醇及氰甲烷等有机溶剂（结构见图4－4）。恩诺沙星在动物体内的半衰期长，有良好的组织分布性，曾被使用于养殖鱼类的弧菌症及大肠杆菌症疾病的控制。恩诺沙星不具致癌性及畸胎反应，急性毒性低，其副作用包括肠道障碍、高致敏感性反应及结晶尿。根据联合国农粮组织及世界卫生组织的评估，其ADI值为2μg/kg体重。目前我国还没有明确禁用恩诺沙星、环丙沙星等药物，但在欧盟已经禁止使用，日本于2006年设置了部分水产品中恩诺沙星残留限量0.1mg/kg。

4. 氟苯尼考

氟苯尼考，化学名称D（＋）－苏－1－对甲砜基苯基－2－二氯乙酰氨基－3－氟丙醇，商品名Aquafen。为白色或类白色结晶性粉末，无臭，味苦。在二甲基甲酰胺中极易溶解，在甲醇中溶解，在冰醋酸中略溶，在水或氯仿中极微溶解。氟苯尼考是甲砜霉素的单氟衍生物，又称氟甲砜霉素，是美国在20世纪80年代后期研制开发出的氯霉素类动物专用药物，是新合成的广谱抗菌药。1990年在日本首次应用于水产养殖，随后韩国、英国也批准在鳗鱼和大西洋鳟上使用。其后挪威（1993）、智利（1995）、加拿大（1997）、英国（1999）等分别上市用于鲑科鱼类疖疮病的防治，中国1999年批准氟苯尼考为国家二类新兽药，在水产养殖上可用于治疗鳗鲡爱德华氏病和赤鳍病，在欧洲和北美等主要水产养殖国家，氟苯尼考已成为鲑鱼疖疮病、细菌性冷水病和虹鳟鱼苗综合征及斑点叉尾鮰肠道败血症等细菌病的主要治疗药物。

氟苯尼考为氯霉素的结构同系物，作用机理及抗菌谱与氯霉素和甲砜霉素相似，能与50S亚基结合，抑制酞酰基转移酶，从而抑制酞链的延伸，干扰蛋白质合成。氟苯尼考在结构上以F原子取代了氯霉素、甲砜霉素中丙烷链3碳位置上的—OH（见图4－5），不会产生类似氯霉素、甲砜霉素质粒介导的耐药性，而且对许多氯霉素耐药菌株仍然敏感。氯霉素由于有严重的致再生障碍性贫血的不良反应，许多国家已禁止氯霉素在动物疾病防治上的使用，尤其是食品动物。研究表明，氯霉素结构中芳香环上对位硝基是引起再生障碍性贫血的主要基团，氟苯尼考在结构上以H_3C—SO_2取代了O_2N用药后不产生再生障碍性贫血的不良反应，因此在动物疾病防治上，尤其是食品动物，氟苯尼考替代氯霉素在兽医临床具有广阔应用前景。

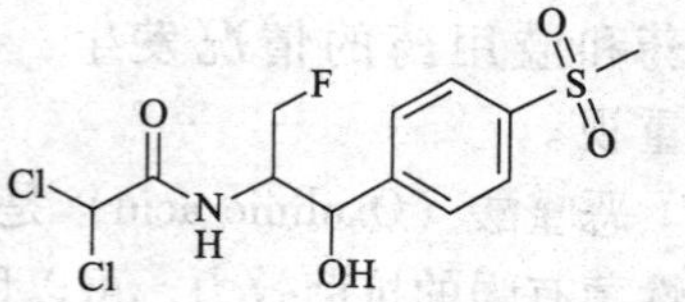

图4－5　氟苯尼考化学结构

5. 氨基糖苷类（Aminoglycosides）

氨基糖苷类抗生素是由微生物产生或经半合成制取的一类由氨基糖（或中性糖）与氨基环醇以苷键相结合的易溶于水的碱性抗生素，分子中都有2～3个氨基糖分子与非糖部分的苷元结合而成的苷。除了链霉素含有链霉胺（2个氨基取代的环己六醇）外，其他氨基糖苷类抗生素都具有2－脱氧链霉胺的环己六醇结构（见图4－6）。根据环己醇上的取代基位置的不同可细分为4，5－二取代脱氧链霉胺、4，6－二取代脱氧链霉胺及其他氨基糖苷抗生素。4，5－二取代脱氧链霉胺类中最重要的有新霉素、巴龙霉素，而4，6－二取代脱氧链霉胺中则有庆大霉素、卡那霉素，其他氨基糖苷抗生素有链霉素、二氢链霉素等。

氨基糖苷类抗生素具有广谱抗菌性，临床应用的副作用有肾毒性和耳毒性。大量的氨基糖苷类抗生素是在70年代发现的，但1980年后氨基糖苷类抗生素几乎是停止了发展，可能的原因是这类抗生素的临床没有发展的潜力了，然而，在用作兽药和家畜的饲养方面，氨基糖苷类抗生素有广泛应用的价值，除了因为价格便宜和广谱抗菌性外，另一重要原因是把氨基糖苷类抗生素加到饲料中，可以预防疾病和促进家畜的生长。

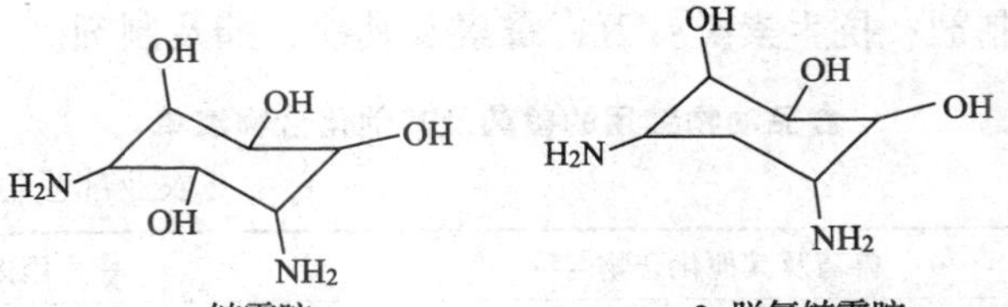

链霉胺　　2-脱氧链霉胺

图4－6　链霉胺和2－脱氧链霉胺的结构

链霉素（streptomycin，SM）是一种常见的氨基糖苷类抗生素，对多种革兰氏阳性菌和革兰氏阴性菌都具有显著的广谱抗菌效果，可以有效抑制细菌的生长和繁殖，因此目前是我国农业、畜牧业和水产业中常用的药物之一，在渔业中用于防治鱼病，治疗细菌性烂鳃病、赤皮病、肠炎病、白头白嘴病等，也常添加到饲料中促进鱼类生长发育。使用后代谢快，残留少，具有一定程度的耳毒性、肾毒性和神经肌肉阻滞作用。

6. 农药杀虫剂

目前我国水产养殖使用的杀虫剂除了硫酸铜和硫酸亚铁等金属盐类外，还包括一些有机磷农药和氨基甲酸酯类农药，这些农药的毒性相对较低，在杀灭养殖水产动物寄生虫的同时对水产动物本身毒害较轻，但其使用后在水生生物体内会造成不同程度的残留，并且会对环境产生污染，因此在无公害食品和绿色食品的生产过程中是禁止使用的。主要使用的有机磷农药有敌百虫、辛硫磷、马拉硫磷，氨基甲酸酯类农药有溴氰菊酯、氯氰菊酯、氰戊菊酯。

敌百虫，别名马佐藤，为白色结晶，有芳香味，水解后能产生一种胆碱酯酶的抑制剂，与虫体的胆碱酯酶相结合，使胆碱酯酶的活性受到抑制，失去水解破坏乙酰胆碱的能力。由于乙酰胆碱大量蓄积，使昆虫、甲壳类、蠕虫等的神经功能失常，直至中毒死亡。常用于杀灭寄生于青鱼、草鱼、鲢、鳙、鲤、鲫、鳊等鱼体上的中华鳋、锚头鳋、鱼鲺、三代虫、指环虫、线虫、吸虫等寄生虫。

三、禁用渔药

我国有关禁用渔药的法规及标准包括：2002 年发布了农业部公告［第 193 号］—食用动物禁用的兽药及其他化合物清单，规定了 21 种（表 4－3）；2005 年发布了农业部公告［第 560 号］—兽药地方标准废止目录。

农业行业标准无公害食品渔用药物使用准则（NY 5071—2002）规定在无公害水产品中禁止使用的渔药还包括地虫硫磷，氟氯氰菊酯，磺胺噻唑，磺胺脒，红霉素，杆菌肽锌，泰乐菌素，环丙沙星，阿伏帕星，喹乙醇，速达肥。农业部公告［第 560 号］规定一些兽药地方标准不符合安全有效审批原则，予以废止，禁用兽药包括 β－兴奋剂类：沙丁胺醇及其盐、酯及制剂；硝基呋喃类：呋喃西林、呋喃妥因及其盐、酯及制剂；硝基咪唑类：替硝唑及其盐、酯及制剂；喹噁啉类：卡巴氧及其盐、酯及制剂；抗生素类：万古霉素及其盐、酯及制剂。

表 4－3　食品动物禁用的兽药及其他化合物清单

（农业部公告［第 193 号］）

	兽药及其他化合物名称	禁止用途	禁用动物
1	β－兴奋剂类：克仑特罗（Clenbuterol）、沙丁胺醇（Salbutamol）、西马特罗（Cimaterol）及其盐、酯及制剂	所有用途	所有食品动物
2	性激素类：己烯雌酚（Diethylstilbestrol）及其盐、酯及制剂	所有用途	所有食品动物
3	具有雌激素样作用的物质：玉米赤霉醇（Zeranol）、去甲雄三烯醇酮（Trenbolone）、醋酸甲孕酮（Mengestrol Acetate）及制剂	所有用途	所有食品动物
4	氯霉素（Chloramphenicol）、及其盐、酯［包括：琥珀氯霉素（Chloramphenicol Succinate）］及制剂	所有用途	所有食品动物
5	氨苯砜（Dapsone）及制剂	所有用途	所有食品动物
6	硝基呋喃类：呋喃唑酮（Furazolidone）、呋喃它酮（Furaltadone）、呋喃苯烯酸钠（Nifurstyrenate sodium）及制剂	所有用途	所有食品动物
7	硝基化合物：硝基酚钠（Sodium nitrophenolate）、硝呋烯腙（Nitrovin）及制剂	所有用途	所有食品动物
8	催眠、镇静类：安眠酮（Methaqualone）及制剂	所有用途	所有食品动物
9	林丹（丙体六六六）（Lindane）	杀虫剂	水生食品动物
10	毒杀芬（氯化烯）（Camahechlor）	杀虫剂、清塘剂	水生食品动物
11	呋喃丹（克百威）（Carbofuran）	杀虫剂	水生食品动物
12	杀虫脒（克死螨）（Chlordimeform）	杀虫剂	水生食品动物
13	双甲脒（Amitraz）	杀虫剂	水生食品动物
14	酒石酸锑钾（Antimonypotassiumtartrate）	杀虫剂	水生食品动物
15	锥虫胂胺（Tryparsamide）	杀虫剂	水生食品动物
16	孔雀石绿（Malachitegreen）	抗菌、杀虫剂	水生食品动物

续表

	兽药及其他化合物名称	禁止用途	禁用动物
17	五氯酚酸钠（Pentachlorophenolsodium）	杀螺剂	水生食品动物
18	各种汞制剂包括：氯化亚汞（甘汞）（Calomel）、硝酸亚汞（Mercurous nitrate）、醋酸汞（Mercurous acetate）、吡啶基醋酸汞（Pyridyl mercurous acetate）	杀虫剂	动物
19	性激素类：甲基睾丸酮（Methyltestosterone）、丙酸睾酮（Testosterone Propionate）、苯丙酸诺龙（Nandrolone Phenylpropionate）、苯甲酸雌二醇（Estradiol Benzoate）及其盐、酯及制剂	促生长	所有食品动物
20	催眠、镇静类：氯丙嗪（Chlorpromazine）、地西泮（安定）（Diazepam）及其盐、酯及制剂	促生长	所有食品动物
21	硝基咪唑类：甲硝唑（Metronidazole）、地美硝唑（Dimetronidazole）及其盐、酯及制剂	促生长	所有食品动物

注：食品动物是指各种供人食用或其产品供人食用的动物

四、渔药使用

无公害食品　渔用药物使用准则见表4－4，其他常用渔药及其使用方法见表4－5。

表4－4　　无公害食品　渔用药物使用准则（NY 5071—2002）

渔药名称	用途	用法与用量	休药期/d	注意事项
氧化钙（生石灰）	用于改善池塘环境，清除敌害生物及预防部分细菌性鱼病	带水清塘：200～250mg/L（虾类：350～400mg/L）； 全池泼洒：20～25mg/L（虾类：15～30mg/L）	—	不能与漂白粉、有机氯、重金属盐、有机络合物混用。
漂白粉	用于清塘、改善池塘环境及防治细菌性皮肤病、烂鳃病、出血病	带水清塘：20mg/L 全池泼洒：1.0～1.5mg/L	≥5	1. 勿用金属容器盛装； 2. 勿与酸、铵盐、生石灰混用。
二氯异氰尿酸钠	用于清塘及防治细菌性皮肤溃疡病、烂鳃病、出血病	全池泼洒：0.3～0.6mg/L	≥10	勿用金属容器盛装。
三氯异氰尿酸	用于清塘及防治细菌性皮肤溃疡病、烂鳃病、出血病	全池泼洒：0.2～0.5mg/L	≥10	1. 勿用金属容器盛装； 2. 针对不同的鱼类和水体的pH，使用量应适当增减。
二氧化氯	用于防治细菌性皮肤病、烂鳃病、出血病	浸浴：20～40mg/L，5～10min； 全池泼洒：0.1～0.2mg/L，严重时0.3～0.6mg/L	≥10	1. 勿用金属容器盛装； 2. 勿与其他消毒剂混用。

续表

渔药名称	用途	用法与用量	休药期/d	注意事项
二溴海因	用于防治细菌性和病毒性疾病	全池泼洒：0.2～0.3mg/L	—	
氯化钠（食盐）	用于防治细菌、真菌或寄生虫疾病	浸浴：1%～3%，5～20min	—	
硫酸铜（蓝矾、胆矾、石胆）	用于治疗纤毛虫、鞭毛虫等寄生性原虫病	浸浴：8mg/L（海水鱼类：8～10mg/L），15～30min 全池泼洒：0.5～0.7mg/L（海水鱼类：0.7～1.0mg/L）	—	1. 常与硫酸亚铁合用； 2. 广东鲂慎用； 3. 勿用金属容器盛装； 4. 使用后注意池塘增氧； 5. 不宜用于治疗小瓜虫病。
硫酸亚铁（硫酸低铁、绿矾、青矾）	用于治疗纤毛虫、鞭毛虫等寄生性原虫病	全池泼洒：0.2mg/L（与硫酸铜合用）	—	1. 治疗寄生性原虫病时需与硫酸铜合用； 2. 乌鳢慎用。
高锰酸钾（锰酸钾、灰锰氧、锰强灰）	用于杀灭锚头鳋	浸浴：10～20mg/L，15～30min； 全池泼洒：4～7mg/L	—	1. 水中有机物含量高时药效降低； 2. 不宜在强烈阳光下使用。
四烷基季铵盐络合碘（季铵盐含量为50%）	对病毒、细菌、纤毛虫、藻类有杀灭作用	全池泼洒：0.3mg/L（虾类相同）	—	1. 勿与碱性物质同时使用； 2. 勿与阴性离子表面活性剂混用； 3. 使用后注意池塘增氧； 4. 勿用金属容器盛装。
大蒜	用于防治细菌性肠炎	拌饵投喂：10～30g/kg 体重，连用4～6d（海水鱼类相同）	—	—
大蒜素粉（含大蒜素10%）	用于防治细菌性肠炎	0.2g/kg 体重，连用4～6d（海水鱼类相同）	—	—
大黄	用于防治细菌性肠炎、烂鳃	全池泼洒：2.5～4.0mg/L（海水鱼类相同） 拌饵投喂：5～10g/kg体重，连用4～6d（海水鱼类相同）	—	投喂时常与黄芩、黄柏合用（三者比例为5:2:3）
黄芩	用于防治细菌性肠炎、烂鳃、赤皮、出血病	拌饵投喂：2～4g/kg 体重，连用4～6d（海水鱼类相同）	—	投喂时常与大黄、黄柏合用（三者比例为2:5:3）
黄柏	用于防治细菌性肠炎、出血	拌饵投喂：3～6g/kg 体重，连用4～6d（海水鱼类相同）	—	投喂时常与大黄、黄芩合用（三者比例为3:5:2）

续表

渔药名称	用途	用法与用量	休药期/d	注意事项
五倍子	用于防治细菌性烂鳃、赤皮、白皮、疖疮	全池泼洒：2～4mg/L（海水鱼类相同）	—	—
穿心莲	用于防治细菌性肠炎、烂鳃、赤皮	全池泼洒：15～20mg/L 拌饵投喂：10～20g/kg体重，连用4～6d	—	—

表4－5　其他常用渔用药物及其使用方法

渔药名称	用途	用法与用量	休药期/d	注意事项
苦参	用于防治细菌性肠炎、竖鳞	全池泼洒：1.0～1.5mg/L 拌饵投喂：1～2g/kg体重，连用4～6d	—	—
土霉素	用于治疗肠炎病、弧菌病	拌饵投喂：50～80mg/kg体重，连用4～6d（海水鱼类相同，虾类：50～80mg/kg体重，连用5～10d）	≥30（鳗鲡） ≥21（鲶鱼）	勿与铝、镁离子及卤素、碳酸氢钠、凝胶合用。
噁喹酸	用于治疗细菌肠炎病、赤鳍病、香鱼、对虾弧菌病，鲈鱼结节病，鲱鱼疖疮病	拌饵投喂：10～30mg/kg体重，连用5～7d（海水鱼类1～20mg/kg体重；对虾：6～60mg/kg体重，连用5d）	≥25（鳗鲡） ≥21（鲤鱼、香鱼）	用药量视不同的疾病有所增减。
磺胺嘧啶（磺胺哒嗪）	用于治疗鲤科鱼类的赤皮病、肠炎病，海水鱼类链球菌病	拌饵投喂：100mg/kg体重，连用5d（海水鱼类相同）	—	1. 与甲氧苄啶(TMP)同用，可产生增效作用； 2. 第一天药量加倍。
磺胺甲噁唑（新诺明、新明磺）	用于治疗鲤科鱼类的肠炎病	拌饵投喂：100mg/kg体重，连用5～7d	≥30	1. 不能与酸性药物同用； 2. 与甲氧苄啶(TMP)同用，可产生增效作用； 3. 第一天药量加倍。
磺胺间甲氧嘧啶（制菌磺、磺胺－6－甲氧嘧啶）	用于治疗鲤科鱼类的竖鳞病、赤皮病及弧菌病	拌饵投喂：50～100mg/kg体重，连用4～6d	≥37（鳗鲡）	1. 与甲氧苄啶（TMP）同用，可产生增效作用； 2. 第一天药量加倍。

续表

渔药名称	用途	用法与用量	休药期/d	注意事项
氟苯尼考	用于治疗鳗鲡爱德华氏病、赤鳍病	拌饵投喂：10.0mg/（d·kg体重），连用4~6d	≥7（鳗鲡）	—
聚维酮碘（聚乙烯吡咯烷酮碘、皮维碘、PVP—1、伏碘）（有效碘1.0%）	用于防治细菌性烂鳃病、弧菌病、鳗鲡红头病。并可用于预防病毒病：如草鱼出血病、传染性胰腺坏死病、传染性造血组织坏死病、病毒性出血败血症	全池泼洒：海、淡水幼鱼、幼虾：0.2~0.5mg/L；海、淡水成鱼、成虾：12~2mg/L 鳗鲡：2~4mg/L 浸浴；草鱼种：30mg/L，15~20min 鱼卵：30~50mg/L（海水鱼卵25~30mg/L），5~15min	—	1. 勿与金属物品接触； 2. 勿与季铵盐类消毒剂直接混合使用。

注：1. 用法与用药量栏未标明海水鱼类与虾类的均适用于淡水鱼类。

2. 休药期为强制性。

生产AA级绿色食品允许使用的渔药见表4-6，生产A级绿色食品允许使用的渔药见表4-7。

表4-6　NY/T 755—2003　绿色食品　渔药使用准则

生产AA级绿色食品允许使用的渔药

类别	名称	作用与用途	用法与剂量	注意事项
微生态制剂	芽孢杆菌（蜡样芽孢杆菌与枯草芽孢杆菌等）	改善水质，净化底质。使空肠道pH及氨降低。	遍洒：首次施放 1.5×10^{6}cfu/m^{3} 水体，以后每15~30d使用 5×10^{5}cfu/m^{3} 水体。	阴凉干燥处保存。口服后当天用完。用于环境改良时，应在封闭性水体，不能与抗微生物药同时使用。具体使用参见产品说明
	硝化和反硝化菌	改善水质，降低氨氮	3×10^{6}cfu/m^{3} 水体遍洒。	
	乳酸杆菌	抑制肠道不耐酸病原菌繁殖，合成短链脂肪酸和B族维生素，能中和毒性产物，抑制氨和胺的合成，增强免疫力	口服 4.5×10^{6}cfu/kg 体重	
	酵母菌及丝状真菌	改善胃肠内环境和菌群的结构，提供相应的维生素和蛋白质。	口服 4.5×10^{6} cfu/kg 体重	
	光合细菌	改善水质，降低氨氮	遍洒：首次使用浓度 1.5×10^{7}cfu/m^{3}，3d后按 5×10^{6}cfu/m^{3}，以后每隔7d后按 2×10^{6}cfu/m^{3} 复用。	

续表

类别	名称	作用与用途	用法与剂量	注意事项
渔用消毒剂	生石灰	改良水质与水体消毒	20～25mg/L 遍洒（鳖可达60mg/L）	水体消毒
诊断试剂盒	对虾白斑综合征病毒（WSSV）核酸探针点杂交检测试剂盒	利用核酸探针斑点杂交法检测对虾白斑综合征病毒。	按试剂盒说明书操作	
	对虾白斑综合征病毒（WSSV）PCR检测试剂盒	可用于亲虾、虾苗及养成过程中病毒的跟踪检测，也可用于环境监测	按试剂盒说明书操作	1. 2～4℃冰箱避光保存。 2. 试剂盒须在有效期内使用，若阳性控制点不显色说明试剂盒已失效。 3. 测试点出现较弱斑点，须复查。 4. 使用前应将各管试剂复温至室温。
	对虾传染性皮下及造血组织坏死病毒（IHHNV）检测试剂盒	对虾传染性皮下及造血组织坏死病毒（IHHNV）检疫、检测	按试剂盒说明书操作	
	对虾桃拉病毒（TSV）检测试剂盒	利用分子遗传标记方法对虾桃拉病毒（TSV）进行检测	按试剂盒说明书操作	
	致病性嗜水气单胞菌检测试剂盒	诊断检测致病性嗜水气单胞菌	按试剂盒说明书操作	
	弧菌快速检测试剂盒	用于养殖过程中弧菌的检疫、检测	按试剂盒说明书操作	
疫苗	鳗弧菌灭活疫苗	预防鳗鱼的弧菌病	按说明书使用	18℃以上使用
	嗜水气单胞菌灭活疫苗	预防淡水鱼类的细菌性败血症	按说明书使用	18℃以上使用
	草鱼出血病灭活疫苗	预防由鱼呼肠弧病毒引起的草鱼出血病	按说明书使用	疫苗保存于4℃
	鱼传染性胰脏坏死病灭活疫苗	预防由传染性胰脏坏死病毒引起的疾病	按说明书使用	

表 4-7　生产 A 级绿色食品允许使用的抗微生物、抗寄生虫、消毒剂渔药

类别	药名	对象	剂型	用途	用法与用量	停药期/d	注意事项
抗微生物药	土霉素	鱼类	晶体粉剂	防治肠炎病、弧菌病	口服：25mg/kg 体重，连用 5~7d	>40	勿与铝、镁及卤素、碳酸氢钠合用
	金霉素	鱼类	晶体粉剂	防治白皮、白头白嘴、打印、弧菌等病	口服：10~20mg/kg，连用 5d	温水鱼>30 冷水鱼>90	勿与碱性及含钙、镁、铝、铁、铋的药物及含钙高的饲料混用
	链霉素	鱼类	针剂	主治溃疡、赤皮及水霉素	注射：0.3 mg/kg 药浴：100mg/L	>30	—
	大蒜素	鱼类	粉剂	防治细菌性肠炎	口服：200mg/kg，连用 5d	5	—
抗寄生虫药	硫酸锌	淡水鱼	晶体	治疗纤毛虫所引起的鱼病	遍洒：0.5mg/L 浸浴：200mg/L，1h	5	可与硫酸亚铁合用，比例 5:2
	硫酸亚铁	淡水鱼	晶体	治疗纤毛虫所引起的鱼病	遍洒：0.2mg/L	5	可与硫酸亚铁合用，比例 5:2
	氯化钠	淡水鱼	晶体	杀菌杀虫作用	浸浴：10‰~13‰	无	常与其他药物合用，如碳酸氢钠、大蒜、大黄等
	碳酸氢钠	鱼类	晶体	除氯和治疗竖鳞病、水霉病等	遍洒：400mg/L	无	常与其他药物合用，如食盐、大黄等
	过氧乙酸	鱼类	晶体	消毒	浸浴：1‰	无	器具消毒
渔用消毒剂	二氧化氯	淡水养殖对象	粉剂	杀菌与消毒	遍洒：0.3mg/L	>7	勿接触铁制器皿
	聚维酮碘	所有养殖对象	液体	水产动物体表消毒	浸浴：0.3mg/L	>5	卵或体表消毒

五、渔药管理措施

水产品中渔药残留的监控最重要的是从源头抓起，加强渔药的安全、科学、合理使用，实施渔药生产、销售和规范使用的管理。

（一）渔药的监督和管理机制

渔药属于兽药，对渔药管理依据主要是《中华人民共和国兽药典》和《中华人民共和国兽药管理条例》。兽药典主要是收载名录、使用规范、鉴别、检测方法等；管理条例主要规定了兽药的申报、管理办法等。国家相应地设有兽药典委员会，归口农业部畜牧兽医局管理。渔药属于兽药，但由于历史的原因，对渔药的管理一直不够重视，不够系统。1990 年以后，农业部建立了渔药临床试验基地，1997 年，组织编写了我国第一部渔药方面的专业手册《渔药手册》。1999 年国家成立兽药残留监控委员会，对渔药（兽药）残留进行研究，并拟采用官方兽医制度。1999 年农业部组织制订《水产养殖禁用药物目录》、《水产养殖允许使用药物目录及用法》和《水产养殖安全卫生操作规范》等。2000 年 4 月农业部畜牧兽医局和渔业局联合发文要求各地“进一步加强渔药管理工作”，明确各级渔业行政主管部门负责对从事水产养殖的单位和个人的渔药使用情况进行监督检查。2002 年，渔药的使用管理明确由农业部渔业主管部门负责。

（二）生产与销售管理

2004 年 11 月 1 日实施的新《兽药管理条例》第 15 条规定“兽药生产企业生产兽药，应当取得国务院兽医行政管理部门核发的产品批准文号”。并且根据我国农业部的明文规定，我国兽药生产行业必须达到 GMP 标准。企业必须按农业部制定的生产质量管理规范组织生产。如原料，辅料应当符合国定标准或生产质量要求，出厂前经过质量检验，附产品合格证。渔药质量必须符合《中华人民共和国兽药典》、《兽药质量标准》、《兽用生物制品质量标准》、《进口兽药质量标准》、《兽药管理条例》等有关规定。一般每两年对生产企业作一次常规的以及特别项目抽查监测，对质量投诉案件派人员到企业调查监测，并出具公开的报告，接受公众监督。严禁“三无”渔药的生产，杜绝假冒劣质渔药的生产。

目前在管理方面仍需加强的是对上市后渔药的管理和监测。定期与不定期地对市场上的渔药质量进行抽查监督，切断禁用药物在渔药市场上的流通渠道。有关职能部门应注意搜集并评估渔药上市后的资料：如① 涉及动物或人的自发性不良反应报告，包括渔药缺乏预期药效或错误使用的情况；② 人体对渔药的可疑不良反应；③ 耐药性的流行病学研究；④ 对环境的潜在影响；⑤ 违反渔药允许残留限量的事例；⑥ 渔药风险、效益评估等。

（三）渔药的规范使用

1．遵守相应的规定

严格按照国家和农业部的规定，进行诊断、预防或治疗疾病所用的渔药不得直接使用原料药，严禁使用未取得生产许可证、批准文号的药物和禁用药物。

农业部发布了《NY 5071—2002 无公害食品　渔用药物使用准则》,《NY 5070 无公害食品　水产品中渔药残留限量》，农业部公告［第 193 号］—食用动物禁用的兽药及其他化合物清单，农业部公告［第 560 号］—兽药地方标准废止目录。农业部以 278 号公告发布了兽药停药期规定，对 202 种列入兽药国家标准和专业标准的药物停药期做出了规定，其中包括 7 种渔用药物。为加强出口鳗鲡养殖用药管理，保证出口鳗鱼产品质量，参照日本鳗鲡养殖有关规定，由农业部发出了《关于发布〈出口鳗鱼养殖用药规定〉、〈出口鳗鱼养殖禁用兽药品种目录〉的通知》（农牧函（1999）8号文），规定了鳗鱼养殖7种药物的使用方法和21种禁用药物。另外，卫生部还制定了绿色食品标准《无公害食品 渔用药物使用准则》（NY/T 755）。对渔药的规范使用起到了一定指导作用。

2．规范用药

规范用药，就是要从药物、病原、环境、养殖动物本身和人类健康等方面的因素考虑，有目的、有计划和有效果地使用渔药，包括正确诊断病情、注意选药的有效性、安全性、方便性、经济性和给药方式等操作。鼓励使用国家颁布的推荐用药，注意药物相互作用，避免配伍禁忌，推广使用高效、低毒、低残留药物，并把药物防治与生态防治和免疫防治结合起来。另外，用药时间的选择，则应根据具体的药物、养殖的种类、疾病的类型等综合考虑。

无公害水产品标准明确规定严禁使用高毒、高残留或具有三致毒性（致癌、致畸致突变）的渔药。严禁使用对水域环境有严重破坏而又难以修复的渔药，严禁直接向养殖水域泼洒抗菌素，严禁将新近开发的人用新药作为渔药的主要或次要成分。水产品上市前要严格遵守休药期。

3．建立用药处方制度

渔药与人用药物及兽药一样，必须有专业的指导和监督。我国正在探索实施水产执业兽医制度，使用处方药，使渔药的使用由无序到有序、由盲目到科学。如没有兽（渔）医的处方，就不能购买抗生素等，从而在源头上杜绝抗生素的滥用。应建立并保持水产养殖动物的预防和治疗记录，包括患、发病时间、发病症状、发病率、治疗时间、治疗用药的经过、所用药物的名称和主要成分等信息。

目前我国关于渔药的法律法规还不健全，对水产品安全性和质量保证体系的研究工作较少，至今没有进行全面的水产品中药物残留的监控技术和限量标准的研究；渔药规范使用的规定比较笼统，只能基于目前科研基础情况和可收集到的资料规定一些内容，不系统、不全面、不规范，如休药期问题，只针对部分药物和养殖品种做了规定，相当一部分药物与养殖品种未做规定；未建立规范用药制度、生产日志制度、环境检测制度、大型养殖场登记报备制度等。我国的渔药规范化使用仍然任重而道远。

（四）国外对渔药的管理

国外对渔药残留的控制有一系列的规定和措施。

（1）对药物的使用规范和安全性制定了严格的法规。

（2）对渔（兽）药开发、生产的各阶段均有规范指令文件予以控制，如实验室管理规范（GLP）、临床实验技术规范（GCP）、药品生产质量管理规范（GLP）等。

（3）对动物的药效实验研究及其临床试验均具有完整的研究报告和有关的详细记录，以供管理部门和有关专家审核。

（4）对一些致癌类的药物和对人体构成潜在威胁的药物规定为不得检出，并研制出极为灵敏的检测方法。

（5）使用的化学治疗药物规定了不会对人类与环境造成危害的允许残留的限量，同时根据药物的代谢情况确定了相应的休药期。

美国 FDA（1994）制定了“化合物在食品动物中使用安全评价的基本原则”，1996 年颁布了“动物药品可用法”和“动物医疗药物说明”两项法规，对兽药使用安全有法律上的规定。欧盟对水产品公害有明确的法规限制，特别是对重金属、洗涤剂、激素等有毒有害物质残留和渔用药物的使用严加限制。

日本农林水产省制定了《水产养殖用药指南》，规定不同水产品、不同病症的适用药物、用法、用量、休渔期等使用标准，制定了对违反“使用标准”者的处罚原则，并规定使用抗生素、合成抗菌剂、驱（杀）虫剂时要做使用记录，指导广大水产养殖用户科学用药。农林水产省根据食品质量安全有关规定，结合水产养殖用药实际情况、国外用药标准的调整以及国内新药的上市等，不定期对该《指南》进行修改。日本于 2008 年 1 月 31 日发布实施的《水产养殖用药第 21 号通报》，再次调整了水产养殖用药种类、部分药物的使用方法等。日本政府告诫水产养殖者，为遵守肯定列表制度制定的药物残留限量标准，避免药物残留事件的发生，在使用渔药时，必须严格遵守该通报的规定，同时为确保养殖产品质量的可追溯性，要做好用药记录并妥善保管等。

第三节　渔用饲料

随着我国渔业生产结构由捕捞为主向以海水养殖为主的转变，渔用饲料在水产养殖中的重要性日益上升，不合格饲料及饲料添加剂滥用和误用，不仅严重制约渔用饲料的健康发展，而且直接影响水产养殖业的发展和水产品的食用安全性。

一、水产品的安全性对渔用饲料提出新的要求

进入 20 世纪 90 年代，我国城乡人民生活加快了向小康水平的过渡，人们对鱼等水产品的需求量增大，对其质量的要求越来越高，更崇尚无污染的安全、优质、营养的无公害食品。因此要求渔用饲料为无药物残留、无污染的“绿色”饲料；然而，由于我国渔用饲料标准、法规的不尽完善，加上饲料生产者为追求高额利润，在渔用饲料中滥用药物和激素等，引起了消费者的恐慌；不仅制约渔用饲料的健康发展，给水产养殖业带来不利影响，同时也严重危害着消费者的健康。1997 年以来，欧盟限制我国水产品的进口主要就是因为对我国水产品的安全性监控体系提出诸多问题。1998 年、1999 年我国出口到日本的部分鳗鲡及制品因某些药物残留超标而被退货，既给企业带来经济损失，同时损害了中国水产品的国际形象。

2001 年，农业部启动了“无公害食品行动”，无公害水产品的生产首先从养殖环境和渔用饲料这个“源头”抓起，加大检测仪器设备和科技力量的投入，严格控制药物和激素的滥用，建立水产品、渔用饲料及渔药安全性监控体系和标准体系，实行全程质量控制，使养殖水产品的质量安全不断提高。

二、渔用饲料现状

1. 渔用饲料市场

我国水产养殖领域从沿海和长江、珠江领域传统养殖区扩展到内陆、三北地区，特别是海水养殖，由于经济效益较高，近两年发展尤为迅猛，沿海各地相继开发网箱养殖、地下海水大棚养殖和工厂化养殖。截止到 2002 年，全国水产品养殖面积达到 650 万 hm^2，比 1985 年的 396 万 hm^2 增长了 60%，全国各类养殖水产品的产量达 2500 多万 t，已实现了渔业从捕捞为主向养殖为主的根本性的转变。作为水产养殖重点投入品的渔用饲料特别是配合饲料也伴随着渔业生产结构的调整有了很大的发展。目前全国渔用饲料的生产企业已发展到数百家，2001 年产量达 780 万 t，多分布在沿海地区，内陆地区以四川为最，名优渔用饲料以福建、广东较为发达。其中对虾、鳗鲡、鲤鱼、罗非鱼、甲鱼、梭子蟹、牙鲆、大鲮鲆、鲈鱼等养殖所用的配合饲料已形成较大规模的生产能力和知名产品，初步形成渔用饲料工业生产体系。

2. 渔用饲料生产企业状况

近几年来我国渔用饲料企业正向规模化、产业化方向发展，年产量超过万吨的企业已有数十家。这些企业管理规范，有的已经通过 ISO 9000 质量体系认证，生产的渔用饲料产品质量高。但渔用饲料工业总体与畜禽饲料工业相比，尚有差距，可以说仍处于发展阶段，表现在：渔用饲料生产企业规模小，饲料质量难以得到保证。渔用饲料生产者多为国有或集体的中小型渔用饲料厂，企业的规模和产量与畜禽饲料生产的大公司相比较小，其规模和效益限制了这样的渔用饲料企业难有较大的投入购置先进的饲料设备，因而难以生产高质量的饲料。

3. 渔用饲料使用情况

我国淡水水产养殖技术的提高，促进了淡水渔用配合饲料的广泛应用，淡水鱼中鳗鲡、罗非鱼等已实现了全部配合饲料的投喂。市场上销售的淡水鱼饲料数量增加，品种增多，包括亲鱼饲料、苗种饲料、成鱼、混养饲料等。普通养殖户及小型养殖场由于受养殖规模和资金的限制，除使用部分商品饲料外，多利用自产农副产品配制饲料，资金投入低，但由于生产工艺落后，添加的各种物质在加工过程中损失大，产品质量不稳定。

海水鱼养殖近几年发展迅猛，北方适宜养殖的牙鲆、大鲮鲆、石鲽、对虾等的发展带动了海水微粒饲料、粉末配合饲料和颗粒饲料的发展。但海水渔用饲料的使用率较淡水渔用饲料低，仍有许多养殖场投喂鲜活饲料。

三、渔用饲料与食用安全性的问题仍较突出

1．渔用饲料重金属污染不可忽视

渔用饲料的配方中动物原料主要是鱼粉用量较大，有的达50%，掺杂使假易造成重金属污染，引起水产动物的死亡，如鱼粉掺加皮革粉易引起金属铬中毒；常用的诱食剂如鱿鱼内脏粉，常常含有大量的重金属镉。

2．滥用药物和饲料添加剂

目前，有些企业为了追逐高额利润，在渔用饲料生产中滥用药物和饲料添加剂。随着科学技术的发展，药物对水产动物和人体的危害的研究更加深入，特别是抗生素类药物在水产品中的残留，人们长期食用后易使一些微生物对该药物产生抗性，危害人体健康。而有些药物如喹乙醇等促生长剂，鱼食用后会出现全身出血、不能运输、不能越冬等症状。

四、渔用饲料的安全性

（一）渔用饲料的安全性的含义

饲料（包括原料）若被有毒有害物质、农药等污染，或饲料在加工过程中被有毒有害物质污染，再以这种不安全的饲料用于养殖生产，会导致养殖的水产动物生长缓慢或致病，也可能导致养殖的水产品体内有毒有害物质含量过高，影响消费者的食用安全。

渔用饲料的安全性主要是指渔用饲料中的有害金属、农药（兽药）残留、有害化合物、有害微生物及不正确使用添加剂等引起的危害能消除或减少到保证饲料对养殖动物的正常生命活动无影响以及人类食用这些水产品的安全性。

（二）渔用饲料的安全限量标准

根据目前水产品安全性的研究成果和渔用饲料的生产情况，《NY 5072—2002 渔用配合饲料安全限量》对渔用饲料的安全性所涉及的有关方面作出了规定。我国现行《GB 13078—2001 饲料卫生标准》规定了饲料中的有害物质及微生物允许量，主要适用于畜禽配合饲料及某些饲料原料，不适于鱼虾等水生动物，但某些在禽畜配合饲料与水产养殖配合饲料之间没有明显差异的项目如铅、铬、黄曲霉毒素B_1、氰化物、沙门氏菌等指标的限量，可以参照执行 GB 13078—2001，而霉菌指标等的限量严于 GB 13078—2001 的要求。以下分别对标准中有关限量指标加以介绍。

（三）重金属

饲料中铅、汞、无机砷、镉、铬等重金属含量超过一定限度，会对水产养殖动物的生长造成危害，并且这些元素能在鱼体中富集，其残留量过高会影响人们食用的安全性；渔用配合饲料中重金属的来源主要为动物性原料如鱼粉、皮革粉等，预混料的矿物质添加剂也是有害金属的来源之一。

1．铬

行业标准《SC/T 3501—1996 鱼粉》规定鱼粉中的金属铬的限量为 10mg/kg。农业部 1991 年曾发文规定饲料用皮革粉中铬限量为 50mg/kg。但因水产动物饲料营养要求和畜禽不同，有研究表明铬对鱼类的生长有促进作用，但又考虑到饲料中铬含量过高会在导致肌肉中铬的残留量高于食品卫生标准的要求。因而标准对在渔用配合饲料中少用或不用含铬量高的原料的情况下，对金属铬的限量做了规定：铬含量为 10mg/kg。

2．镉

镉的特性类似于铅和锌，是一种毒性很大的元素，镉在体内各种组织中残留蓄积，导致镉中毒，主要致病为骨痛病、睾丸癌。据研究，食物或饮用水中所含的镉有 6% 被人体吸收。自 20 世纪末鱿鱼内脏粉得以开发应用，特别是在海水养殖中作为鱼、虾的诱食剂时应用较多，但鱿鱼内脏粉中的镉含量高达 200mg/kg，过多的使用也会导致可食部位的镉含量高，经在牙鲆鱼进行添加鱿鱼内脏粉的养殖试验可看出，用添加了适量鱿鱼内脏粉后的饲料投喂牙鲆鱼后，其鱼肉中镉的残留量仅为 0. 005mg/kg；在虾饲料中也加入鱿鱼内脏粉等作为诱食剂，由于虾的消化道短，虾体对镉的吸收相对较少，综合考虑后规定海水鱼类、虾类配合饲料中镉限量为 3mg/kg，其他渔用配合饲料为 0. 5mg/kg。

3．砷

考虑到许多报道有机砷是无毒的，只有无机砷才有毒，因此标准中只规定了无机砷的限量，无机砷为 3mg/kg。

4．铅

参考已发表的研究文献，标准中规定的允许限量为：铅为 5mg/kg。

5．汞

主要参考已发表的研究资料及《GB 2762—1994 食品中汞限量卫生标准》中规定的限量，标准中规定的汞的允许限量为：汞为 0. 5mg/kg，鱼中汞为 0. 3mg/kg。

（四）农药残留

六六六、DDT 是我国 20 世纪 50 ~ 70 年代曾广泛使用过的有机氯农药。这两种农药残留量高，用量大，分解慢，在环境中残留半衰期为数年，最长可达 10 年。六六六、DDT 可经过土壤、水分进入植物体内，也可通过水、饲料进入动物体内，并可长期蓄积于脂肪等组织中。实验发现，脂肪含量越高的食品，其六六六、DDT 残留量越高，基本呈正相关的关系。如动物性食品中六六六的残留量高于植物性食品，且畜肉 > 鱼类 > 蛋类，植物性食品中六六六残留量依次为植物油 > 粮食 > 蔬菜 > 水果。虽然我国在 1983 年停止了有机氯农药的生产，并于 1984 年停止使用，但由于其蓄积性强，所以仍是必须检测的项目。

（五）抗生素、生长调节剂等渔药

饲料中抗生素及生长调节剂的添加易引起药物残留，是目前影响水产品安全性的主要因素。如喹乙醇是我国鱼虾类配合饲料中使用最多的、最主要的促生长剂之一，对水产动物有较强的抗菌和促生长作用，由于其价格便宜、使用方便，因而在水产养殖中得到了广泛的应用。在对虾、罗氏沼虾等虾类养殖中，喹乙醇主要作为促生长剂。但近年来研究发现由于过量使用喹乙醇而引起水产动物死亡。尤其是在南方地区，许多饲料厂和养殖场在鲤鱼配合饲料中大量使用喹乙醇，用量甚至高达1000mg/kg，过量的残留还会导致人食后的安全危害，农业部已于2002年将其列为无公害水产品禁用渔药。

抗生素类物质在动物体内的残留半衰期一般在10～20d，人们长期食用这种水产品会对抗生素产生一定的耐药性。

（六）其他有毒有害物质

1．游离棉酚

棉酚存在于棉籽饼粕的色素腺中，分为结合棉酚和游离棉酚两种，结合棉酚的毒性很低，而游离棉酚毒性较高，棉籽饼常用于淡水鱼饲料的原料。渔用配合饲料中游离棉酚含量达到一定水平时，可使鱼虾类厌食，生长迟缓，内脏器官组织发生病理变化，甚至造成死亡。有实验表明，当棉酚含量高时，赖氨酸和棉酚能发生不可逆转的结合，而引起赖氨酸的缺乏，影响鱼类的生长。因此对作为饲料原料的棉籽饼粕必须经过脱棉酚低毒处理。由于鱼虾类对棉酚的敏感性不如畜禽类，但还要考虑到棉酚的含量过高会在鱼虾类肌肉中残留，影响食用的安全性；参考有关研究结果，规定温水杂食性鱼类、虾类饲料游离棉酚的限量是300mg/kg，而冷水性鱼类、肉食性鱼类、海水鱼类饲料游离棉酚的限量为150mg/kg。

2．异硫氰酸酯、烷硫酮

油菜籽中的硫葡萄糖苷被酶水解后产生的异硫氰酸酯、烷硫酮对甲状腺有潜在的毒性，抑制甲状腺对碘的摄入，影响鱼类的生长。渔用饲料标准对异硫氰酸酯、烷硫酮限量规定异硫氰酸酯为500mg/kg、烷硫酮为500mg/kg。

3．氰化物

限量规定氰化物为50mg/kg。

4．多氯联苯

多氯联苯是一类全球性污染物，并且易在饲料的动物性原料中蓄积，参照食品卫生国家标准《GB 9674—1988 海产食品中多氯联苯限量卫生标准》，规定多氯联苯限量为0.3mg/kg。

5．氟

参照文献，考虑到水产动物对氟的耐受性，并与《SC 1049—2001 渔用饲料安全限量》中的规定相一致，规定氟为350mg/kg。

6．油脂酸价和过氧化值

鱼粉和鱼油是渔用饲料加工的主要原料，它们含有较高的不饱和脂肪酸，极易氧化，油脂氧化酸败后产生不良气味和酸价、过氧化值提高，并影响饲喂效果，使鱼虾厌食，生长迟缓，营养不良，死亡率高。鱼、虾、蟹和鳗鲡等水产养殖育苗饲料的酸价为2mgKOH/g，水产养殖育成饲料的酸价为6mgKOH/g，鳗鲡育成饲料的酸价为3mgKOH/g。

（七）有害微生物及其毒素

霉菌、细菌、黄曲霉毒素B1等虽对鱼虾类带来危害，但在其体内残留量很少，其积累量一般不会超过强制性的食品卫生国家标准的规定。

五、加强渔用饲料质量安全管理措施

1. 加快制定渔用饲料产品标准，完善标准体系

我国养殖水产品的种类多，所需渔用饲料的种类也多，应加快制定各种渔用饲料的产品标准，以规范、监督渔用饲料市场，保障水产动物和消费者的食用安全。

2. 加强企业的技术、质量培训，提高产品质量意识

应在全国范围内进行渔用饲料生产企业管理和技术人员的生产技术、质量管理和法规知识的教育和培训，以增强饲料生产者技术水平和质量意识，从根本上提高渔用饲料的质量状况。有条件的企业尽快推行HACCP管理，确保渔用饲料质量和安全卫生。

3. 建立渔用饲料的监控体系，强化行业监督抽查

应进一步加强质量监督抽查、专项检查，确保渔用饲料及渔药的质量监督检查落到实处，同时尽快建立国家、部门、地方的质量监督体系，以促进渔用饲料的健康发展。

4. 开展渔用饲料生产企业质量安全认证工作

2000年水产品质量认证中心成立，应大力开展渔用饲料质量安全认证工作，与水产养殖产品的安全认证相结合，以全面提高我国水产品的质量和安全性。

思 考 题

1. 试述渔用饲料的主要营养组成？
2. 如何对养殖水质进行管理？
3. 主要的渔用药物如何分类？常使用的药物有哪些？
4. 使用渔用药物时的注意事项有哪些？
5. 渔用饲料中的哪些问题对水产品的安全性造成了危害，如何进行控制？

第五章　水产品加工的安全性

第一节　概　论

水产品在养殖、加工、贮藏、流通等环节中会受到化学物质、微生物、外来异物等的污染而影响其安全性。在正常生产条件下，这些不良因素可以避免或控制，但现在往往有些安全隐患还不能避免，甚至有些不法生产专业户或经销商在利益的驱动下不仅不采取有效的控制手段，反而向食品中掺杂使假、滥用食品添加剂或加入违禁的化学添加物，给人体安全带来极大的威胁。为此，把握好每一个生产环节，把有害、有毒物质及潜在的危险控制在最低限度，是把握水产品安全性的关键。

水产品危害的潜在来源可分为三类：

（1）内源性危害　水产品中天然存在的有毒、有害成分，如河豚毒素、组胺及贝类毒素等；存在于水产品中的某些生理作用成分，如抗硫胺素酶。

（2）外源性危害　微生物污染，如经消化道传染的病菌（病毒）、细菌毒素、霉菌毒素、寄生虫；有意或无意加入的食品添加剂，如亚硝酸盐；意外进入食品的化学物质，如残留农药、烟熏食品中的多环芳烃；偶然污染物，如重金属、多氯联苯。

（3）诱发性危害　在食品加工、贮藏过程中诱发食品内或生物体内生成的有害物质，如亚硝酸盐与胺或酰胺反应生成 N – 亚硝基化合物等。

就目前食品危害的潜在来源而言：第一是微生物污染，其次是来自环境的化学污染物，再次就是加工过程或人为造成的污染。

为此，水产品加工原料、加工用水等的安全性就显得十分重要，食品生产经营企业的新建、扩建、改建工程的选址和设计，生产过程和生产经营场所环境、食品工具设备、食品添加剂、包装材料、食品容器、洗涤剂、消毒剂等都应符合我国食品卫生要求。

第二节　水产品加工原料的安全性

一、原料采购原则

为了确保加工成品的安全，原料是十分重要的，必须把好水产品的原料关。采购原、辅材料安全的一般原则如下。

（1）负责具体采购的人员应熟悉本企业所用的各种原料、食品添加剂、食品包装材料的品种及卫生标准，以及可能发生的卫生问题。

（2）采购原料时，应对原辅材料进行初步的感官检查，对质量可疑的应随机抽样进行质量检查，合格后方可采购。

（3）采购食品原辅材料时，应向供货方索取同批产品的检验报告及合格证件，采购食品添加剂时，还必须同时索取定点生产证明材料。

（4）采购的原材料必须验收合格后才能入库，按品种进行存放。

（5）原辅材料应根据企业的生产和贮藏能力有计划地采购，防止一次采购过多，短期内用不完，造成积压变质。

二、水产品原料的安全性

对不同的水产品原料应采取如下不同的措施。

1. 高组胺鱼类的安全性

已产生过量组胺的鱼类从感官上难以辨别，组胺经普通的烹饪或加工处理也难以破坏。感官检验对预防海产品组胺中毒作用不大，有毒的鱼贝类通常看上去和嗅起来都很正常。因此只能从以下几点采取预防：

（1）在鱼类产储运销各环节进行冷冻冷藏，尤其是远洋捕鱼更应注意冷藏。

（2）对在产运过程中受过严重污染或脱冰升温的鲐、鲣鱼等须作组胺含量检测，凡含量超过 100mg/100g 的不得上市销售。

（3）市场供应的鲜鱼要经过冷藏货柜或加冰保鲜，凡青皮红肉鱼类（如鲐等）应有较高的鲜度，禁止销售变质鱼类。

（4）如发现鱼眼变红、色泽不新鲜、鱼体无弹性时，则不应选购或购后应及时加工。

消费者选购青皮红肉鱼时，应特别注意鲜度质量。烹调加工时将鱼肉漂洗干净，充分加热，采用油炸和加醋（或红果）烧煮等方法，可使组胺量减少。

2. 河豚鱼的安全性

由于河豚毒素耐热，120℃60min 才可被破坏，一般家庭烹调方法难以将毒素去除。我国《水产品卫生管理办法》明确规定：“河豚鱼有剧毒，不得流入市场”，可经加工后作为出口产品。

预防措施：水产部门必须严格执行《水产品卫生管理办法》，禁止出售鲜河豚鱼。渔民捕到河豚鱼时，必须拣出装箱另外摆放，以免混进其他鱼中，导致消费者误食。多数人是因不认识河豚鱼，不小心吃了而中毒。因此重要的是要加强宣传，告诉广大消费者河豚鱼的毒性和危害。

3. 鱼卵的安全性

产卵季节鱼卵毒性大，应除净有毒性的鱼卵，并普及有关知识。

4．鱼肝的安全性

不要过量食用可能含有大量维生素 A 的鱼肝。

5．鱼胆的安全性

普及鱼胆有毒的知识，无论用什么烹调方法（蒸、煮、冲酒）都不能去毒，吃鱼时，一定要把鱼胆除去。如需用鱼胆治病，须按医嘱，切不要过量。

6．鱼血的安全性

鳝鱼在我国又名黄鳝（*Monopterus albus*）是人们喜食的一种淡水鱼。但它们的血中含有一种叫鱼血毒素的物质，在一般烹调温度下可将其破坏。所以，食用黄鳝时一定要将其烹调煮透。

7．藻类食品原料的安全性

赤潮中的海藻大多有毒，藻类毒素多数耐热，经加工及长时间热处理后才能食用。

8．贝类等原料的安全性

定期对贝类生长水域采样进行检查，注意环保部门发布的有关海域的赤潮信息，不食用发生赤潮海域的贝类，如发现水中藻类细胞增多，即有中毒的危险，应对该批贝类作毒素含量的测定。

规定市售贝类及加工原料用贝类中的毒素限量。

作好卫生宣教，介绍安全食用贝类的方法。贝类毒素主要集中于内脏，经去除、洗净、水煮，可使毒素降至最低程度。

如食用贝类发生中毒时，应立即到医院就诊，应尽早采取催吐、洗胃、导泻及对症治疗，设法排除毒素。停止食用并妥善保管好剩余的贝类，以便送有关部门检验。

目前对麻痹性贝类中毒尚无有效的解毒剂，烹调也曾被推荐为一种解除麻痹性贝毒污染的办法，它可以减少毒素，但不能消除中毒的危险。如果毒素含量很低，烹调可能使贝类毒性达到安全水平。但毒素在一般烹调中不易完全去除，据测定，经 116℃加热的罐头，仍有 50% 的毒素未被除去。

9．鲍类原料的安全性

食用鲍鱼时，最好去除内脏。

第三节　水产品加工厂用水的安全性

水产品加工厂生产用水主要包括加工水、洗涤水及冷却水，水又分为淡水、海水和加工用冰。

一、水的来源

大自然存在的天然水源分为以下五种，雨水，雪水，地表水（江、河、湖泊、浅井、水库水），地下水（深井水、泉水）、冰水，海水。

食品加工厂主要采用的是自来水、地表水和地下水。

二、水产品加工厂的水质安全要求

1．加工用水的安全要求

我国食品工厂的加工用水必须符合《GB 5749—2006 生活饮用水卫生标准》，详见表 5－1。

表 5－1　　我国生活饮用水的水质标准

项　目		标　准
感官性状和一般化学指标	色	色度不超过 15 度并不得呈现其他异色
	浑浊度	不超过 3 度，特殊情况不超过 5 度
	臭和味	不得有异臭、异味
	肉眼可见杂质	不得含有
	pH	6.5～8.5
	总硬度（以碳酸钙计）	450mg/L
	铁	0.3mg/L
	锰	0.1mg/L
	铜	1.0mg/L
	锌	1.0mg/L
	挥发酚类（以苯酚计）	0.002mg/L
	阴离子合成洗涤剂	0.3mg/L
	硫酸盐	250mg/L
	氯化物	250mg/L
	溶解性总固体	1000mg/L
毒理学指标	氟化物	1.0mg/L
	氰化物	0.05mg/L
	砷	0.05mg/L
	硒	0.01mg/L
	汞	0.001mg/L
	镉	0.01mg/L
	铬（六价）	0.05mg/L
	铅	0.05mg/L
	银	0.05mg/L
	硝酸盐（以氮计）	20mg/L
	氯仿	60μg/L
	四氯化碳	3μg/L
	苯并（a）芘	0.01μg/L
	滴滴涕	1μg/L
	六六六	5μg/L

续表

项　　目		标　　准
细菌学指标	细菌总数 总细菌总数 游离余氟	100 个/mL 3 个/L 在与水接触 300 后应不低于 0.3mg/L。集中式给水除出厂水应符合上述要求外，管网末梢水不应低于 0.05mg/L。
放射性指标	总 α 放射性 总 β 放射性	0.1Bq/L 1Bq/L

加工用海水必须符合《GB 3097—1997 海水水质要求》，详见表 5－2。

表 5－2　　　　海水水质要求

序号	项目	第一类	第二类	第三类	第四类
1	漂浮物质	海面不得出现膜、浮沫和其他漂浮物质			海面无明显油膜、浮沫和其他漂浮物质
2	色、臭、味	海水不得有异色、异臭、异味			海水不得有令人厌恶和感到不快的色、臭、味
3	悬浮物质	人为增加的量≤10 个/L	人为增加的量≤10 个/L	人为增加的量≤100 个/L	人为增加的≤150 个/L
4	大肠菌群	≤10000 个/L，供人生食的贝类增养殖水质为 700			—
5	粪大肠菌群	≤2000 个/L，供人生食的贝类养殖水质为≤140 个/L			—
6	病原体	供人生食的贝类养殖水质不得含有病原体			
7	水温	人为造成的海水温升夏季不超过当时当地 1℃，其它季节不超过 2℃			人为造成的海水温升不超过当时当地 4℃
8	pH	7.8～8.5，同时不超出该海域正常变动范围的 0.2pH 单位			6.8～8.8，同时不超出该海域正常变动范围的 0.5pH 单位
9	溶解氧/（mg/L）	>6	>5	>4	>3
10	化学需氧量［（COD）］/（mg/L）	≤2	≤3	≤4	≤5
11	生化需氧量［（BOD_5）］/（mg/L）	≤1	≤3	≤4	≤5
12	无机氮［（以 N 计）］/（mg/L）	≤0.20	0.30	≤0.40	≤0.50

续表

序号	项目	第一类	第二类	第三类	第四类
13	非离子氨 [（以N计）]／（mg/L）	≤0.020			
14	活性磷酸盐 [（以P计）]／（mg/L）	≤0.015	0.030	—	≤0.045
15	汞／（mg/L）	≤0.0005	≤0.0002		≤0.0005
16	镉／（mg/L）	≤0.001	≤0.005		≤0.010
17	铅／（mg/L）	≤0.001	≤0.005	≤0.010	≤0.050
18	六价铬／（mg/L）	≤0.005	≤0.010	≤0.020	≤0.050
19	总铬／（mg/L）	≤0.05	≤0.10	≤0.20	≤0.50
20	砷／（mg/L）	≤0.020	≤0.030	≤0.050	—
21	铜／（mg/L）	≤0.005	≤0.010	≤0.050	—
22	锌／（mg/L）	≤0.020	≤0.050	≤0.10	≤0.50
23	硒／（mg/L）	≤0.010	≤0.02		≤0.050
24	镍／（mg/L）	≤0.005	≤0.010	≤0.020	≤0.050
25	氰化物／（mg/L）	≤0.005		≤0.10	≤0.20
26	硫化物（以S计）／（mg/L）	≤0.02	≤0.05	≤0.10	≤0.25
27	挥发性酚／（mg/L）	≤0.005		≤0.010	≤0.050
28	石油类／（mg/L）	≤0.005		≤0.30	≤0.50
29	六六六／（mg/L）	≤0.001	≤0.002	≤0.003	≤0.005
30	滴滴涕／（mg/L）	≤0.00005		≤0.0001	
31	马拉硫磷／（mg/L）	≤0.005		≤0.001	
32	甲基对硫磷／（mg/L）	≤0.0005		≤0.001	
33	苯并（a）芘／（mg/L）	≤0.0025			
34	阴离子表面活性剂（以LAS计）／（mg/L）	0.03	0.10	0.10	0.10
35	放射性核素／（Bq/L）				
	^{60}Co	0.03			
	^{90}Sr	4			
	^{106}Rn	0.2			
	^{134}Cs	0.6			
	^{137}Cs	0.7			

2．加工用冰的安全

水产品的保鲜、调运都离不开冰。目前所使用的有人造冰和天然冰两种。水产品加工用冰，必须用符合生活饮用水水质标准的水制取。人造冰的生产方法一般可采用盐水间接冷却制冰法、片冰机制冰法和快速制冰法。以盐水间接冷却制冰法制得的冰质量最好，被水产品加工和冷却运输等企业广泛使用。

天然冰多在北方寒冷季节生产，当江河封冻时，把冰层击破，取出冰块，储入冰窖待用。由于这些冰杂质多，不合乎食品卫生要求，不得用于加工水产品。

三、食品加工厂废水的处理

水产加工厂在洗涤、生产过程中产生的废水，排放时必须符合排放标准，如不经过处理任意排放，会造成环境污染。

1. 水质污染的主要指标

（1）残余固形物（Residue Solid） 残余固形物包括固形物、总挥发物与固定残余物、悬浮物等。测定的方法是将水样过滤，蒸干后的残余固体。

（2）生化需氧量（Biochemical Oxygen Demand，BOD） 生化需氧量是废水中有机物被细菌分解时所需要的氧的数量。通常的测定方法是：将被检水适当稀释，接种微生物，充满特制的测定瓶，加塞密封，于20℃静置培养一定时间（一般5d），测定培养前后的溶解氧量之差。BOD越高，表示水中有机物含量越高。

（3）化学需氧量（Chemical Oxygen Demand，COD） 表示当利用化学氧化剂氧化废水中有机物时所消耗的氧化剂量。COD越高，表示水中有机物含量越多。目前常用的是重铬酸钾。

（4）pH 一般用以表示水的酸碱性质。对于水中污染物的存在形式和各种水质处理过程都有广泛的影响。

（5）酚类 按苯环上羟基（—OH）数量的不同，分为一元酚、二元酚和多元酚，按能否随水蒸气一起挥发，可分为挥发酚与不挥发酚（固定酚）。酚的含量是目前最常用的水质指标之一。

（6）有毒物 是指那些对微生物、生物和人类有毒害的物质，包括一些重金属，如汞、砷、镉、铬、铅、铜等元素和有机致癌化合物，如4-氨基联苯、乙烯亚氨、4-硝基联苯、*N*-二甲基亚硝胺等。

2. 国家允许的废水排放标准

为了人类的健康和生存，中华人民共和国制定了废水排放标准《GB 13457—1992 肉类加工工业水污染物排放标准》。

3. 水产品加工厂的废水处理

鱼从捕捞到加工，许多环节都要排出废水。废水的性质和数量随着鱼的种类、淡旺季、新鲜程度和操作方法等因素而变化。在鱼类加工废水中，悬浮物含量高，而且含有大量的脂肪、蛋白质。现介绍国外鱼类加工厂废水的处理方法。

国外渔港除供渔轮卸货外，一般都有水产加工厂和鱼粉厂。有些渔港被当作垃圾箱使用，船舱里的污水直接排入港口，各鱼品加工厂排出的大量血水、废物，也都不经任何处理直接排入海湾，造成公害。但也有一些国家的渔港对废水收集与处理。其做法是：渔船卸货完毕，处理站用水泵将废水从船舱打到岸上的贮水槽。槽内废水在处理前，先开动水泵使水反复循环，以达到混合均匀的目的。接着将废水导入沉降式离心机，离心机将进入的废水经过离心作用，固体物质与液体分开，分别从两个口排出，所得的固体物质，可以用来制造鱼粉。从沉降式离心机排出的液体是水、鱼油和少量固体的混合物，再用高速固体喷射式离心机把这三部分分开，鱼油与水各自流出，固体物则间隙地每隔一定时间排出一次。废水通过上述两次离心处理后即可排入海中，固体物质运往鱼粉加工厂加工。鱼油部分还含有不少水分，实际上是鱼油乳化液。该站采用先加热以破坏乳化状态，再经离心分离，使水和油彻底分开，水排入港口，鱼油用泵打入贮油槽。该站 18d 就从 544t 的废水中回收鱼油 19.6t。

日本某水产加工厂废水处理的情况大体如下：该厂每天处理废水约 $250m^3$，先经筛滤除去大的固形物，接着进入泡沫浮选分离槽，去除浮在上面的泡沫和油脂。原水槽附有鼓风机和空气分散器，进行预曝气。曝气槽的曝气部分容积为 $150m^3$，沉淀部分容积为 $26m^3$，同样装有鼓风机和空气分散器，在曝气部分，活性污泥吸附、氧化和分解污泥中的有机物质；在沉淀部分，固体和液体得到分离。处理后的水排入水道，而多余污泥则进入污泥浓缩槽，经静置、下沉达到浓缩的目的。两个污泥凝聚槽均附有搅拌器交替使用。污泥用三氯化铁与熟石灰处理，使过滤容易进行。过滤后的污泥含水 75%。该处理系统的设计能力为每天 $250m^3$，处理后废水生化需氧量由原来的 400mg/L 左右降为 14mg/L，去除率为 97%。

第四节　水产品加工厂设计与设备的安全性

一、水产品加工企业的卫生设计与建筑

符合卫生设计的厂房和设施不但能提高产品的卫生与安全性，而且还有利于保护环境卫生。根据我国《食品安全法》的规定，对食品生产企业的新建、扩建或改建，应该有计划地按照卫生操作规范进行选址和设计。食品卫生监督机构必须对食品生产经营企业的新建、扩建、改建的选址和设计进行卫生检查，并参加工程验收。

（一）选址

厂址选择不但与投资费用、基建进度、配套设施完善程度及投产后能否正常生产有关，而且与产品的生产环境、生产条件和生产卫生关系密切。由于不同地区的不同环境中工业化程度和“三废”治理水平不等，其周围的土壤、大气、水资源等受污染程度不同，为此，在选择厂址时，既要考虑来自环境的有毒有害因素对食品可能产生的污染，确保食品的安全和卫生；又要避免生产过程中产生的废气、废水和噪声对周围居民身体健康造成的不良影响。综合考虑食品的安全与卫生、国家有关的法律法规，结合食品企业的经营与生产来选址。

(二) 厂区布置

厂区布局要合理，生产区与生活区要分开，生产区位于生活区下风向，厂区应绿化。厂区的主要道路应铺设适于车辆通行的坚硬路面。路面应平坦、无积水，厂区内应有良好的排水系统。

建筑物（指车间、仓库、宿舍、食堂、办公室等）与构筑物（如水塔、水池等）的设置与分布应满足食品生产工艺的需要，保证生产过程的连续性，使作业线最短、生产最方便。

1．厂区布置的基本原则

厂房与设施的设计应根据工艺流程及所要求的洁净级别进行合理布局，同一厂房和邻近厂房进行的各项操作不得相互妨碍。做到人流、物流分开，原料与成品、半成品，生食品与熟食品分开，原料的接受、验收、原料的预处理和原料保管，全部生产加工过程要求在一条生产流水线上，杜绝生产加工过程的交叉污染。

原料仓库、成品仓库、动力车间应设置在与它直接联系的主要车间附近，以缩短货物运输线路。

更衣室、消毒间应设置在靠近非污染作业区，确保进入清洁生产车间的人员能通过更衣、消毒间。

主要车间的厂房纵轴线应与夏季主导风向垂直，使厂房有良好的自然通风，避免夏季日光西晒使车间温度升高。

建筑物之间的距离应符合防火、卫生、防尘、防震、防噪声、采光、通风、交通运输的需要，有特殊规定的，必须符合其规定。

相互间有影响的车间，尽量不要放在同一建筑物内，要考虑生产工艺对温度、湿度和其他工艺参数的要求，防止毗邻车间受到干扰。

物流道路和产尘量大的建筑，如锅炉房，宜建在厂区常年主导风的下风侧，生产车间与垃圾箱、牲畜圈、厕所、工厂外公路必须相距25m以上。

建筑物、设备布置与工艺流程要衔接合理，建筑结构能满足生产工艺和产品质量安全卫生的要求。

2．厂区道路

厂区道路要通畅，主要通道既要注意直线性，又必须有环路，便于消防及其他车辆直接可到达各建筑物。

厂区道路、停车场和堆场要采用便于清洗的混凝土、沥青及其他硬质材料铺设，防止尘土污染，路面要有斜坡，两侧要有排水沟，防止地面积水。

3．绿化

保持厂区清洁卫生的最重要的一项要求是厂区内及周围无裸露地面，除道路外，主要通过绿化等手段来实现。有些地方要求绿化面积达60%。

绿化可以滞尘，吸收空气中的有害气体，以利于改善周围的微小气候，减少外来噪声，美化环境，防止污染。厂房之间、厂房与外缘公路或道路应保持一定距离，中间设绿化带。绿化树种不宜过多种植观赏花草，因为花开时节花粉对大气污染极大，厂区及周围宜选择较矮小的树种，厂区道路二侧，车间之间的露土以植草皮、培植草坪为主。

4. 生产车间

生产车间的高度：应能满足工艺、安全卫生要求，以及设备安装、维护保养的需要。在设计工厂时根据产品、设备的工艺需要，选择合适的跨度（按统一建筑模数，一般为 6，9，12，15，18，24，30m）、开间（一般为 3.6，3.9，4.2，4.5，6.0m），车间高度可根据具体需要设单层或多层建筑，层高一般为 5 ~ 6m，也可以局部设多层。设备较高的可几层上下直接贯通。

生产车间人均占地面积（不包括设备占地）：不能少于 1.5m^2，高度不低于 3m。车间工作空间必须满足生产的实际需要，便于设备的安装与维修、食品的存放与搬运，避免工作人员的衣物与墙体、设备、工作台的接触及人员的互相碰撞而造成食品污染。

生产车间内的地板：应使用不渗水、不吸水、无毒、防滑材料铺设，可选用水磨石、混凝土、耐酸砖、马赛克等材料。有腐蚀性介质排出的设备尽量相对集中，以便局部作防腐处理（如用环氧树脂等）。有手推车经过的地面采取抗冲击的耐磨材料铺设。地面应平整、无裂缝，略高于道路路面，便于清扫和消毒；车间地面应有 1/50 ~ 1/100 的坡度，靠墙、设备的四周设圆弧式的明沟。要求严格的车间或岗位还可采用密闭式干式保洁设计。在地面最低处设置地漏或排水口，以便生产中的废水及腐蚀性介质尽快排出车间，保证不积水；仓库地面要防潮，在浇混凝土时加防水材料。厂区道路、场地应浇混凝土，既不积水，又耐压。

食品工厂墙面：要求不积水、不渗漏、隔热，便于洗刷、消毒。平顶房屋顶通常用防腐涂料粉刷，尖顶房常用三合板或铝扣板等材料托天花板。天花板要求表面光洁，用不吸水、耐腐蚀、耐温、浅色材料覆涂或装修，表面涂层不易脱落，要适当有些坡度，防止冷凝水滴，防止虫害和霉菌滋生，防止积尘。车间、设备、地面要经常冲洗消毒。

有水蒸气、油烟及热量集中的车间，屋顶要开天窗来通风、排气，天花板的高度应在 2.4m 以上，如太低，温、湿度调节受影响，天花板上容易生成水珠，滴到食品上容易形成霉斑。车间内应有通风设备，能及时排除蒸汽、油烟等，保持车间内空气新鲜。

墙壁：应能防潮、防霉、无毒、易冲洗。墙裙砌 1.5 ~ 2m 以上的浅色瓷砖或相当的建材，在水蒸气、油污比较集中的车间，最好整个墙贴上白色瓷砖；顶角、地角呈弧形，便于清洗。

门窗：应严密，不变形，防护门要采用不变形材料，两面开合，且能自动关闭。门窗位置不能与邻近车间的排气口直对或毗邻，不得与垃圾堆或厕所对面设置。食品车间对外开启的门在数量上要适当控制，一般可分为经常性通道用门和备用门。备用门只有在设备进出、维修时开启。生产车间经常开启的门必须装纱门，挂维尼龙帘子、气帘、金属网、气浴等，防止昆虫随工作人员进入车间。直接对外的门不能留缝隙，在门的下方与地面交接处钉上橡皮，防止老鼠进入。生产车间的门多用半透明塑料门，便于开启和叉车、推车进出。

窗台：要设于离地面1m以上，窗台内外侧一律下斜45°，便于清洗，不积尘。使用空调的车间，宜用较紧密的铝合金窗，非全年使用空调的车间，门窗应有防蝇、防尘设施，安装的纱门和纱窗等必须便于拆洗，靠近炉灶应安装金属网防蝇。

通道：食品车间的通道应实行人流、物流分开，从原料、加工到成品入库，其物流通道应在一条生产线上。通道要宽敞，少转弯，便于运输和卫生防护设施的设置。通道内不得堆放食品、原辅材料及杂物，有条件的可以设内通道，用透明材料与车间分开，便于管理人员和参观者进出。楼梯、电梯、输送通道、输送带、输送管道等，要便于清洗、清扫、消毒，方便维修，不得有低于地面的地池，避免积水积灰。

通风、照明：采用自然通风的厂房在设计时要考虑建筑物的间距和朝向，门、窗面积与地面面积之比应大于1∶16，同时尽量避免或减少内隔墙，必要时可设置气楼增加排风量。工厂应有充足的自然采光或人工照明。亮度应满足正常的工作需要，光泽应尽量不改变被加工物的本色。

5. 供水系统

应能保证足够的生产用水和其他用水，其水质应符合生活饮用水卫生标准或其他规定。贮水设备应定期清洗、消毒。

6. 排污系统

工厂必须有废水、废气处理系统、其排放标准应符合国家环保要求。要在远离生产车间的适当位置设置废弃物临时存放设施。

7. 卫生设施

洗手设施：生产车间的进口或车间内，须按10~15人/个安装，不用手开关的冷、热水龙头，并配有清洗、消毒剂和干手设施。

消毒设施：车间进口处必须设有鞋靴消毒池，车辆进口处应有车轮消毒设施。车间内应设有设备和工器具的清洗、消毒设施，并配有足够的冷、热水源。

更衣室、浴室、厕所等设施：必须设有与职工人数相适应的更衣室、浴室、厕所和工间休息室。门窗不得直开向车间。更衣室应与生产车间相连接。厕所应有冲水装置、不用手开关的洗手设施和供洗手用的清洗剂，地面和墙面应便于清洗与消毒。门窗须有纱门、纱窗。

二、设备与工、器具的安全卫生

凡接触食品的工器具、容器、设备和管道必须采用无毒、无味、耐腐蚀、易清洗的材料制作，多用不锈钢、铝合金、搪瓷和玻璃等。生产设备、工器具和管道应表面光滑，无凹坑、缝隙，便于维修、彻底清洗或消毒。

海产品和其他食品的贮存容器必须采用金属材料。通常采用不锈钢，由于镀锌金属不能抵御海产品、清洗剂和盐水的腐蚀，所以不能采用。

切割板要用坚硬、无孔、不渗透、抗热、防碎、无毒的材料组成。为了便于清洗，切割板应该易于移动，并保持表面光滑。不能使用易引起海产品污染的材料制作。

传送带要用防水、易于清洗的材料制成（如尼龙和不锈钢）。传送带的设计要注意保证其无灰尘、死角、无触及不到的地方，易于拆洗。一般来说，采用密封或封闭的钢管，清洗传送带较为方便，但不要使用三角形和长方形的铁管。驱动带和滑轮上要安装保护罩。为了便于清洗，保护罩要便于拆卸。发动机的安全装置应该足够高，以便于有效地清洗。发动机和其他用油的设备必须固定好，以防止油或润滑油与食品接触。

食品机械管道的安装要布局合理，符合工艺卫生要求，便于生产，应避免死角或盲端，造成微生物生长繁殖的机会，一般应采用圆角。固定设备要便于就地清洗（CIP）。设备的固定位置和墙或天花板之间的距离不能小于0.3m，以便于清洗。设备与地面的距离必须在0.3m以上或对设备与地面之间的空隙用防水材料密封。所有污水都必须经水槽或贮水池排出，污水不得在地面上流动。

盛装废弃物的容器不得与盛装食品的容器混用。废弃物容器应选用金属或其他不漏水的材料制成，并有明显的识别标志。

第五节　水产品贮藏的安全性

一、水产品的特性

水产类动物富含蛋白质、脂肪，营养十分丰富，味道也十分鲜美，深受消费者的欢迎。它们的营养成分及呈味物质受季节的影响有着很大的变化。多数鱼最鲜美的时期大多与脂肪的积累量是一致的。鱼体的部位不同，脂肪含量有很大的差异，一般是腹肉、颈肉的脂肪多，背肉、尾肉的脂肪少。脂肪多的部位水分少，脂肪少的部位水分多。贝类的蛋白质和糖原亦随季节变化很大。

鱼肉组织比较软弱，外皮薄、鳞容易脱落，微生物容易从受伤的部位入侵。通常鱼肉比畜、禽肉容易腐败变质，特别是内脏，十分容易受微生物的污染。鱼类在大量捕获时，容易造成死伤，多数情况下，不进行冲洗，带着内脏直接运输，分解蛋白质的细菌入侵的机会多，即使在低温的情况下，也是如此。鱼类表面的黏液也是细菌的良好培养基，此外，鱼类死后僵硬的持续时间比畜、禽肉短，自溶迅速发生，肉质软化，很容易腐败变质。

二、引起水产品腐败变质的因素

水产品的腐败变质一般是指在一定环境因素的影响下，由微生物作用而发生的水产品成分与感官性质的各种变化。导致腐败变质的重要原因之一是细菌、霉菌和酵母等微生物在水产品中的生长繁殖。不同微生物导致水产品腐败变质的特征不同，食物本身所含有的酶类、水分、营养成分等自身性质、环境因素也都是影响水产品腐败变质的重要因素。

腐败变质的食物不仅含有致病菌引起食物中毒，感官性状等也会随之改变，从而使其色泽、气味发生改变。

（一）微生物因素

水产品不仅能为人们供给丰富的营养素，同时也是适合细菌、霉菌、酵母等微生物生长的场所。微生物因素是引起水产品腐败变质的主要因素，以非致病菌为主，霉菌和酵母次之。

1. 细菌

从影响水产品卫生质量（不包括致病菌）和引起腐败变质的角度讲，应特别注意以下几属：

假单胞菌属，能分解水产品中各种成分，并使产品产生各种色素。

微球菌属和葡萄球菌，极为常见，主要分解糖类，并能产生色素。

芽孢杆菌与梭菌属，分布广泛，是肉、鱼类的腐败菌。

肠杆菌科各属，除志贺氏菌属与沙门氏菌属外，皆为常见的食品腐败菌。多见于水产品与肉、蛋的腐败。

弧菌属与黄杆菌属，主要来自海水或淡水。在低温环境和5%盐水中可生长。在水产品中常见的是副溶血性弧菌。

嗜盐杆菌与嗜盐球菌属，其特点是能在28% ~32%盐水中生长，多见于腌咸鱼类，且可产生橙红色素。

2. 霉菌

通常曲霉菌属、青霉属的出现，是水产品霉变的前兆，根霉属与毛霉属的出现往往表示水产品已经霉变。

（二）环境因素

微生物在适宜的环境因素下，如温度、湿度、阳光和水分等会迅速增长繁殖，使食品发生一系列变化，甚至腐败变质。

1. 温度和湿度

水产品在温度和湿度较高的环境中存放，可加速微生物的繁殖生长。特别是在温度37 ~40℃，相对湿度超过70%时，是微生物繁殖最适宜的条件。

2. 阳光与空气

通过紫外线和氧的作用可加速和促进油脂氧化和酸败。

3．水分

水既是微生物繁殖的基质，又可促进酶的活性，从而可以加速微生物的生长繁殖，因此含水量较多（约16%以上）的食品容易发生霉变，含水较多的油脂容易引起酸败。

（三）水产品本身因素

水产品在收获后的一定时间内，其所含酶类继续进行某些生化过程，可引起食品成分的分解、食品组织溃破和细胞膜破裂，为微生物的广泛侵入与繁殖提供条件，因而能促进食品的腐败变质。水产品营养成分和含水分多少、酸碱度和渗透压的大小等，对水产品中微生物增殖速度、细菌的组成等有重要影响，进而决定水产品的耐藏或易腐及腐败变质的进程和特征。富含蛋白质的水产品，常以各种腐败菌为优势菌，并以蛋白质腐败为其基本特征。

三、水产品鲜度的感官鉴定

在加工前，对于鲜度的鉴别是十分必要的，这不仅影响到加工品的卫生安全，与营养、风味也密切相关。对鲜度的鉴别一般以人的感官为主，辅以化学和微生物学方面的测定。

不同水产品其鲜度的感觉不同，以鱼类来说，一般以人的感觉来判断鱼鳃、鱼眼的状态、鱼肉的松紧程度，鱼皮上和鳃中所分泌黏液的色泽、气味和横断面的色泽作为基本标志。

（1）鲜度良好的鱼类　处于僵硬期或僵硬期刚过，腹部肌肉组织弹性良好，体表、眼球保持鲜鱼固有状态，色泽鲜艳，口鳃紧闭，鳃耙鲜红，气味正常，鳞片完整并紧贴鱼体，肛门内缩。

（2）鲜度一般的鱼类　腹部和肌肉组织弹性较差，体表、眼球、鳞片等失去固有的光泽，颜色变暗，口鳃微启，鳃耙变暗紫或紫红，气味不快，肛门稍有膨胀，黏液增多、变稠。

（3）接近腐败变质的鱼类　腹部和肌肉失去弹性，眼珠下陷。混浊无光，体表鳞片灰暗，口鳃微启，鳃耙暗紫色并有臭味，肛门凸出，呈污红色，黏液浓稠。

（4）腐败变质的鱼类鳃耙有明显腐败臭，腹部松软、下陷或溃烂等。

四、水产品贮藏的安全措施

1．低温贮藏

降低水产品温度，可以有效地抑制微生物的繁殖和作用，降低酶的活性和水产品内化学反应速度，有利于保证食品质量，所以冷藏冷冻是一种最常用的食品保藏方法。据研究，长期保藏富含不饱和脂肪酸的鱼类以 $-30 \sim -20$℃为可靠。为了增强冷藏效果，最好结合避光、断氧等防止污染措施。

水产品冷藏、冷冻前，应尽量保持新鲜，减少污染，以延长保存期限，保证卫生质量。当用冷水和冰制冷时，要保证水和人造冰的卫生质量。采用天然冰时，更应注意冰的水源及其周围污染情况。使用有制冷剂的机械冷藏设备时，要防止制冷剂外溢污染食品。长期冷藏时，应定期检查食品质量，特别要着重脂肪酸败迹象等。

水产品捕获后应该迅速冷冻，这样才不致使结构受到损伤而发生破溃。如欲解冻产品，解冻温度应缓慢上升，以保证水产品得以恢复冻结前的新鲜状态。

2．高温杀菌

杀菌的目的在于杀灭微生物，水产品经高温处理时可杀死绝大部分微生物，破坏食品中的酶类，可以明显地控制食品腐败变质，延长保存时间，绝大部分微生物繁殖体可在60℃左右经30min死亡。但细菌芽孢与霉菌孢子耐热性强，需较高温度和较长时间才能杀死其中绝大部分。目前水产品罐头普遍使用115℃以上高温杀菌方法来延长保存期，除蒸汽杀菌外，也可使用微波、辐照等方法。

3．脱水处理

为了达到保藏的目的，食品中水分含量降至一定限度以下，使微生物既不能繁殖，酶的活性也受到限制，从而可防止食品腐败变质。水产品如墨鱼、鱿鱼等通过干燥后，鱼干可长期保存，在食用前可在水中涨发。

4．提高渗透压

微生物如果处于高渗透压的介质中，则微生物体将脱水而死亡，常用盐腌和糖渍食品来保存食品就是利用这个原理。向食品中加入食盐，使其成为高渗介质，以抑制食品中的微生物和酶的活性，10%的食盐浓度可抑制大多数腐败菌与致病菌生长。还有其他一些条件会影响贮藏性，如盐腌前食品必须新鲜、洁净；食盐要纯净，浓度要足够。食品中食盐未达到足够浓度之前，必须将食品保持在低温下防止变质。

5．辐照保藏

辐照保藏是继冷冻、腌渍、脱水等传统保藏方法之后的新技术。食品辐照的目的有：杀菌、杀虫。此方法的优点是经辐照的水产品温度基本不上升，减少营养素的损失，并有利于保持食品质量，达到保鲜，延长货架期的目的，辐照杀菌所用剂量和要求不同，国际原子能机构（IAEA）统一规定为三种：一是辐照灭菌，即用高剂量杀灭食品中一切微生物；二是辐照消毒，采用适当的中等剂量消除致病菌；三是辐照防腐，主要以消灭腐败菌为目的。

6．使用防腐剂

贮藏水产品除用物理方法外，还可以采用一般化学药剂来进行防腐，但必须注意卫生，我国规定使用的防腐剂有苯甲酸、苯甲酸钠、山梨酸及山梨酸钾、二氧化硫、丙酸及其钠盐、对羟基苯甲酸乙酯等。

第六节 水产品辐照的安全性

一、概 述

辐照是利用射线照射水产品（包括原材料）以延迟新鲜食物某些生理过程，或对食品进行杀虫、消毒、杀菌、防霉等处理从而达到延长保存时间、稳定水产品质量为目的的操作过程。辐照技术是近半个世纪才发展起来的一种食品保藏技术。

从1950年开始，科学家就进行了辐照食品安全性和应用性的大规模研究。但人们往往将食品辐照与原子核辐射联系在一起，消费者很难接受辐照食品，因此这一研究进展缓慢。1970年，联合国粮农组织（FAO）、国际原子能机构（IAEA）和世界卫生组织（WHO）三家机构组织了食品辐照研究的国际合作课题。近20年来，我国也进行了辐照食品的化学分析和动物毒理试验研究，接受辐照的食品有：小麦、稻谷、肉类、豆类、水果和香料。1992年美国开始出售辐照食品。现有35个国家同意使用辐照食品，28个国家开始使用辐照食品。其中香料应用最广泛，其次是果蔬、稻谷、土豆、洋葱、香肠、干鱼。18个国家同意将辐照食品的使用范围扩展至肉、禽、鱼类。1997年12月美国食品药物管理局（FDA）通过了食品辐照技术可用于肉类，这一决定结束了围绕辐照食品安全性而进行的长期纷争。对辐照食品的安全性研究的广泛和深入程度是传统食品工业加工方法所无法比拟的。

当前，食品辐照源主要是γ射线，如^{60}Co、^{137}Cs等放射源。食品辐照过程较简单，即将食品放在输送带上通过由混凝土及铅墙遮蔽的射源，以γ射线辐照食品。食品经γ射线照射后，就达到抑制发芽、杀死病原细菌、杀死害虫、延缓腐败的作用。这主要是因为害虫、病原菌等生物体的生物大分子物质核酸（DNA和RNA）对γ射线很敏感，它们被γ射线击中的概率又大。由于它们担负着物质遗传等重要功能。所以只要DNA和RNA的结构稍有变化，就会影响其正常功能。辐照的剂量单位为戈瑞（Gy）。低剂量的离子化照射就足以抑制破坏病原细菌和害虫的生长繁殖。如低剂量（0～1kGy）至中剂量（1～10kGy）范围的射线可杀死小麦和面粉中的成虫和幼虫，杀死病原细菌和寄生虫，也可抑制马铃薯发芽，并且可延缓水果的成熟度，防止其变质；高剂量（10～50kGy）γ射线可用来消毒食物以供宇航员和病人使用。事实上辐照能有效抑制肉毒梭菌、沙门氏菌、大肠杆菌等菌种的生长。

二、保障辐照食品安全的技术基础

食品辐照处理一般采用的辐照源是密封的^{60}Co或^{137}Cs的γ射线或电子加速器产生的电子射线。在进行辐照处理时被辐照食品从未直接接触放射性核素（放射性同位素），食品只是从放射源通过而受到放射线的外辐射，不会沾染上放射性物质。食品经电离辐照处理后，能否产生感生放射性核素取决于：辐照的类型、所用的放射线能量、核素的反应截面、引起放射性的食品核素的丰度百分率及产生的放射性核素的半衰期。要使食品组成的基本元素碳、氧、氮、磷、硫等变成放射性核素需要 10MeV 以上的高能射线照射，而它能产生的放射性核素的寿命（半衰期）多数都是很短，辐照 1d 后在食品中的剂量已可忽略不计。虽然中子或高能电子射线照射食品可感生放射性化合物，但食品辐照不用中子进行照射，一般采用 $^{60}Co\gamma$ 射线（能量为 1.13MeV 和 1.17MeV）和 $^{137}Cs\gamma$ 射线（能量 0.66MeV），最大能量水平为 10MeV 的电子加速器或最大能量水平为 5MeV 的 X 射线机。来自这些辐射源的射线用于食品辐照都不可能使食品感生放射线。目前所使用的食品辐照剂量很小，远远低于激发原子反应的能量，因此不会引起辐照食品产生放射性。

三、辐照的有关化学问题

辐照过的食品之所以需要进行毒理学的评价是由于辐照能的应用可导致化学变化。被辐照的食品所取得的能量远小于加热食品所取得的能量，因此，辐照所引起的化学变化远小于加热所引起的。例如，10kGy 的吸收剂量仅仅相当于在具有与水相同的热容量的食品中温度提高 2.4℃（4.184J/℃）。这大约是把水的温度从 20℃提高到 100℃所需能量的 3%。

辐照食品通过离子化使食物的某些化学成分发生变化，这一过程常称作辐解（Radiolysis），其产物被称为辐解产物。1976 年 FAO/WHO/IAEA 联合专家委员会得出的结论是，在辐照后多种成分的食品和单一成分的食品里探测到了辐解产物，但在所探测的浓度下并不产生任何毒性危害。该专家委员会还认为：在低于 10kGy 的剂量下，可以把数据从一类食品中的一个品种外推到有关的其他品种。

四、辐照的有关微生物安全问题

某些耐辐照能力强的微生物的天然耐辐照性以及辐照后可能复活的后果已经过反复研究，没有证据能证明这些微生物会产生新的健康危害。

关于辐照诱发的微生物遗传变异问题，自从 1976 年以来没有人提出报告认为有必要像以前那样担心在完善的操作条件下产生辐照引起的变异。只有在试验室条件下才能诱发出较大的耐辐照性。由变异引起的与毒理学有关的特性变化还没有在食品辐照的实际条件下观察到，从而没有提出特殊问题。可以认为食品辐照不增加细菌、酵母和病毒的致病性。

辐照可以减少食品的微生物负荷，从而延长易腐食品的保藏期。水产品辐照受到很大重视，除了别的原因之外，还因为温度适宜时霍乱弧菌是最主要的食物传染病的致病因子。

总的说来，已经证明适当设计的辐照加工能够达到所要达到的微生物学目的（例如：商业性的灭菌，破坏病原菌），以前认为可能存在的生物学性质的问题没有成为事实。然而，在辐照情况下，如同在其他食品加工方法中那样，对产品的生物学质量的改善必须在加工后予以小心地保护。

五、辐照的有关毒理学问题

这主要考虑辐照食品能否产生有毒物质、是哪些有毒物质及测试方法。水产品由水、碳水化合物、脂类、蛋白质、维生素、矿物质和各种微量元素组成，和其他食物加工方法一样，水产品经照射后，所含辐解产物的多少因被照射食物的种类及照射过程的不同而有差异，然而，其辐解产物很少是特殊的。与其他常规食品加工后的产物是相同的，如：煮、蒸、炒、杀菌和冷冻，就是果蔬自然成熟过程中也会产生自由基和离子化的产物。FDA 下设的食品辐照委员会（BFIFC）经过多年研究得出食品辐照和其他常见食品加工法一样，不会使食物产生毒性。建议若照射剂量小于 1kGy，或所吃的辐照食物在膳食中只占很小比例的话，就无需做毒理学试验。

六、水产品在辐照加工中的安全性问题

当前辐照在水产品保藏中主要应用于控制水产干制品的虫害，防止产品在贮藏和销售期间受昆虫侵扰；此外还用于减少水产品的微生物含量或某些病原微生物的数目。当辐照应用于水产干制品杀虫时，所采用的平均剂量为 1kGy。而辐照应用于水产品除菌处理时平均剂量一般应不少于 22kGy。水产品在辐照和贮藏期间应保持不高于 0℃ 为宜。

在辐照水产干制品时可不必考虑微生物学问题。水产品除菌所采用的 22kGy 剂量可消灭霍乱弧菌，同时还将减少其他病原菌和腐败菌数量。剂量不超过 22kGy（平均剂量）的辐照可能会留下相当数量的腐败微生物，在存活的肉毒芽孢杆菌细胞产生足够的毒素构成危险之前，食品就已出现腐败的特征。但是在产品贮藏期间维持冰温已被认为是防止肉毒中毒的附加安全措施。如果不能可靠地保持这个温度，必须用加盐、干燥或其他措施来代替。

最近的研究证明，在 3kGy 的辐照之后，维生素 B_1 约损失 15%，而烟酸和维生素 B_{12} 不受影响。更高的剂量会使有特殊敏感性的硫胺素和维生素 B_6 遭到破坏，其他 B 族维生素实际上不受影响。进一步的研究证实了氨基酸特别是色氨酸对辐照的稳定性。鲭和无须鳕的蛋白质质量甚至在 5kGy 剂量下仍保持不变。

用 8kGy 剂量辐照干燥的盐渍鲭中提取的类脂物中未发现有不利于营养的影响。22kGy 剂量的辐照，并不明显改变鱼作为良好的食用蛋白质、B 族维生素和碘的来源的用途。

在辐照加工条件方面，相关法规要求设计的加工条件必须满足具体的工艺要求。工厂设计应该设法减小剂量均匀度比值，以保证适当的剂量率。必要时，在辐照间要设法采取温度控制（例如，对冷冻食品的处理）并控制空气。还需要减少产品在运输、辐照、储存中的机械损失，并保证辐照器使用的最大效率。

总平均剂量是在一定的辐照操作中所有的剂量仪读数的算术平均值。为了确定这个平均值，足够数量的剂量仪必须无规则地分布在正在辐照的食品中。如果有可能，应评价不同密度食品的每一部分的剂量分布。如果测定结果对通常运行中的所有剂量密度的波动有代表性，则剂量仪的数目就被认为是足够的。

在辐照食品的包装方面，采用的包装方法和包装材料对于辐照食品必须是安全的和适用的。辐照对于所用材料的有效特性必须没有不良效应，且与未受辐照的材料用同样测试方法测试时，没有出现明显差异。相关法规一般规定每种食品通常只进行一次辐照，但允许在一定条件下重复辐照。其前提是不产生对营养和工艺性能的显著损害。由于辐解产物的浓度是剂量的线性函数；辐照后的一些辐解产物的浓度大量地和迅速地减少；根据毒理学和其他研究，现在可以给各种食品确定一个总平均剂量。因此，在这个总平均剂量之内重复辐照不会有害。

七、关于辐照食品的可接受性问题

FAO/IAEA/WHO 于 1980 年公布受辐照食品平均吸收剂量为 10kGy 及以下者没有毒性危害，无必要进行毒性试验。到了 20 世纪 90 年代中期，WHO 在回顾辐照食品的安全与营养平衡的研究时，已有以下结论：

（1）辐照不会导致食品成分对人类健康有不利影响的毒性变化。

（2）辐照食品不会增加微生物学的危害。

（3）辐照食品不会导致人们营养供给的损失。

如何保证食品的安全、营养、卫生一直是食品科学家要研究的重大课题，食品辐照技术能有效地除去食物中的病原菌和腐败菌，只要选择好处理条件就能有效地防止食品品质的降低。使用辐照技术对固态食品消毒就如同巴氏灭菌用于液态食品一样有效。为了满足人类的需求，我们除了增加水产品的产量外，还必须有效地减少水产品收获后的损失，而食品辐照技术可以非常有效经济地应用于这一领域。近 50 年的科学研究已经证实，辐照食品安全卫生，食品辐照技术非常可靠。1997 年 FAO/IAEA/WHO 三方会议宣布辐照食品经任何剂量处理后都是安全卫生的，这一结果将使消费者越来越愿意接受辐照食品。可以预言，在不久的将来食品辐照技术将逐步商业化，其巨大的潜在市场将显出勃勃生机。

第七节 水产品保鲜、腌制和烟熏的安全性

一、水产品的保鲜

（一）保活

水产品的保活运输越来越受到重视，同时也已成为水产流通的重要环节。目前水产运输保活的方法主要有：麻醉法、生态冰温法、模拟冬眠系统法。

1．麻醉法

麻醉可使水产动物失去痛觉和反射运动，并使肌肉弛缓。常用的麻醉剂有乙醇、乙醚、二氧化碳、巴比妥钠、磺酸间氨基苯甲酸乙酯（MS－222）等。据报道，MS－222在水溶液中经鱼鳃、鱼皮等部位传导至鱼脑感觉中枢后抑制了鱼对外界的反射能力和活动能力，导致鱼的活动迟缓、呼吸频率减慢，体内的代谢程度降低，减少了水中溶解氧的消耗。

2．生态冰温法

鱼虾等冷血动物都存在一个区分生死的生态冰温零点，或叫临界温度。从生态冰温零点到冻结点的这一温度范围叫生态冰温区。生态冰温零点很大程度受环境温度的影响，把生态冰温零点降低或接近冰点是活体长时间保持的关键。对不耐寒、临界温度在0℃以上的种类，驯化其耐寒性，使其在生态冰温范围内也能存活。这样经过驯化的水产动物即使环境温度低于生态冰温零点也能保持冬眠状态而不死亡。此时动物的呼吸和新陈代谢非常缓慢，为无水保活运输提供了条件。采用缓慢降温的方法，一般降温梯度每小时不超过5℃，以减少鱼的应激反应，减少死亡，提高成活率。通常有加冰降温和冷冻机降温两种。

3．模拟冬眠系统法

模拟冬眠系统法的研究，是把鱼类从养殖水槽转移到冬眠诱导槽，然后将鱼转入一个温度维持在0～4℃的冬眠保存槽或转运箱。利用现有的接种技术可以把冬眠诱导物质注入鱼体或直接应用渗透休克方法使其处于冬眠状态。

活鱼无水保活运输器一般是封闭控温式，当鱼处于休眠状态时，应保持容器内的湿度，并考虑氧的供应，不用水的鱼暴露在空气中直接运输时，鱼体不能叠压。包装用的木屑要求树脂含量低，不含杀虫剂，并在使用前先预冷。

（二）冷藏保鲜

降低鱼体温度，可以有效地抑制微生物的繁殖和作用，降低酶的活性和延长僵硬期，抑制自溶作用，有利于保证食品质量，所以冷藏冷冻是一种最常用的食品保藏方法。

食品冷藏冷冻前，应尽量保持新鲜，减少污染，以延长保存期限，保证卫生质量。当用冷水和冰制冷时，要保证水和人造冰的卫生质量。采用天然冰时，更应注意冻冰水源及其周围污染情况。

冷却保鲜是使鱼降温到0℃左右，在不冻结的状态下可保持5～14d不腐败变质。常用的方法有：冰鲜法，即用碎冰将鱼冷却，保持鱼的新鲜状态，其质量最接近鲜活水产品的特性，此法，至今各国仍将它放在极其重要的位置。

冷海水保鲜法，即是把水产品浸没在混有碎冰的海水里（冰点为－3～－2℃），并由制冰系统保持鱼温在－1～0℃的一种保鲜方法，其最大的优点是冷却速度快，缺点主要是鱼体吸水膨胀，鱼肉略带咸味，表面稍有变色，蛋白质也容易损失，在流通领域中容易腐烂，并易受海水污染。

（三）冻结保藏

冻结保藏是把鱼在 −40 ~ −25℃的环境中冻结，然后于 −30 ~ −18℃的条件下保藏。保藏一般可达半年以上。低温保存的最新技术为“冰壳冷冻法”（CPE 法），用于高档水产品的贮藏，与一般冷冻机冷冻法相比，冷冻温度从 −45 ~ −30℃，降到 −100 ~ −80℃，通过最大冰晶生成带由 1h 缩短到 30min 以内，冰结晶由原来 100μm 降到小于 10μm；不损伤组织；不损伤胶体结构；无氧化作用。

二、水产品的腌制保藏

（一）食盐的作用

将食盐或糖渗入食品组织内，降低其水分活性，提高渗透压，或通过微生物的正常发酵降低食品的 pH，从而抑制腐败菌的生长，防止食品的腐败变质，延长保质期的贮藏方法。

食盐在腌制过程中主要对微生物细胞有如下作用。

1．脱水作用

食盐的主要成分是氯化钠，在溶液中完全解离为钠离子和氯离子，其质点数比同浓度的非电解质要高得多，因此食盐溶液具有很高的渗透压。

2．生理毒害作用

食盐溶液中的一些离子，如钠离子、镁离子、钾离子和氯离子等，在高浓度时能对微生物发生毒害作用。钠离子能和细胞原生质的阴离子结合产生毒害作用，而且这种作用随着溶液 pH 的下降而加强。

3．酶活力的影响

微生物分泌出来的酶的活力常在低浓度的盐溶液中就遭到破坏，这是由于 Na^+ 与 Cl^- 可分别与酶蛋白的肽键等结合，而使酶失去了其催化能力。

4．降低环境的水分活度

食盐溶于水后，离解出来的 Na^+ 和 Cl^- 与极性的水分子通过静电引力的作用，周围都集聚了一群水分子，形成水化离子，食盐的浓度越高，所吸收的水分子也就越多，导致了水分子由自由状态转变为结合状态，A_w 降低。A_w 越低，其渗透压越高。饱和盐溶液的 A_w 为 0.75，在这种条件下，细菌、酵母等微生物都难以生长。

5．氧气浓度下降

氧气在水中具有一定的溶解度，盐溶液浓度高，氧气难以溶解，形成了缺氧的环境，需氧菌难以生长。

（二）食盐与微生物

一般来说，盐液浓度在 1% 以下，微生物的生理活动不会受到任何影响，当浓度为 1% ~3% 时，大多数的微生物将会受到暂时性抑制；当浓度 6% ~8% 时，大肠杆菌、沙门氏菌和肉毒杆菌停止生长；当浓度达到 10% 后，大多数杆菌即停止生长，但酵母仍能生长；球菌在浓度 15% 时被抑制，其中葡萄球菌则要在浓度达到20%时，才能被杀死；霉菌必须在盐浓度达到20%~25%时才能被抑制，所以，腌制食品易受酵母和霉菌的污染。食品在腌制过程中，几种微生物所耐受的最高食盐溶液含量如表5-3所示。

表5-3　　几种微生物所耐受的最高食盐溶液浓度

微生物	所耐受的食盐浓度/%
乳酸菌　*Bact. brassicae fermentati*	12
乳酸菌　*Bact. cueumeris fermentati*	13
乳酸菌　*Bact. aderholdi fermentati*	8
大肠杆菌　（*Bact. coli*）	6
丁酸菌　（*Bact. amylobacter fermentati*）	8
变形杆菌　（*Bact. proteus vulgare*）	10
肉毒杆菌　（*Bact. botulinus*）	6

如表5-3所示，一些有害的细菌对食盐的耐受力较差，为此，掌握适当的食盐溶度就可以抑制这些有害细菌的活动，达到防腐的效果。但微生物在盐溶液中短时间受到抑制，一旦再次遇到适宜环境时，仍能恢复正常的生理活动。

（三）腌制食品中食盐的安全性问题

食盐有三种来源：晒盐是蒸发盐水而制得的，盐水取自海洋或内陆盐湖；矿盐，通称为岩盐，是从地表以下300多米甚至更深的矿井中采得的；有些盐是利用水作为传送介质，从更深的地下盐沉积层，泵吸出来的，称为井盐。

食盐的主要成分是氯化钠，尚有少量的水分、铁、磷、碘及杂质。利用阳光蒸发制得的晒盐含有化学杂质如氯化镁、氯化钙、硫酸镁等，还存在着好盐和耐盐细菌，给人类造成不安全。我国矿盐中硫酸盐含量较高，除少量钙盐外，主要是硫酸钠，食盐中的硫酸盐使食盐味道不佳，发苦、涩，而且影响人的消化吸收，有碍健康。食盐中的可溶性钡盐是肌肉毒，一次大量食入可引起急性中毒死亡，急性中毒量为0.2~0.5g，致死量为0.8~0.9g。长期少量摄入可引起慢性中毒，全身麻木刺痛，四肢无力，严重时可出现弛缓性瘫痪，为此叫“痹病”。

我国食用盐国家标准（GB 5461—2000）将食盐分类为精制盐、粉碎洗净盐、日晒盐。等级分为一级和二级。

（四）腌制食品中亚硝酸盐的安全性问题

腌制是保藏水产品的一种有效的方法，一般在腌制过程中使用硝酸盐、亚硝酸盐，它们除能改善色泽及风味外，还能抑制微生物尤其是肉毒杆菌的作用。在腌制过程中，硝酸盐与温度、用盐量、时间有关，亚硝酸盐随着温度的升高而增加，当盐含量为5%时，温度在37℃左右时所产生的亚硝酸盐最多，10%的盐水次之，

15%的盐水则不论温度在15～20℃，亚硝酸盐都没有明显的变化。在腌制过程中，最初2～4d亚硝酸盐有所增加，7～8d最高，至9d后则趋于下降。

亚硝酸盐是N－亚硝基化合物的前体物质。亚硝胺是一种致癌物质，亚硝胺类在动物体内、人体内、食品中以及环境中皆可由前体物质合成。胺类化合物在酸性介质经亚硝基化作用易生成亚硝胺。若在甲醛的催化下，在碱性介质中也能发生。亚硝基不仅能同二级胺（仲胺）起反应，也能同一级和三级胺起反应，生成亚硝胺。

一般说来亚硝胺为黄色中性物质，常温下为油状液体或固体，稍溶于水和脂肪，易溶于有机溶剂，一般化学性质稳定，但是亚硝酰胺的化学性质较活泼。二者在紫外光（波长220nm）的作用下均可发生光分解反应。

亚硝胺与亚硝酰胺的毒性不同，这与二者稳定性不同有关，二烷基和环状亚硝胺主要是造成肝脏损伤，包括出血及小叶中性坏死，有时造成胸腹腔血性渗出或肺等器官出血等，也有肾小管及睾丸坏死。如长期接受小剂量亚硝胺，除诱发癌肿外，还有胆管增生、纤维化，肝实质细胞结节状增生等变化。亚硝酰胺所致肝中毒病变则较轻，如肝坏死多属小叶周缘坏死。还可引起摄入部分的局部损伤，可能是亚硝酰胺不稳定而产生的分解产物所致。亚硝胺类化合物因其结构不同，对动物的LD_{50}也不同，毒性随着烷链的延长而逐渐降低，毒性最大的是甲基苄基亚硝胺，LD_{50}为18mg/kg。

有些地区用苦井水（硝酸盐含量较多的井称为苦井）来加工水产品，并在不卫生的条件下存放过久，则亚硝酸盐含量更会增加，引起中毒。在加工鱼丸或其他食品中亚硝酸盐作为发色剂，若加入数量过多，将会引起中毒。这些都要引起注意，不可掉以轻心。

三、水产品的烟熏保藏

（一）烟熏的目的

烟熏的目的主要表现在以下几方面。

首先，食品在烟熏时同时伴随加热，食品表面的蛋白质与烟气部分进行充分地结合，使食品中的蛋白质与烟气成分之间发生凝固，形成一层蛋白质变性薄膜，这层薄膜能防止制品内部水分的蒸发和风味物质的逸散，又可以防止微生物对制品内部的二次污染。

其次，在烟熏过程中，食品表面往往产生脱水及水溶性成分的转移，这使得表层食盐浓度大大增加，再加上烟熏中的甲酸、醋酸等附着在食品表面上，使表层的pH下降，可有效的杀死或抑制微生物，当温度达到40℃以上时就能杀死细菌，降低微生物的数量。

亚硝胺来自于熏鱼产品中，当人胃中同时存在胺类和亚硝酸盐，也会通过它们间接地生成亚硝胺。20世纪60年代早期由于对真空包装的熏鱼处理不当，造成了肉毒杆菌中毒，为了避免同类事件的发生，自60年代后期开始批准在熏鱼中使用亚硝酸盐。

（二）发色和呈味

1. 发色及其原因

（1）美拉德反应形成的色泽　在食品的烟熏过程中，烟熏制品表面的棕褐色是由于原料的蛋白质或其他氨基化合物与羰基化合物发生的羰氨反应产生的。制品的色泽与木材的种类、烟气的浓度、树脂的含量、熏制的温度以及肉品表面的水分因素有关。例如用山毛榉为燃料，则肉显金黄色；以赤杨为燃料，则肉呈深黄色或棕色；加工时先用高温加热再进行烟熏，则表面色彩均匀而且鲜明，熏制时因脂肪外渗还可使烟熏制品带有光泽。

（2）发色剂形成的色泽　肉制品的烟熏是以腌制为基础的，肉在腌制过程中往往要加入发色剂、硝酸盐和亚硝酸盐，亚硝酸盐在酸性条件下，由细菌分解为亚硝酸，亚硝酸不稳定，常温下发生歧化反应生成一氧化氮，一氧化氮与肌红蛋白或高铁肌红蛋白发生反应，生成鲜红色的一氧化氮肌红蛋白，一氧化氮肌红蛋白很不稳定，必须经过加热或烟熏，并在盐的作用下，转变为一氧化氮亚铁血色原，成为稳定的粉红色。

2. 呈味

食品在烟熏加热、烧烤过程中会产生诱人的香气及美好的滋味，这是多种化合物混合产生的结果。据分析，其中主要有醛、酮、酚、内酯、呋喃、含氮和含硫化合物，肉香味的前体是肉的水溶性提取物中的氨基酸、肽、核酸、糖类和脂质等，它们在加热过程中发生一系列的反应，主要有脂质的自动氧化、水解、脱水及脱羧等反应；糖、氨基酸的分解反应、氧化反应以及糖与氨基酸之间的美拉德反应，这些反应之间又互相作用，形成了独特的香气。

其次，烟熏能获得的特殊风味与烟气成分被吸附有很大关系，烟气成分虽然有酸味、苦味等，通过烟熏加工时，产品本身的香气成分吸附了这些“熏香”成分，从而形成了烟熏品特有的风味。

（三）3，4－苯并芘（简称苯并芘）的安全性问题

熏烟是由气体、液体和固体微粒组合而成的混合物。熏烟的成分复杂，与安全有关的化合物主要是3，4－苯并芘。

1. 苯并芘是烟熏食品的主要污染

烟熏食品的卫生安全问题主要是苯并芘。有资料报道，有时50g熏肠所含的苯并芘相当于一包香烟的烟雾里所含的量，或等于工业中心的居民在4～5昼夜期间所呼吸的污染空气中的量；一盒油浸熏制西鲱鱼的苯并芘含量可以相当于60包香烟或者一年内所呼吸的空气中的量；我国某地生产的鳗鱼，熏前苯并芘的含量为1～2.7μg/kg，而熏后增加到5.9～15.2μg/kg。

烟熏时苯并芘对食品的污染主要附着在食品表面，随着保藏时间的延长而逐渐渗入内部，长时间的加热烧焦或碳化，会导致苯并芘含量增加，使用天然气、柴油或重油作为干燥食品的燃料时，即使它们充分燃烧，有时食品中仍然存在致癌性苯并芘，在烤制过程中的动物食品滴下来的油经测定比产品中的含量高 10 ~ 70 倍。以烧烤用的燃料和加热方式为例，其污染顺序为红外线 < 电 < 碳 < 煤、柴。

2．苯并芘的毒性

苯并芘的毒性主要为致癌性。据流行病学调查资料的分析，经常摄入含苯并芘的食物与消化道癌症的发病率有关，例如喜欢吃熏鱼的渔民消化道癌发病率较不吃熏鱼的农民高 3 倍。

苯并芘进入机体大部分被吸收，仅有 1% ~ 2% 保持原形从粪便中排出体外。被吸收的部分苯并芘经肝脏羧基化酶作用生成单羧基及多羧基化合物，与葡萄糖醛酸结合，从尿中排出，使其失去毒性。而吸收的另一部分没有参与代谢分解，却与部分蛋白质结合，致使控制细胞生长的酶和激素结构中的蛋白质部分发生变异或丢失，造成细胞失去控制生产的能力而癌变。

3．苯并芘的防止

防止苯并芘对食品的污染有多种方法。研制新型发烟器，它能在更低的温度下产生烟，以锯末代替木材作燃料，并对烟进行过滤，这种发烟器所产生的烟及其熏制的食品，其苯并芘量大大地降低。同时必须注意不要使食品与燃烧物直接接触，在烘烤食品时掌握好炉温、时间，防止食品烤焦。

研制无烟熏制法，将各类鱼和灌肠用熏制液进行加工，它们既不含有致癌性多环芳烃又能防腐食品，并赋予所特有的色、香、味。

水产品收获后，不要在柏油马路上晾晒，以免沥青污染。烘烤食品采用间接加热式远红外线照射，以降低与防止苯并芘污染食品。

第八节　食品添加剂的安全性

一、食品添加剂的定义、分类及使用原则

食品添加剂是指为改善食品品质、色、香、味以及防腐和加工工艺的需要加入食品中的化学合成物质或者天然物质。

食品添加剂按其来源分为天然与合成两类。人工合成食品添加剂是通过化学手段使元素和化合物产生一系列化学反应而制成；在现阶段天然食品添加剂的品种较少，价格较高。人工合成食品添加剂的品种比较齐全，价格低，使用量较小，但其毒性大于前者，特别是合成食品添加剂质量不纯混有有害杂质，或用量过大时容易造成对机体的危害。

食品添加剂按其用途分为：防腐剂、抗氧化剂、发色剂、漂白剂、调味剂、凝固剂、疏松剂、增稠剂、消泡剂、甜味剂、着色剂、乳化剂、品质改良剂、拮抗

剂、增味剂、保鲜剂、酶制剂、被膜剂、香料、营养强化剂等类。

由于食品添加剂毕竟不是食物的天然成分，少量长期摄入也有可能存在对机体的潜在危害。为了确保食品添加剂的食用安全，使用食品添加剂应该遵循以下原则：

（1）经过规定的食品毒理学安全评价程序的评价，证明在使用限量内长期使用对人体安全无害。

（2）不影响食品感官性质和原味，对食品营养成分不应有破坏作用。

（3）食品添加剂应有严格的质量标准，其有害杂质不得超过允许限量。

（4）不得由于使用食品添加剂而降低良好的加工措施和卫生要求。

（5）不得使用食品添加剂掩盖食品的缺陷或作为伪造的手段。

（6）未经卫生部允许、婴儿及儿童食品不得加入食品添加剂。

二、食品添加剂卫生管理

1．制订和执行《食品添加剂使用卫生标准》

我国使用的食品添加剂必须经过卫生部批准和列入《食品添加剂使用卫生标准》中。我国1981年颁布《食品添加剂使用卫生标准》为国家正式标准，其中包括食品添加剂种类、名称、使用范围、最大使用量以及保证标准贯彻执行的《食品添加剂卫生管理办法》。GB 2760—2007为最新版本。

2．颁布和执行新食品添加剂审批程序

未列入食品添加剂使用卫生标准的其他食品添加剂如需要生产使用时，要按规定的审批程序经批准后才能生产使用

三、水产品加工中常用的防腐剂

（一）概述

从广义上来讲，凡是能防止微生物的生长活动，延缓食品腐败变质或生物代谢的物质都叫防腐剂。防腐剂按抗微生物的作用程度可分为杀菌剂和抑菌剂。杀菌剂与抑菌剂的区别在于，在其使用范围内，杀菌剂能通过一定的化学作用杀死微生物，使之不能侵袭食品，造成污染。而抑菌剂是使微生物在一定时间内停止，而不进入急剧增殖的对数期，从而延长微生物繁殖一代所需要的时间。但同一种抗菌剂，浓度高时可致微生物死亡，而浓度低时只能抑菌；作用时间长时，可以杀菌，作用时间短时，只能抑菌。由于各类微生物的生理特征不同，同一种防腐剂对某一种微生物具有杀菌作用，而对另一种微生物仅有抑菌作用。杀菌剂按其灭菌机理可分为三类：氧化型杀菌剂、还原性杀菌剂和其他杀菌剂。

防腐剂有化学合成、生物天然提取和其他防腐剂三类。

（二）常用的化学合成防腐剂

化学防腐剂是由人工合成的，品种繁多，包括有机的和无机的防腐剂50多种，

我国允许使用的化学合成的防腐剂主要有苯甲酸（及其钾盐）、山梨酸（及其钾盐）、对羟基苯甲酸乙酯、对羟基苯甲酸丙酯、二氧化硫、焦亚硫酸钠（或其钾盐）、丙酸钙（或其钠盐）、脱氢醋酸、双乙酸钠等。这些防腐剂的毒性都较低，苯甲酸、山梨酸等由于代谢过程参与体内现有的代谢渠道，故毒性很低。

1．苯甲酸和苯甲酸钠

苯甲酸和苯甲酸钠又称为安息香酸（C_6H_5COOH）和安息香酸钠，由于在水中苯甲酸溶解度较低，一般多使用苯甲酸钠（C_6H_5COONa）。由于它们需要在酸性环境中通过未解离的分子起抗菌作用，为此称为酸性防腐剂。苯甲酸及其盐类在酸性环境下对多种微生物有抑制作用，但对产酸菌作用较弱，在pH5.5以上时对很多霉菌和酵母的作用也较差。其抑菌作用的最佳pH在2.5～4.0。一般以低于pH4.5～5为宜。此时它对一般微生物完全抑制的最低浓度为0.05%～0.1%。

苯甲酸能抑制微生物细胞呼吸酶系统的活性，特别是对乙酰辅酶A缩合反应有很强的抑制作用。苯甲酸进入人体后大部分与甘氨酸结合成尿酸，其余部分与葡萄糖醛酸结合成葡糖苷酸，并全部从尿中排出体外，不在人体蓄积。据报告，即使苯甲酸的用量超过食品防腐实际需要量的许多倍，也未见有明显毒害作用。

苯甲酸及苯甲酸钠的安全性高，苯甲酸钠对猫、狗的致死量为2g，但成年男子高达50g亦未见有不良影响。世界各国普遍许可使用。近来有报告环苯甲酸及苯甲酸钠可引起过敏性反应。苯甲酸对皮肤、眼睛和黏膜有一定的刺激性；苯甲酸钠可引起肠道不适。苯甲酸钠呈味的阈值为0.1%。ADI为0～5mg/kg体重（苯甲酸及其盐，以苯甲酸计）。

苯甲酸1g相当于苯甲酸钠（安息香酸钠）1.18g。根据食品添加剂使用卫生标准对罐头最大使用量为1g/kg。苯甲酸与苯甲酸钠同时使用时，以苯甲酸计，不得超过最大使用量。

2．山梨酸及山梨酸钾

山梨酸（$CH_3CH=CHCH=CHCOOH$）在水中溶解度较低，实际使用多为山梨酸钾。山梨酸及其钾盐对霉菌、酵母和需氧菌均有抑制作用。但对厌氧芽孢杆菌与乳酸杆菌几乎无效。山梨酸的防腐效果随pH的升高而降低，但适宜的pH范围比苯甲酸广，以在pH5～6以下使用为宜，亦属酸性防腐剂。其分子能与微生物酶系统中的巯基结合，从而破坏酶的活动，达到抑菌防腐的目的。

山梨酸是一种不饱和脂肪酸，在体内可参加正常脂肪代谢，最后被氧化成二氧化碳和水，故几乎没有毒性。近年来亦有报道对皮肤稍有刺激。

山梨酸的毒性比苯甲酸小，抑菌作用的适宜pH范围比苯甲酸广，且无不良味道，故近年来有取代苯甲酸的趋势，需要量大增。ADI为0～25mg/kg体重（山梨酸及其盐的总量，以山梨酸计）。

山梨酸1g，相当于山梨酸钾1.33g。根据食品添加剂使用卫生标准

（GB 2760—2007），对罐头最大使用量为1g/kg。对山梨酸与山梨酸钠同时使用时，以山梨酸计，不得超过最大使用量。

3. 丙酸及其盐

丙酸（CH_3CH_2COOH）及其盐也是酸性防腐剂。其抑菌作用较弱，但对霉菌和需氧芽孢杆菌或革兰氏阴性杆菌有效，特别对抑制引起食品发黏的菌类如枯草杆菌有效。其最小抑菌浓度在pH5.0时为0.01%，pH6.5时为0.5%。对酵母基本无效。

丙酸可以认为是食品的正常成分，也是人体代谢的正常中间产物，安全性高。我国有关部门证明，它们在防霉的同时，还能防止产生黄曲霉毒素。ADI不需要规定。

4. 对羟基苯甲酸酯类

对羟基苯甲酸酯类是苯甲酸的衍生物，烷链愈长抑菌作用愈强。它们对细菌、霉菌和酵母有广泛的抑制作用。其中对霉菌和酵母的作用最强，对细菌特别是对革兰氏阴性杆菌及乳酸菌作用较弱。

对羟基苯甲酸酯类的抑菌作用及其进入体内后的代谢途径与苯甲酸基本相同，且毒性比苯甲酸低，现被世界各国普遍使用。我国允许将对羟基苯甲酸乙酯用于酱油和醋，其丙酯可用于果汁和饮料等，最大使用量依不同食品而异，最大不超过0.20g/kg。ADI为0~10mg/kg体重（对羟基苯甲酸甲酯、乙酯和丙酯，以总量计）。

（三）生物防腐剂

生物防腐剂是指从植物、动物和微生物代谢产物中提取的物质，也称天然防腐剂。

1. 微生物代谢产物乳酸链球菌素与纳他霉素

微生物在生长时能产生一些影响其他微生物生长的物质——抗菌素。目前我国食品防腐剂标准允许乳酸链球菌素、纳他霉素用于食品的防腐。

乳酸链球菌素又名乳链菌素、尼生素（Nisin）、乳酸菌素，是乳酸链球菌产生的一种多肽物质，由34个氨基酸组成。肽链中含有5个硫醚形成的分子内环。氨基末端为异亮氨酸，羧基末端为赖氨酸。活性分子常为二聚体、四聚体等，相对分子质量3348，其分子式为：$C_{143}H_{228}N_{42}O_{37}S_7$。

商品乳酸链球菌素为白色粉末，含有活度不低于900IU·mg^{-1}的乳酸链球菌素和不低于50%（质量分数）的NaCl。乳酸链球菌素的溶解度随着pH的升高而下降。pH为2.5时的溶解度为120g/L，pH为5.0时则下降为40g/L，在中性和碱性条件下，几乎不溶解。在pH小于2时可经115.6℃杀菌而不失活。当pH超过4时，特别是在加热条件下，它在水溶液中分解加速。乳酸链球菌素抗菌效果最佳的pH是6.5~6.8。在牛乳、肉汤中由于受到大分子的保护，其稳定性可大大提高。

乳酸链球菌素能有效抑制革兰氏阳性菌，如对肉毒杆菌、金黄色葡萄球菌、溶血链球菌及李斯特菌的生长繁殖，尤其对生产孢子的革兰氏阳性菌和枯草芽孢杆菌及嗜热脂肪芽孢杆菌等有很强的抑制作用。但乳酸链球菌素对革兰氏阴性菌和酵母的影响很弱。

《GB 2760—2007 食品添加剂使用卫生标准》规定，罐头、植物蛋白饮料中乳酸链球菌素的最大使用量为0.2g/kg，乳制品、肉制品中的最大使用量为0.5g/kg。FAO/WHO 1994 年起规定乳酸链球菌素的 ADI 值为33000IU/kg 体重。

由于乳酸链球菌素水溶性差，使用时应先用0.02mol/L 的盐酸溶解，然后再加入到食品中。其为肽类物质，应注意蛋白酶对它的分解作用。乳酸链球菌素和山梨酸等配合作用，则可扩大抗菌谱。

纳他霉素呈白色或奶油黄色结晶性粉末，几乎无色无味。熔点 280℃（分解）。几乎不溶于水、高级醇、醚、酯，微溶于甲醇，溶于冰醋酸和二甲基亚砜。相对分子质量为 665.75，分子式为：$C_{33}H_{47}NO_{13}$。

纳他霉素可用于防霉。喷淋在霉菌容易增值和暴露于空气中的食品表面时，有良好的抗霉效果。残留量应小于 10mg/kg 体重。

枯草杆菌素是枯草杆菌的代谢产物，也为一种肽类物质，在酸性条件下比较稳定，而在中性或碱性条件下，即迅速被破坏。枯草杆菌素对革兰氏阳性菌有抗菌作用。对于耐热性的芽孢菌能促使它们的耐热性降低，能抑制厌氧性芽孢菌生长。因此，有人认为枯草杆菌素应用于罐装食品是合适的。同时，枯草杆菌素在消化道中可很快地被蛋白酶完全破坏，对人体无害，但并未列入我国食品添加剂标准中。

2．酶类

溶菌酶是已使用的防腐剂之一。早在 1907 年就有了关于细菌溶解因子的报告，到了 1922 年 AIexander FIeming 正式把具有溶菌作用的因子命名为溶菌酶。

溶菌酶（Lysozyme）又称细胞壁质酶或 *N*－乙酰胞壁质糖水酶，属于碱性蛋白酶，分子体积为4.5nm×3.0nm×3.0nm，相对分子质量 14380，等电点 10.5～11（鸡卵溶菌酶），最适 pH 为 5～9。溶菌酶还是一种化学性质非常稳定的蛋白质，pH 在 1.2～11.3 的范围内剧烈变化时，其结构几乎不变。酸性条件下，溶菌酶遇热较稳定，pH 为 4～7，100℃处理 1min，仍保持原酶活；但是碱性条件下，溶菌酶对热稳定性差，用高湿处理时酶活会降低，不过溶菌酶的热变性是可逆的。溶菌酶是无毒性的蛋白质，可用于各种食品的防腐，当然和其他防腐剂结合使用效果更好。

3．植物中的天然抗菌物质

植物中的抗菌物质大致可以分为四类：植物抗毒素类，酚类，有机酸类和精油类。植物抗毒素是寄主合成的，低相对分子质量的广谱抗菌化合物。这些化合物由植物受到生物侵袭诱导产生的前体，或植物被天然的或人造化合物诱导出的前体。现在已经采用植物细胞培养技术来生产某些植物抗毒素。从二十几种不同科的植物中已鉴定出了 200 多种植物抗毒素。异黄酮类化合物是最重要的植物抗毒素中的一种。其他植物抗毒素还有壳质酶等。从刚被磨碎的植物中取得的毒素具有最强的杀菌作用。

植物中的酚类化合物为三类：简单酚类和酚酸类，羟基肉桂酸衍生物类和类黄酮类。对橄榄、茶叶和咖啡中的酚化合物的研究要比其他植物多，可能是它们具有较高商业价值的缘故。从香辛料中提取出来一些酚类化合物，如辣椒素，已证明可以抑制细菌芽孢的萌发。天然植物中的酚类化合物是食品防腐的主要因子，有广谱抗菌能力。

在水果和蔬菜中普遍存在柠檬酸、琥珀酸、苹果酸和酒石酸等有机酸。这些有机酸除了作为酸味剂、抗氧化剂、增效剂外，还具有抗菌能力。它们对细胞壁、细胞膜、蛋白质合成系统以及遗传因子起作用。许多有机酸及其衍生物已用作食品防腐剂。

此外，还可从香辛料、中草药或是水果、蔬菜中分离出精油。现已知道的有香料中的羟基化合物和萜类，葱、蒜、韭菜中的含硫化合物等。

（四）其他防腐（杀菌）剂

1. 氧化型杀菌剂

氧化型杀菌剂包括过氧化物和氯制剂两类。在食品加工与保藏中常用的过氧化氢、过氧乙酸、漂白粉、漂白精以及其他的氧化型杀菌剂。

（1）过氧化氢　又称为双氧水，分子式 H_2O_2，是一种活泼的氧化剂，易分解成水和新生态氧。新生态氧具有杀菌作用。3% 浓度的过氧化氢只需几分钟就能杀死一般细菌；0.1% 的含量在 60min 内可以杀死大肠杆菌、伤寒杆菌和金黄色葡萄球菌；10% 的含量数小时能杀死细菌芽孢。有机物存在时会降低其杀菌效果。过氧化氢是低毒的杀菌消毒剂，可适用于器皿和某些食品的流水线。

（2）过氧乙酸　又称过氧醋酸，分子式 $C_2H_4O_3$。无色液体，有强烈刺鼻气味，易溶于水，性质不稳定，尤其是低浓度溶液更易分解释放出氧，但在 2～6℃ 的低温条件下分解速度减慢。过氧乙酸是一种广谱、高效、速效的强力杀菌剂，对细菌及其芽孢和病毒均有高效杀灭效果，特别是在低温下仍能灭菌，这对保护食品的营养成分有极为重要的意义。一般使用浓度 0.2% 的过氧乙酸便能杀灭霉菌、酵母及细菌，浓度为 0.3% 的过氧乙酸溶液可在 3min 内杀死蜡状芽孢杆菌。过氧乙酸几乎无毒性，它的分解产物是乙酸、过氧化氢、水和氧，使用后即使不去除，也无残毒遗留。过氧乙酸在我国多作为杀菌消毒剂，用于食品加工车间、工具及容器的消毒用。喷雾消毒车间时使用的是浓度为 0.2g/m^{3}的水溶液；浸泡消毒工具和容器时常用浓度 0.2% 的溶液。

（3）氯　有较强的杀菌作用，冷却、清洗食品和设备，以及其他加工过程中的用具都可用加氯的方式进行消毒。主要是利用氯在水中生成的次氯酸，次氯酸有强烈的氧化性。当水中余氯含量保持在 0.2～0.5mg/L 时，就可以把肠道病原菌全部杀死。使用氯消毒时，须注意的是由于病毒对氯的抵抗力较细菌大，要杀死病毒需增加水中氯量。食品工厂一般清洁用水的余氯量控制在25mg/L以上。另外，有机物的存在会影响氯的杀菌效果。此外降低水的pH可提高杀菌效果。氯和其他一些活泼的卤族化合物作为消毒剂而广泛应用于水产品加工过程、饮用水及污水处理中。这个过程可以产生一定量的卤代胺、芳香族化合物和甲烷类物质（如氯仿），在一项对加工过程中冷却水的试验中，当氯处理量升高至250mg/kg时，就在冷却水中检测出了诱变活性。从来没有对由于使用氯及其他卤族化合物而引起的水产品污染的程度进行过评估，现有的文献也没有对相关危害进行评估。

（4）漂白粉和漂白精　漂白粉是一种混合物，组成包括次氯酸钙，氯化钙和氢氧化钙等，其中有效的杀菌成分次氯酸钙等复合物［$CaCl(ClO) \cdot Ca(OH)_2 \cdot H_2O$］分解产生的有效氯。漂白粉为白色至灰白色粉末或颗粒。性质极不稳定，吸湿后经光和热的作用而分解，有明显的氯臭，在水中的溶解度约为69g/L。漂白粉有效氯含量在28%～35%。

漂白粉对细菌、芽孢、酵母、霉菌及病毒均有强杀灭作用。5～10g/L的水溶液5min内可杀死大多数细菌，50g/L的水溶液在1h内可杀死细菌芽孢。漂白粉杀菌效果和作用时间、浓度及温度等因素有关，其中尤以pH影响最显著，pH降低能明显提高杀菌效果。

漂白粉在我国主要用作饮水、食品加工车间、容器设备及蛋品、果蔬等的消毒剂。使用时，先用清水将漂白粉溶解成乳剂澄清后封存待用，然后按不同消毒要求配制澄清液的适宜浓度。一般对车间、库房预防性消毒，其澄清浓度为1g/L；饮用水（包括食品加工用水）消毒按国家饮用水标准规定，要求水中含氯量为0.5～1mg/L。

（5）臭氧　臭氧处理在国外生产中常用于净化某些贝类。这项技术已被美国引进用于鱼的冷冻，水产品的冲洗以及净化软体贝类时所用盐水的净化。最近几年来，FDA对这项操作的安全性提出了质疑，因为存在着残留物发生氧化反应产生副产物的可能。在第一届国际软体贝类净化研讨会（1989年11月）上，从臭氧在食品制造设备中的应用这一角度展开了争论。主要关心的问题是臭氧与水产品接触后，臭氧会成为食品的污染物或者影响食品的品质，观点的主要分歧有待于在研究中运用更多直接和间接（处理净化水）的技术来解决。

2．还原型杀菌剂的种类和特性

还原型杀菌剂主要是指亚硫酸及其盐类，在食品添加剂分类上属于漂白剂，由于其具有一定的杀菌效力，也归入杀菌剂讨论。主要有二氧化硫、无水亚硫酸钠、亚硫酸钠、保险粉和焦亚硫酸钠等。

（1）二氧化硫　在常温下是一种无色而具有强烈刺激性臭味的气体，对人体有害。二氧化硫易溶于水和乙醇。当空气中二氧化硫含量超过20mg/m^{3}时，对眼睛和呼吸道黏膜有强烈刺激，如果含量过高则能窒息死亡。二氧化硫是还原剂，可以减少植物组织中氧的含量，抑制氧化酶和微生物的活动，从而能阻止食品的腐败变质、变色和维生素 C 的损耗。在实际生产中采用的二氧化硫处理法有气熏法、浸渍法和直接加入法三种。

（2）亚硫酸及其盐类　亚硫酸及其盐类都具有一定的杀菌作用，其杀菌效力与作用条件及二氧化硫的释放量有关。

还原型杀菌剂使用时应注意：亚硫酸及其盐类的水溶液在放置过程中容易分解逸散二氧化硫而失效，所以应现用现配。在实际应用中，需根据不同食品的要求和各亚硫酸杀菌剂的有效二氧化硫含量确定杀菌剂用量及溶液浓度，并严格控制食品中的二氧化硫残留量标准，以保证食品的卫生安全性。亚硫酸分解或硫磺燃烧产生的二氧化硫是一种对人体有害的气体，具有强烈的刺激性和对金属设备的腐蚀作用，所以在使用时做好操作人员和库房金属设备的防护管理工作，以确保人身和设备的安全。

亚硫酸盐在传统上用于预防甲壳动物的黑变病。较为认可的做法包括，在浓度高达 1.25% 的亚硫酸钠或焦亚硫酸钠溶液中浸泡 1min。已有人指出这会导致虾的食用部分中有亚硫酸盐残留，其含量可达 100mg/kg。这样处理过的产品必须贴标签指明早先的处理方法，且标明残留物超过 10mg/kg。人们对亚硫酸盐产生类过敏反应的普遍担忧（尤其是一些患哮喘的人），已经引起了对亚硫酸盐是否应继续使用以及该如何适当地贴标签这些问题的关注。对甲壳类动物来讲，目前还没有找到其他同样有效的方法来代替亚硫酸盐。

3. 醇类

醇类包括乙醇、乙二醇、丙二醇等。其中乙醇较为常用。纯的乙醇不是消毒剂，只有稀释到一定浓度后的乙醇溶液才有杀菌作用。乙醇的杀菌作用以 50% ~ 75%（体积分数）为最强。50%（体积分数）以下浓度的乙醇，其杀菌效力很快降低，但尚有一定的抑菌作用。乙醇的杀菌和抑菌作用主要是由于它具有脱水能力，使菌体蛋白质脱水而变性。它是细胞蛋白的凝固剂。因此，如果使用纯的或高浓度的乙醇，则易使菌体表面凝固形成保护膜，使乙醇不易进入细胞里去，导致杀菌效能极小或者全无。应当注意的是，乙醇的杀菌作用对细菌的繁殖体比较敏感，而对细菌的芽孢不很有效。

虽然啤酒、黄酒、葡萄酒等饮料酒中的乙醇含量不足以阻止由微生物引起的腐败，但它却能控制微生物的生长。一般地讲，白酒、白兰地等蒸馏酒中的乙醇含量足以避免微生物的侵入。用酒保藏食品是我国常见的食品保存方法之一。

4. 二氧化碳

高浓度的二氧化碳能阻止微生物的生长，因而能保藏食品。高压下二氧化碳的溶解度比常压下大。生产饮料时常用二氧化碳作为防腐剂。运用二氧化碳保藏食品是一种环保的方法，具有较大的发展前途。

四、抗 氧 化 剂

抗氧化剂是能阻止或延迟食品氧化，以提高食品的稳定性和延长贮存期的物质。氧化是导致食品品质变劣的重要因素之一，特别是对于油脂和含油食品，氧化除使油脂发生酸败外，还会使食品发生退色、褐变、维生素破坏，从而降低食品质量和营养价值，甚至产生有害物质，引起食品中毒。因此，防止氧化，已成为食品工业的一个重要问题。

抗氧化剂分油溶性抗氧化剂和水溶性抗氧化剂。我国允许使用的油溶性抗氧化剂品种有丁基羟基茴香醚（BHA）、二丁基羟基甲苯（BHT）、没食子酸丙酯（PG）、混合生育酚浓缩物（维生素 E），水溶性的有 L－抗坏血酸（维生素 C）及其钾、钠盐、异抗坏血酸、异抗坏血酸钠、植酸、乙二胺四乙酸二钠（EDTA）等。

通常在植物油中使用酚性抗氧化剂时，若同时添加某些酸性物质（增效剂）如柠檬酸、磷酸、抗坏血酸等，其效果可显著提高。

1. 脂溶性抗氧化剂

丁基羟基茴香醚（BHA）为酚型抗氧化剂。不溶于水，可溶于油脂、对热相当稳定。在弱碱性条件下不被破坏，广泛用于焙烤食品和油炸食品等的抗氧化。BHA 与其他抗氧化剂或增效剂等合用，可大大地提高其抗氧化效果。BHA 的抗氧化作用是油脂氧化时的过氧化物结合、中断自动氧化反应链、阻止氧化进行。过去人们一直认为 BHA 毒性较低，并被世界各国普遍许可使用。但 1982 年日本发现它对大鼠前胃有致癌作用，并决定从 1983 年 2 月起禁用，此后国际上对此意见有分歧，日本宣布延期禁用。1986 年 JECFA 第 30 次会议重新评价 BHA 的有关资料后，再次将其暂定 ADI 从 0.5mg/kg 体重降至 0.3mg/kg 体重，1987 年 CCFA 第 19 次会议同意这一规定。目前世界各国仍许可使用，但实际应用有减少的趋势。

丁基羟基甲苯（BHT）与 BHA 同是酚型油溶性抗氧化剂，其抗氧化性能较强，耐热性好，且没有 BHA 那样的特异臭，用于焙烤食品和需长期保存的食品很有效。BHT 的急性毒性比 BHA 高，但无致癌性。1986 年 JECFA 在对其重新评价时将其暂定 ADI 值从 0.5mg/kg 体重降至 0.125mg/kg 体重。现仍为世界各国普遍使用。

根据我国食品添加剂使用卫生标准规定：BHA、BHT、干鱼制品、罐头的最大使用量为 0.2g/kg，BHA 与 BHT 混合使用时，总量不得超过 0.2g/kg，BHA、BHT 与 PG 混合使用时，BHA 与 BHT 总量不得超过 0.1g/kg，PG 不得超过 0.05g/kg，使用量以脂肪总量计。

没食子酸丙酯（PG）是多酚型氧化物。其对猪油的抗氧化性比 BHA 和 BHT 强。如果与 BHA、BHT 并用，效果更好。没食子酸丙酯与铜、铁等金属反应有呈色的缺点，与柠檬酸或酒石酸等并用，不但有增效作用，还可防止变色。没食子酸丙酯摄入后被机体水解，大部分变成 4－O－甲基没食子酸，内聚成葡萄糖醛酸随尿排出体外，安全性高。本品为世界各国普遍许可使用。欧盟还许可使用没食子酸辛酯和十二酯。我国允许使用的食品范围同 BHA 和 BHT，但最大使用量为 0.1g/kg。当与 BHA、BHT 并用时，BHA、BHT 的总量不得超过 0.1g/kg，没食子酸丙酯不得超过 0.05g/kg。ADI 为 2～2.5mg/kg 体重。

混合生育酚浓缩物：生育酚即维生素 E，广泛存在于高等动、植物体内，具有抗氧化作用。已知天然的生育酚有 α－、β－、γ－、δ－等七种，作为抗氧化剂使用的是它们的混合物。它是目前国际上惟一大量生产的天然抗氧化剂。这类天然产物都是 d－生育酚。生育酚的热稳定性高，在较高温度下，仍有良好的抗氧化能力，尤其是天然生育酚比合成生育酚的热稳定性还大，适合于在高温油炸时使用，其次，本品耐光、耐紫外线的性能也比 BHA、BHT 强。生育酚是人体的一种必需营养素，但是过多摄食可引起出血。在临床研究中，每天 α－生育酚的膳食剂量大于 720mg 时可产生体弱、疲劳、肌酸尿等症状也会影响类固醇代谢。1986 年 FAO/WHO联合食品添加剂专业委员会规定其 ADI 为 0.55～2.0mg/kg 体重。

2. 水溶性抗氧化剂

抗坏血酸及其钾、钠盐：抗坏血酸即维生素 C，为水溶性抗氧化剂。由葡萄糖合成，干燥时较稳定，水溶液遇光、受热易破坏。特别是在碱性条件下和在金属离子存在的情况下更甚。抗坏血酸常用作啤酒、软饮料、果蔬制品和肉制品等的抗氧化剂，它能与氧结合，防止食品由于氧化而造成的褪色、变色、变味等，其次，它尚有钝化金属离子的作用。抗坏血酸是人体正常生长所必需的营养素，根据中国营养学会 2000 年所推荐的成人参考摄入量，维生素 C 为 1000mg/d，儿童为 700～900mg/d。由于抗坏血酸呈酸性，对不适宜添加的食品可使用异抗坏血酸钠。

异抗坏血酸及异抗坏血酸钠：异抗坏血酸及异抗坏血酸钠是抗坏血酸及抗坏血酸钠的异构体，它们几乎没有维生素 C 的抗坏血病的作用，但是抗氧化却与抗坏血酸和抗坏血酸钠相似。关于异抗坏血酸及异抗坏血酸钠的安全性问题，有人提出它们可能在人体内与抗坏血酸起竞争作用，影响抗坏血酸消化吸收，以至不能发挥抗坏血酸的维生素 C 的生理作用，其实，实际使用时用量甚微。我国允许将异抗坏血酸钠应用于啤酒、果汁、果酱、水果、蔬菜、罐头、冷冻鱼、肉及肉制品等食品的生产，最大使用量最多不能超过 1.0g/kg。ADI 为 0～5mg/kg 体重。

抗氧化剂只能阻碍氧化作用，延缓食品开始败坏的时间，但不能改变已经变坏的后果，因此，在使用抗氧化剂时，必须注意在油脂开始氧化以前，以发挥其抗氧化作用。

五、食品添加剂的安全性问题及其预防措施

在现代食品加工中，为了延长食品的保鲜期，防止腐败变质；为了改善食品的感官性质，提高风味，赋予食品颜色；为了有利于食品加工操作；为了保持及提高食品的营养价值以及特殊需要而加入食品的各种添加剂越来越多，利弊目前还很难

下定论，虽然很多食品添加剂的使用都必须经过适当的安全性毒理学评价，要求对具有一定毒性的食品添加剂应尽可能不用或少用，使用时必须严格控制使用范围和使用量，但是消费者，甚至包括科学家仍然心存疑虑。

有意加入的化学品主要指各类食品添加剂，如果切实按照有关的法律、法规的要求使用，应该是完全没有问题的，但使用不当或超剂量使用，就有可能成为食品中的化学危害，其危害的发生率在我国食品安全案例中占有相当高的比例，已引起各国的普遍重视，纷纷立法进行管理，甚至对有些食品添加剂进行再评价。对食品添加剂可能导致的危害主要有以下几方面。

1. 急性和慢性中毒

食品中使用含有有害化合物的物质或过量使用食品添加剂，可引起急性和慢性中毒。例如，我国天津、江苏、新疆等地曾发生因使用含砷的盐酸、食碱而导致急性中毒，过量地食用如亚硝酸盐、漂白剂、色素等在短期内一般都不容易看出其危害性，长期使用可引起慢性中毒或致癌。近年来，各国从名单中删除的添加剂日益增多，如色素中的金胺、奶油黄、碱性菊橙、品红等13种，硼砂、硼酸、氯化钾、溴化植物油、碘酸钙（钾）等二十余种。

2. 引起的变态反应

近年来添加剂引起的变态反应的报道日益增多。例如，糖精钠可引起皮肤瘙痒症、日光性过敏变性皮炎（以脱屑性红斑及浮肿性丘疹为主）；苯甲酸及偶氮类染料皆可引起哮喘等过敏症状；香料中很多物质可引起呼吸道器官发炎，咳嗽、喉头浮肿、支气管哮喘、皮肤瘙痒、皮肤划痕症、麻疹、血管性浮肿、口腔炎、便秘、头痛、行动异常、浮肿及关节痛；柠檬黄等可引起支气管哮喘、麻疹、血管性浮肿等。

3. 体内蓄积问题

国外在儿童食品中加入维生素A作为强化剂，由于它具有脂溶性，在人体内有蓄积作用。例如，在蛋黄酱、乳粉、饮料中加入这些强化剂，经摄入后3～6月总摄入量达到25万～28万单位时，消费者出现食欲不振、便秘、体重停止增加、失眠、兴奋、肝大、脱毛、脂溢、脱屑、口唇裂、痉挛，甚至出现神经症状、头痛、四肢疼痛、步行障碍。动物实验证明，大量食用维生素A会发生畸形。维生素D过多也可引起慢性中毒。

4. 食品添加剂的转化产物

添加剂制造过程中产生的一些杂质，如糖精中的杂质邻甲苯磺酰胺，用氨法生产的焦糖色素中的4－甲基咪唑等；

食品贮藏过程中添加剂的转化，如赤藓红素转化为荧光素等；

同食品成分起反应的物质，如焦碳酸二乙酯，形成强烈的致癌物质氨基甲酸乙酯，亚硝酸盐形成亚硝基化合物等，又如环乙基糖精形成环已胺，偶氮染料形成游离芳香族胺。

上述这些问题所产生的危害都是已知的，令人担心的是对某些添加剂共同使用时能产生的有害物质目前还不清楚，有待进一步研究。

六、禁止使用的添加剂

随着安全性评价体系的完善，以前认为安全的食品添加剂被认为对人体有危害性，已经被禁止使用，但不法之士受利益的驱使或其他原因，将此类化学品加到食品中，因此极有必要介绍以下几种禁用食品添加剂。

1. 甲醛

甲醛40%（体积分数）或37%（质量分数）的溶液称为“福尔马林”，具有强烈刺激性气味，能和核酸的氨基和羟基结合使之失去活性，对大白鼠LD_{50} =260mg/kg，对人的神经系统、肺、肝脏均可产生损害。食用了含有甲醛的食品其毒性主要表现为：① 会导致肺水肿、肝肾充血及血管周围水肿；② 损伤人的肝肾功能，可能导致肾衰竭；③ 会产生中毒反应，轻者会出现头晕、咳嗽、呕吐、上腹疼痛等症状，重者会出现昏迷、休克；④ 进入人体的甲醛的危害对细胞具有极大的破坏作用，它能凝固蛋白质，使蛋白质变性，扰乱人体细胞正常的代谢，可使人致癌；⑤ 甲醛对黏膜也有强烈的刺激作用，尤其是对视觉器官、支气管和肺部的毒害作用，损伤咽、食道、胃的黏膜。正由于此，国家早已明令禁止在食品中添加甲醛。

日本报道在牛乳中加入万分之一的甲醛，婴儿连服20d即引起死亡，对果蝇和微生物有致突变性，欧洲各国曾用于酒类和肉制品、牛乳及其他制品中防腐，其五万分之一即可防止细菌生长，但食后引起胃痛、呕吐、呼吸困难等，国外也已经禁用。

我国水产品市场中，有些不法商贩为牟取暴利，利用甲醛对水产品的某些作用，如① 甲醛可使水产品蛋白质发生凝固，延缓腐败变质，延长水产品保质期；② 甲醛可保持水产品表面色泽光亮，使消费者误以为新鲜而购买；③ 甲醛可使水发水产品体积增大，感官上变硬且保持较高的含水量；④ 甲醛可增加水产品的持水性、韧性等，经常在水产品特别是水发水产品中人为地添加甲醛，经过甲醛处理的水产品不仅营养价值降低，而且大大增加了毒性，直接危害到消费者的食用安全，严重侵害了消费者的利益。

2001年全国各地通过市场监督检查相继在一些水产品中检出甲醛，现场抽检虾仁、海参、鱿鱼、鸭掌、海螺、扇贝等水发食品926件，查出有32.2%的水发食品掺入了甲醛。2002年第一季度对全国部分城市水发食品包括水发鱿鱼、鱿鱼胴、银鱼、虾仁、墨鱼、墨鱼仔、海参、螺肉进行抽检，甲醛的检出率分别为69%和38.1%，其中甲醛的最高含量（水发小银鱼）890mg/kg。由此可看出目前我国市场上使用甲醛浸泡水产品的现象已经相当严重，迫切需要加强水产品卫生监督和市场管理，保证消费者的食用安全。

2. 硼酸、硼砂

硼砂为硼酸钠（$Na_2B_4O_7 \cdot 10H_2O$）的俗称，经盐酸酸化后成硼酸 $H_2B_4O_7$。我国自古就习惯使用硼砂来提高年糕、油面、烧饼、油条、鱼丸等的韧性、脆度以及改善食品保水性、保存性。

硼砂加到水产品中，虽然可以增加柔韧度和弹性，防止虾头的黑变，使虾有好的外观，延长水产品的保鲜期，但人吃了添加这种物质的食品后，硼砂经过胃酸作用就转变为硼酸，而硼酸会在人体内长期蓄积，排泄较慢，妨碍消化酶的作用，引起食欲减退、消化不良、抑制营养成分的吸收，促进脂肪分解，造成体重减轻，其中毒症状为呕吐、腹泻、红斑、循环系统障碍、休克、昏迷等所谓硼酸症。硼酸致死量成人约为20g，儿童约为5g。因为毒性较高，世界各国已禁止使用。我国也将其列入有毒食品添加剂名单中。

3. β－萘酚

对于丝状菌和酵母菌有抑制作用，曾用作酱油的防腐剂，毒性很强，对人体黏液有刺激作用，造成肾脏障碍，引起膀胱疼痛，蛋白质、血色素尿，量大时可引起石炭酸样中毒，也可引起视神经萎缩，可经皮肤吸收引起膀胱癌，对狗皮下注射 LD_{50}400mg/kg，给16只狗喂 β－奈酚20～26个月，13只出现乳头状膀胱癌。

4. 水杨酸

水杨酸对蛋白质有凝固作用，对大鼠慢性中毒剂为 LD_{50}1500～2000mg/kg，对大鼠慢性中毒剂量为500mg/kg，可引起生长障碍，700mg/kg 可引起胃出血、肾障碍，一日10g以上可引起中枢神经麻痹，呼吸困难，听觉异常，目前世界各国皆禁用。

5. 吊白块

吊白块是次硫酸氢钠甲醛的俗称，也叫吊白粉或雕白块（粉），原本主要用于印染工业，但部分食品企业私自将其用于食品加工，以起到漂白、增色、改善食品口感及防腐等作用。吊白块在常温下较为稳定，在60℃以上开始分解出有害物质，可分解产生甲醛、二氧化硫和硫化氢等有害气体，人食用含“吊白块”食品后，可引起过敏、肠道刺激等不良反应，严重者可产生中毒。在国家标准《食品添加剂使用卫生标准》（GB 2760—1999）中，吊白块被排除在法定食品添加剂之外。

加了吊白块的水产品会有轻微的福尔马林的刺激味，像虾仁、海参这样的水产品若加入吊白块，虽然看起来特别亮，特别丰满，却没有新鲜水产品那样有韧性，变得又硬又脆，容易断碎。

6. 硫酸铜

硫酸铜的 LD_{50} 为400mg/kg，吸入本品可引起金属热，大白鼠口服 LD_{50} 为300mg/kg，人服0.3g可引起胃部黏液刺激，呕吐，量大时可引起肠腐蚀，部分被肠吸收可引起铜中毒，由于能引起红血球溶血，在肝、肾蓄积可引起肝硬变，长期食用可引起呕吐、胃疼、贫血、肝大和黄疸、昏睡死亡。

思 考 题

1. 水产品加工过程中可能会产生哪些危害到食品安全的问题，如何进行控制以保证水产品的质量?

2. 试比较冻藏与化学保藏水产品的利弊。

3. 为什么辐照处理会延长水产品的保质期?

4. 如何保证腌制及烟熏水产品的质量安全?

5. 试论述食品添加剂的安全性。

第六章　水产品理化指标检验方法

水产品是一类比较特殊的食品，有些指标可以采用普通食品的检验方法，但是还有些指标需要采用专门的检验方法。本章主要介绍专门的检验方法，其他的可以参见已经发布的国家标准（GB）、水产行业标准（SC）、农业行业标准（NY）、商品检验标准（SN）等的检验方法。

第一节　水产品鲜度的检验方法

鲜度是水产品的生命。鲜度也是制定水产品价格的重要依据之一。

新鲜的水产品具有固有的组织和成分组成，其新鲜度实质上是指其原有成分和特征的变化程度。水产品腐败变质是由两个方面进行的：自溶作用（生物化学作用）和微生物作用。动物存活时，两方面都受严格控制，死后它们仅受环境因素和原料特性的制约。动物死后，由于体内自身的酶的自溶作用，使其中的营养分解，微生物得以利用并迅速生长繁殖。从而使水产品的营养成分被进一步分解，鲜度和质量下降，甚至变质腐败。这种程度即新鲜度的变化，可以借助感官或理化或微生物的方法加以分析、检验。微生物学的方法多用于动物性食品特别是熟食品，测定过程较费时，不能及时得出结论；感官的方法直观、方便，但有时灵敏度不高，并需要一定的经验，同时难以定量；化学方法就是直接测定基本成分及其分解产物的变化量，一般也较简便、实用。本章即对化学方法选择性地加以论述。

水产品由于本身的酶和附着的微生物以及环境的氧等其他因素的作用，发生一系列的化学变化，如蛋白质的分解、脂肪氧化、色泽消退、臭味出现等等。在这一系列的变化过程中，除了感官表现外，还产生一些活体及新鲜品所不含有的分解产物。有些分解产物在鲜度发生变化的过程中，以稳定的速度增长或消失，并可以通过化学分析方法定量测定，因此可以作为判断鲜度的指标。分解产物——TVBN、TMA、组胺、吲哚等的量往往被用作动物性食品的质量指标，从可食用的角度来说，这些指标所确定的质量是可以满足要求的。为了获得早期质量变化的内在情况，最好用代谢产物的量作为质量指标，因为动物死后，酶的活动仍在继续进行，组织中在一定时间内进行着相当水平的“代谢活动”。不过，原有的正常生化平衡已被打破，出现了死后特有的生化过程和一些物理变化。死后动物的这种活动一直延续到组织中的酶因自溶作用而完全失活为止。鱼类易变质，对新鲜度的要求也高，可测定三磷酸腺苷（ATP）的分解程度——K 值，作为新鲜度的指标。此外，总酸度、pH、过氧化值、羰基值等也常作为食品的质量指标。新鲜度指标应视食品种类而异，通常将两种以上的指标结合使用，并参照感官的检验综合评定食品的质量。

一、挥发性盐基氮（TVBN）测定

蛋白质由于酶的作用，分解成胨、肽、氨基酸等，再经微生物作用，氨基酸进一步分解成更低级的失去营养价值的化合物，如氨、胺类（甲胺、二甲胺、三甲胺）、二氧化碳、吲哚、硫化氢等。氨基酸在微生物作用下，经过脱氨基作用产生氨，经脱羧基作用产生胺。挥发性盐基氮（Total Volatile Basic Nitrogen，TVBN）包括氨和低级胺类（淡水产品鲜度变化主要产生氨，海水产品除氨外还有低级胺类）。这些胺类和氨的沸点低，具有挥发性，均呈碱性。TVBN 应指挥发性碱性含氮物总量。TVBN 是鱼、肉、蛋类食品的新鲜度等级的重要指标。

挥发性盐基氮的测定，常用微量扩散（Conmay）法及蒸馏法，其样品处理是：称取一定量样品，弃去脂肪、骨、肌腱，切碎并打成匀浆，然后将分析样置具塞锥形瓶中，加水浸渍，不时振摇，过滤，滤液供测定。

不同食品由于氨基酸组成不同，鲜度变化过程中产生的 TVBN 速度及数量不同。因此其初期腐败时 TVBN 的限值不同。例如大黄鱼为 35mg/100g，青鱼、草鱼等为 20mg/100g，缢蛏为 10mg/100g，牡蛎为 15mg/100g 等。软骨鱼类由于肌肉本来含有尿素，以平衡体内外的渗透压，因此新鲜的软骨鱼 TVBN 就很高。

测定方法参见《GB5009. 44—2003 肉与肉制品卫生标准的分析方法》。

二、*K* 值的测定

K 值是反映鱼类新鲜度的一项质量指标，是基于三磷酸腺苷（ATP）分解成二磷酸腺苷（ADP）、一磷酸腺苷（AMP）、5′－肌苷酸（IMP）、肌苷（HxR）和次黄嘌呤（Hx），按照鱼体肌肉中所含的上述 6 种 ATP 关联化合物分别进行定量而求得的相对值。鱼体死后由于肌肉中酶的作用，ATP 立即开始降解。内山等人认为 *K* 值比 TVBN 值更能有效地反映鱼的鲜活程度。一般而言，活杀鱼的 *K* 值低于 10%，鲜度极好的鱼 *K* 值在 20% 左右，一般鲜度在 40% 左右。

$$K(\%)=\frac{c_{\mathrm{HxR}}+c_{\mathrm{Hx}}}{c_{\mathrm{ATP}}+c_{\mathrm{ADP}}+c_{\mathrm{AMP}}+c_{\mathrm{IMP}}+c_{\mathrm{HxR}}+c_{\mathrm{Hx}}}\times 100$$

1. 原理

鱼肉中 ATP 及其分解生成物经高氯酸提取后，使用反相分配色谱柱 C18，经 pH6. 78 的磷酸缓冲液的洗脱可使各成分得到分离，根据标准品各峰的保留时间定性，采用外标法，对 ATP、ADP、AMP、IMP、HxR、Hx 进行定量。

2. 试剂

（1）10% 高氯酸（PCA）。

（2）10mol/L KOH。

（3）超纯水。

3. 仪器

（1）高效液相色谱仪。

（2）冷冻离心机。

4. 操作步骤

（1）称取 5.0g 均质后的鱼背部肌肉放入离心管内，加入 10mL 冷却的 10% 高氯酸（PCA），用玻璃棒搅拌均匀，在 4℃ 下离心（5000r/min）5min，取出上清液。再用 10mL 5% PCA 溶液分两次洗涤沉淀物，离心，合并上清液。然后用 KOH 溶液将其中和至 pH6.4。中和时，先使用 10mol/L KOH 溶液，待接近至所需的 pH 时改用 1mol/L KOH 溶液调节。用已中和的 1% PCA 溶液（pH6.4）将其定容至 50mL，过滤除去高氯酸钾结晶，再通过孔径为 0.45μm 的薄膜过滤，滤液于 -20℃ 保存。测定时，先将样品溶解，以超纯水稀释 10 倍，用高效液相色谱仪进行测定。

（2）色谱分析条件

色谱柱：ODS - C18（150×4.6mm）

流动相：0.05mol/L KH_2PO_4：0.05mol/L K_2HPO_4（1∶1，体积比；pH6.78）

流　速：1mL/min

检测波长：254nm

进样量：20μL

5. 计算

ATP、ADP、AMP、IMP、HxR、Hx 结果用“μmol/g 鱼样”表示，K 值结果以百分率表示。

三、组胺的测定

组胺是组氨酸的分解产物，而组氨酸是蛋白质分解后的一种氨基酸。组胺是组氨酸在摩氏变形杆菌、组胺无色杆菌的组氨脱羧酶作用下，脱去羧基后形成的一种胺类物质。人体摄入一定量的组胺后，会引起组胺中毒。我国国家食品卫生标准规定，鲐鱼中组胺的限量为 100mg/100g，其他鱼为 30mg/100g。组胺含量通常采用比色法测定。

参见《GB/T 5009.45—2003 水产品卫生标准的分析方法》。

四、油脂酸败产物的测定

鱼油在贮藏过程中，由于接触空气（氧）、水，受光线照射，微生物及酶的作用，将出现令人讨厌的臭气及味道，这种引起质量下降的油脂劣变现象，称为油脂酸败。通常将酸败分为两类：水解性酸败和氧化性酸败。在水解性酸败过程中，油脂的脂肪酸甘油酯水解后游离出脂肪酸，从而油脂酸价上升，酸价反映了油脂品质下降，是油脂陈旧的指标。至于氧化酸败是油脂中的不饱和脂肪酸吸收空气中的氧，进行所谓自动氧化反应，油脂经历自由基反应历程，产生脂肪酸过氧化物，以及自由基分解、聚合而生成一系列氧化酸败产物。此时，油脂酸败并呈现毒性。酸败可产生各种异味，降低了商品价值和营养价值，严重时可产生较大的毒性。

1. 酸价（值）的测定

酸价（AV）表示油脂中所含游离脂肪酸的量，数值上为1g油脂中游离脂肪酸所消耗KOH的质量（mg）。

参见《GB/T 5530—2005 动植物油脂　酸价和酸度测定》。

2. 过氧化值（Peroxide Value，POV）的测定

根据油脂的自动氧化机理可知，油脂酸败时产生各种过氧化物（ROOR），测定其含量的高低，即过氧化值，可以衡量油脂初期的氧化程度。过氧化物（ROOR）有多种形式，通常油脂中生成的大部分是氢过氧化物（ROOH）。油脂不饱和程度越大酸败越快。

参见《GB/T 5538—2005 动植物油脂过氧化值测定》。

3. TBA值（硫代巴比妥酸值）的测定

油脂氧化酸败生成物——丙二醛与硫代巴比妥酸（2 - thiobarbituric acid，TBA）缩合反应，生成红色的TBA色素，在530nm及450nm附近有吸收峰，以此可进行比色定量。测定TBA值的方法很多，但对本试验还有争议。对它的非特异性，所测丙二醛的不稳定性和通常作为氧化指标的不可靠性的评论是很多的。因为该化合物的含量取决于不饱和脂肪酸的类型。丙二醛只会从含有3个以上双键的脂肪酸产生的过氧化物中生成。

（1）对于油脂C. G. Sidwell等的方法　精确称取油样3g放入分液漏斗中：加苯（或氯仿）10mL，0.335% TBA液10mL，振摇4min，转入试管静置，于沸水浴中加热30min，冷却后，加一定量蒸馏水，测定530nm处的吸光度，其吸光度即为TBA值。

（2）食品中TBA值的测定

① TBA溶液直接加入食品中；

② TBA溶液加入馏出液中（水蒸气蒸馏）；

③ TBA溶液加入三氯醋酸萃取液中。

B. G Tarladyis法（水蒸气蒸馏法一种）　以TEP（1，1，3，3，-四乙氧基丙烷）为标准物作物质的量（μmol）和对应的吸光度曲线。TBA = μMTEP/kg试样。此方法发表于1960年，现在已有改进：包括将试样pH调至1.5，后来又被改成加抗氧化剂（棓酸丙酯）和螯合剂（EDTA二钠盐）以减少蒸馏时的氧化作用。

注意事项：

① 试样捣碎时不应使温度升高，如可能的话应充氮；

② 加热速率应最大，并应有重现性；

③ 显色和测定不得超过 2h；

④ TEP（1×10^{-4}）是稳定的，可在冰箱中保存数日。

应用范围：

TBA 试验不仅用于油脂的酸败试验，也用于肉和大多数多脂鱼的质量评价，某些鱼类可能在 535～538nm 范围内有吸收的 TBA 反应物质。但与氧化变化没有关系，应先进行扫描试验，排除干扰峰。同时应注意，TBA 值达到最大值，再继续贮藏就会下降，该值取决于鱼种与氧的接触情况（包装）和贮藏温度。

第二节　水产品中食品添加剂的检验方法

许多水产品在生产和加工过程中，常常人为加入某些食品添加剂，但如果跨范围使用或超限度使用就有一定食用风险。

一、亚硫酸盐的测定

亚硫酸盐广泛应用于食品工业生产，是使用已久的食品防腐剂和漂白剂。这是因为亚硫酸盐具有还原性，可以阻断微生物正常的生理氧化过程，从而能抑制细菌、霉菌的生长。在捕获的海产虾中经常发现有高残留的亚硫酸盐存在。虽然原料中的亚硫酸盐在进一步的加工、加热中，大部分变为二氧化硫挥发散失，对人体可以认为安全无害。但过量使用可破坏食品中 B 族维生素等营养成分，对易感人群会造成过敏反应。

食品中亚硫酸盐的测定，通常采用盐酸副玫瑰苯胺法。

参见《GB/T5009.34—2003 食品中亚硫酸盐的测定》。

二、明矾含量的测定

明矾［$KAl(SO_4)_2\cdot12H_2O$］是海蜇皮和海蜇头加工工艺中需要的食品添加剂，起固定和疏松作用。在加工过程中，明矾用量过少则海蜇皮和海蜇头产品不脆，用量过多又会使产品发酥，并且影响贮藏期。因此，适量使用明矾才能保证产品质量。

可以参照《SC/T 3210—2001 盐渍海蜇皮和盐渍海蜇头》中的方法测定。

三、多聚磷酸盐的测定

多聚磷酸盐对于提高水产品的持水性、调节 pH、乳化、缓冲、整合金属离子等具有显著作用，因此往往在水产品的加工和储运过程中作为品质改良剂添加。但是过多过量地使用多聚磷酸盐可能会促进血液凝结，增加摄入者心脑血管疾病发生的可能性，因此欧盟和日本等国家均限定了在本地区内销售的水产品中多聚磷酸盐的最大允许限量。近年来水产品中多聚磷酸盐的准确定量，主要采用离子色谱技术进行。

参见《GB/T 9695.9—2009 肉与肉制品聚磷酸盐测定》。

第三节　水产品中重金属的检验方法

一、砷的测定（补充海藻中砷测定）

《GB 19643—2005 藻类制品卫生标准》中规定海藻中无机砷应小于1.5mg/kg。砷的测定可根据《GB/T 5009.11—2003 食品中总砷及无机砷的测定》中的两个检测方法：第一种为氢化物原子荧光光度法，第二种为银盐法。

但海藻中无机砷依据上述检测时会把小分子的有机砷当作无机砷检测出来，为此提出海藻中总砷及无机砷的测定方法供参考。

（一）方法原理

样品中的无机砷经酸性提取液提取后，经过氧化氢氧化为砷酸盐（五价砷），通过阴离子色谱柱分离，在酸性条件下与硼氢化钾发生反应，生成的砷化氢进入原子化器，由原子荧光光度计测定，以保留时间定性，外标法定量。

（二）试剂

除另有说明外，所用试剂均为分析纯。

（1）实验用水：应符合GB/T 6682中规定的一级水要求；

（2）氢氧化钾（KOH）；

（3）硼氢化钾（KBH_4）；

（4）磷酸氢二铵［$(NH_4)_2HPO_4$］：优级纯；

（5）砷酸氢二钠（$Na_2HAsO_4 \cdot 7H_2O$）；

（6）盐酸（HCl）：优级纯；

（7）过氧化氢（H_2O_2）；

（8）甲酸（CHOOH）：色谱纯；

（9）10%甲酸溶液：取色谱纯甲酸10mL，用水稀释至100mL；

（10）15mmol/L磷酸氢二铵溶液：称取1.981g优级纯磷酸氢二铵溶于水中，定容至1000mL，用10%甲酸溶液调至pH＝6.0，用溶剂过滤器经0.22μm水相滤膜过滤后，脱气；

（11）7%盐酸溶液：取70mL优级纯盐酸用水稀释至1000mL，混匀；

（12）10%盐酸溶液：取10mL优级纯盐酸用水稀释至100mL，混匀；

（13）2.5%盐酸溶液：取2.5mL优级纯盐酸用水稀释至100mL，混匀；

（14）0.5%氢氧化钾溶液：称取0.5g氢氧化钾，用水稀释至100mL；

（15）1.5%硼氢化钾溶液：称取1.50g硼氢化钾溶于100mL0.5%氢氧化钾溶

液中，混匀，当日配制；

（16）五价砷标准液：准确称取砷酸氢二钠 0.3119g，加入少量水溶解，转入 100mL 容量瓶中定容，此标准溶液含五价砷 1.0mg/mL，作为标准储备液，4℃下避光保存。使用时用水逐级稀释至 1.0μg/mL，作为标准使用液。

（三）仪器和设备

玻璃器皿使用前需经 15% 硝酸浸泡 24h。

液相色谱 - 原子荧光光度计，高速组织捣碎机，溶剂过滤器，离心机：4000r/min，水浴恒温振荡器。

（四）样品制备

（1）干海藻粉碎成粉状。

（2）鲜海藻用高速组织捣碎机捣碎，匀浆。

（3）盐渍海藻先将附盐刷去，然后按（2）的方式进行处理。

（五）测定步骤

1．提取

称取适量已制备好的样品（称准至 0.001g，干海带 1.000g，干紫菜 1.000g，干裙带菜 1.000g，干羊栖菜 0.100g，鲜海带 2.000g，鲜紫菜 2.000g，鲜裙带菜 2.000g，盐渍及其调味海藻 2.000g，海藻浓缩液 0.500g，其他海藻根据含砷量酌情称取）于 25mL 具塞刻度试管中，加 10% 盐酸溶液 10mL，混匀，置水浴恒温振荡器中 70℃下振荡 1h，再加入 10mL 水，70℃下振荡 0.5h，得浸提液。

2．氧化

取 8 ~ 10mL 上步浸提液于 10mL 离心管中，4000r/min 下离心 15min，移取 1.0mL 上清液于试管中，加入 0.2mL 过氧化氢和 0.8mL 水，置 70℃水浴恒温振荡器中振荡 20min，取出冷却，用 0.45μm 滤膜过滤后，得试液备用。同时做空白试验。

3．仪器条件

（1）色谱条件

色谱柱：Hamilton PRP - X100（250mm × 4.1mm，10μm）*，柱前串接保护柱。（注：* 给出这一信息是为了方便本标准的使用者，并不表示对该产品的认可，如果其他等效产品具有相同效果，则可使用这些等效的产品）。

流动相：15mmol/L 磷酸氢二铵溶液。

流动相流速：1.0mL/min。

进样量：100μL。

载流：7% 的盐酸溶液。

还原剂：1.5% 硼氢化钾溶液。

泵速：65 ~ 100r/min。

（2）原子荧光条件

砷灯总电流：80～110mA。

辅阴极电流35～60mA。

负高压：280～320V。

载气：300～500mL/min。

屏蔽气：600～800mL/min。

4．测定

（1）标准曲线绘制

标准系列的配制：分别准确移取1.0μg/mL五价砷标准液0.50mL、1.00mL、2.00mL、4.00mL和5.00mL于50mL容量瓶（或比色试管）中，用盐酸溶液2.5%稀释至刻度，混匀。该标准系列溶液浓度分别为10ng/mL、20ng/mL、40ng/mL、80ng/mL、100ng/mL。吸取标准系列溶液各100μL进样，以浓度（ng/mL）为横坐标，峰面积为纵坐标绘制标准曲线。

（2）样品测定　吸取试液［（五）2.］100μL进样，以保留时间定性，外标法定量。（在本标准实验条件下保留时间约为9min）。

（六）结果计算

根据测得的试样峰面积，在标准曲线上查得相对应的待测溶液中的无机砷的浓度，按公式（1）计算。计算结果保留2位有效数字。

$$X = \frac{(\rho - \rho_0) \times V \times F \times 2}{m \times 1000} \quad (1)$$

式中：X——样品中无机砷的含量，mg/kg；

ρ——待测液中无机砷的浓度，ng/mL；

ρ_0——空白溶液中无机砷的浓度，ng/mL；

V——测定液体总体积，mL；

F——稀释倍数；

2——氧化过程稀释倍数［（五）2.］；

m——样品质量，g。

（七）方法灵敏度、准确度和精密度

（1）灵敏度　本方法的无机砷最低检出限0.060mg/kg，最低定量限0.200mg/kg，相关系数：R>0.995。

（2）回收率　本方法添加浓度为0.200～1.00mg/kg时，加标回收率为85%～105%。

（3）精密度　在相同测定条件下获得的两次独立测定结果的相对偏差不得超过算术平均值的10%。

二、水产品中铅的测定

参见《食品中铅的测定GB/T5009.12—2003》。

三、水产品中汞的测定

参见《GB/T5009. 17—2003 食品中总汞及有机汞的测定》。

第四节　水产品中农药、渔药残留量的检验方法

一、六六六、滴滴涕农药残留的检测

水产品的农药污染主要来源于农田施用农药后水质的污染。虽然农药在水中溶解度小，水产生物长期生活在水域里，仍能产生不良影响，造成水生生物对农药的蓄积。其中水产品中有机氯农药的污染更为严重，这是由于有机氯农药六六六（BHC）、滴滴涕（DDT）化学性质稳定，在残留物中半衰期长、不易降解，易于在水产生物体内蓄积。目前，世界各国都对水产品的有机氯农药残留量作出了规定。FAO/WHO 规定：体重 70kg 的成人，每天容许摄入量六六六 870μg，滴滴涕 700μg。我国制定的有机氯农药六六六、滴滴涕在鱼类中的允许残留量标准分别为 2mg/kg 和 1mg/kg。

参见《GB/T 5009. 19—2008 食品中有机氯农药多组分残留量的测定》。

二、水产品中呋喃唑酮（痢特灵）残留的检测

参见《SC/T 3022—2004 水产品中呋喃唑酮残留量的测定　液相色谱法》。

三、水产品中噁喹酸残留的检测

参见《GB/T 23198—2008 动物源性食品中噁喹酸残留量的测定》。

四、水产品中磺胺甲基嘧啶、磺胺二甲基嘧啶的检测

参见《GB/T 21173—2007 动物源性食品中磺胺类药物残留分析法　放射受体分析法》。

五、水产品中抗生素残留的检测

1. 氯霉素残留的检测

参见《GB/T 22338—2008 动物源性食品中氯霉素类药物残留量测定》。

2. 土霉素（OTC）残留的检测——高效液相色谱法

参见《SC/T 3015—2002 水产品中土霉素、四环素、金霉素残留量的测定》。

六、水产品中喹诺酮类药物残留量的测定——液相色谱 - 串联质谱法

参见《GB/T 20751—2006，鳗鱼及制品中十五种喹诺酮类药物残留量的测

定——液相色谱－串联质谱法》。

第五节　水产品中多氯联苯的检验方法

多氯联苯的分析包括多氯联苯的提取、净化分离、检测等步骤。多氯联苯具有亲脂性，所以对于多氯联苯的提取方法多是基于提取脂肪的方法。传统的 PCB 提取方法包括振荡萃取、索氏（Soxhlet）萃取、超声萃取等。样品使用的提取溶剂与样品的种类、性质有关，一般常用甲苯、苯以及己烷（或戊烷）与丙酮或二氯甲烷等组成的混合溶剂系统，近几年来一些新的技术被用于多氯联苯的提取，如超临界流体萃取、微波辅助提取、加速溶剂提取、固相微萃取等，提高了提取效率，节省了时间，减少了有机溶剂的用量。

多氯联苯的净化分离是为了除去提取物中的干扰组分，进行准确的定性与定量。对于 PCB 提取液，其中脂类物质是主要的共萃干扰物质，经常使用的脱脂方法包括酸洗或碱洗、混合硅胶柱（柱子中依次装入硅胶、硫酸酸化硅胶或氢氧化钾碱化硅胶、硅胶以及无水硫酸钠，有时还需要加入能够去硫的硝酸银硅胶）净化和凝胶渗透色谱（GPC）净化，提取液中的其他干扰物如氯代化合物，经常使用氧化铝柱，活性炭柱等除去，目前采用色谱净化的原理，美国 FMS 公司推出了全自动的 Power Prep 系统，由酸性硅胶柱、碱性氧化铝和活性炭柱组成的净化系统，样品提取液加到系统后由计算机按预先设定程序控制多个电磁阀和泵对柱系统进行连续洗脱，克服了手工装填玻璃柱可能发生的污染和稳定性差的问题。但成本较高，在一定程度上将制约其广泛应用，随着新型固定相材料的出现，高效液相色谱（HPLC）成为近年来出现的新型样品净化、分离手段，其自动化程度高，溶剂用量少，速度快，经常替代氧化铝柱用来对 PCB 及其他相似化合物进行分离。

气相色谱法因为具有分离能力强、灵敏度高和分析速度快等优点，成为分析 PCBs 最常用的方法，其常所用的检测器包括电子俘获检测器（ECD）、火焰光度检测器（FPD）、氢火焰离子化检测器（FID），质谱检测器（MS）等，其中质谱检测器具有很强的结构鉴定能力，与气相色谱结合，充分利用各自的优点可以实现高效、快速的分离鉴定。除此之外，薄层色谱法（TLC）也曾被广泛用作 PCBs 的分析，但研究发现，TLC 的测定结果偏低，目前还出现了超临界流体色谱法，其特点来自于超临界流体的特殊性质，与其他方法相比，分析速度快；而它之所以未能得到广泛的应用是由于流体本身的局限性。除了以上仪器检测方法外，近些年来免疫和生物方法也不断发展，如免疫测定法，此为特异性抗原抗体反应，如酶联免疫（ELISA）反应，荧光免疫分析等，PCB 单体与抗体之间的特异性反应是检测 PCBs 的主要依据，但同时也有其他化合物会引起假阳性反应，此时仍需要 GC－MS 等仪器方法来进行确证试验，而生物法如荧光素酶法（CALUX），是利用细胞色素 P450 基因与荧光合成酶基因，作为报告基因，重组到大白鼠肝癌细胞系，让目标化合物与细胞内的芳香烃受体（AhR）结合，形成配体化合物，然后与转运蛋白相结合，激活细胞色素 P450 基因和荧光合成酶基因合成荧光素，根据合成荧光素的量与目标化合物的量成正比来计算样品中目标化合物的含量。

具体检测方法参见《GB/T 22331—2008 水产品中多氯联苯残留量的测定气相色谱法》。

许多国家对食品中多氯联苯限量进行了规定，我国在 GB 2762—2005 中规定了海产品中多氯联苯的限量标准，见表 6－1，欧盟在 2007 年 3 月 1 日正式实施的欧盟标准（EC）No 1881/2006 中也对食品中多氯联苯的限量进行了规定，见表 6－2。

表 6－1　我国 GB 2762—2005 中海产食品中多氯联苯限量指标

食　品	限量（MLs）/（mg/kg）		
	多氯联苯＊	PCB138	PCB153
海产鱼、贝、虾以及藻类食品（可食部分）	2.0	0.5	0.5

＊以 PCB28，PCB52，PCB101，PCB118，PCB138，PCB153，PCB180 总和计

表 6－2　欧盟标准（EC）No 1881/2006 中关于食品中多氯联苯污染限量标准

食　品	多氯联苯最大限量总和
肉及肉制品（可食内脏除外）	
牛及羊	4.5pg/g 脂肪
禽类	4.0pg/g 脂肪
猪	1.5pg/g 脂肪
陆生动物肝脏（牛、羊、禽类、猪等）及制品	12.0pg/g 脂肪
除鳗鲡之外的鱼的肌肉组织以及水产制品。最大限量同样适用于甲壳类，褐色蟹肉及龙虾头胸肉及类似的大甲壳动物除外（海螯虾科及龙虾科）	8.0pg/g 湿重
鳝鱼（鳗类）肌肉及其他制品	12.0pg/g 湿重
生乳及乳制品，包括乳脂	6.0pg/g 湿重
鸡蛋及蛋制品	6.0pg/g 湿重
动物脂肪	
牛及羊	4.5pg/g 脂肪
禽类	4.0pg/g 脂肪
猪	1.5pg/g 脂肪
混合动物脂肪	3.0pg/g 脂肪
植物油	1.5pg/g 脂肪
鱼体油、鱼肝油以及其他供人类消费的海洋生物油脂	10.0pg/g 脂肪

第六节　水产品中苯并（a）芘的检验方法

在对多环芳烃类物质进行分析检测时，样品预处理是关键环节，目前较为普遍的样品预处理方法主要有索氏抽提法、超声波萃取、固相萃取和加速溶剂萃取等。索氏提取法是一个经典的样品预处理方法，广泛应用于食品中残留危害物质的提取，该方法提取效果好、回收率高，其缺点是操作繁琐、费时，且所用溶剂量大。超声波萃取容易在常温下进行，免去了高温对某些提取成分的影响，有利于样品中的有效成分在短时间内的转移，并充分和溶剂混合，促进提取过程的进行，从而增加提取率。加速溶剂萃取或是在较高的温度和压力下用有机溶剂萃取固体或半固体的自动化方法，该方法的优点是有机溶剂用量少、快速、基质影响小、回收率高和重现性好；固相萃取是一种由液固萃取和液相色谱技术相结合发展而来的微量样品预处理技术，主要用于样品的分离、纯化和浓缩。

色谱法因为分离效率高、分析速度快、样品用量少、选择性好、且可多组分同时分析，易于自动化分析，成为多环芳烃的主要分析方法，其包括气相色谱法（GC)、液相色谱法（HPLC)，气相色谱质谱联用（GC/MS)。

具体检测方法参见《GB/T 22509—2008 动植物油脂苯并（a）芘的测定反相高效液相色谱法》和《GB/T 5009. 27—2003 食品中苯并（a）芘的测定》。

我国在 GB 2762—2005 中规定烟熏鱼中限量为 5μg/kg，欧盟关于水产品中苯并芘的含量在（EC）No 208/2005 中进行了规定，见表 6－3。

表 6－3　欧盟关于水产品中苯并芘限量规定

产品种类	限量/（μg/kg）
烟熏鱼肉以及其他烟熏水产品，除双壳贝类外	5.0
非烟熏鱼肉	2.0
非烟熏甲壳类、头足类制品	5.0
双壳贝类	10.0

第七节　水产品中生物毒素的检验方法

一、河豚鱼毒素含量的检验方法

（一）定量法

参见《GB/T 23217—2008 水产品中河豚毒素的测定　液相色谱－荧光检测法》。标准规定了水产品中河豚毒素测定的液相色谱测定方法与液相色谱-串联质谱确证方法。适用于河豚鱼、织纹螺、虾、牡蛎、花蛤、鱿鱼中河豚毒素的测定与确证。

（二）定性法

1. 试样的制备

样品装于密封内置常流水中急速解冻后取样。将样品剪碎后，用研钵充分磨碎，取10g放入烧杯，加0.1%醋酸溶液25mL，沸水浴中不断搅拌，加热10min。冷却后，减压过滤，将滤纸上的残渣用0.1%醋酸溶液反复洗净。滤液和洗液合在一起定容50mL。难于过滤的皮、肝脏、卵巢分别用0.1%醋酸溶液处理后，经3000r/min离心10min取上清液，用0.1%醋酸溶液定容至50mL。该提取液称作原试液，1mL相当于内脏组织0.2g。

2. 毒性测试

采用小白鼠试验法进行毒性测试。试验动物为出生后4周，体重19～21g健康的ICR系雄性小白鼠。

（1）预备试验　分别向两只小白鼠的腹腔内注射原试液各1mL，以s为单位测定致死时间的平均值。根据河豚毒素致死一小白鼠单位换算表换算原试液1mL中的毒量，再以该值配制稀释到小白鼠在10min左右死亡的浓度，在本试验中使用0.1%醋酸水溶液作为稀释液，记录稀释度。

（2）正式试验　分别向2只小白鼠的腹腔内注射稀释后的试液各1mL，测定致死的时间。小白鼠在10min左右死亡时，再加注1～3只小白鼠测定致死时间。同时用0.1%醋酸溶液1.0mL注射两只20g左右的小白鼠作阴性对照，并取1只不注射任何液体的正常小白鼠作空白观察。

（3）毒力计算和表示　在该试验取得的3～5只小白鼠的致死时间也包括生存小白鼠从短时间开始排列，求中间致死时间，从所得的中间致死时间，然后计算毒量（小白鼠单位：MU）：10g内脏组织研磨物制成50mL毒素提取原试液，提取比是5。求原检样1g的MU。1MU表示对一只ICR系体重20g的雄性小白鼠腹腔注射后30min内死亡的毒素剂量：

原检样1g的毒力（MU/g）＝中间致死时间试液的毒力×提取比×稀释倍数

二、麻痹性贝类毒素检验方法

参见《GB/T 5009.213—2008 贝类中麻痹性贝类毒素的测定》。

三、贝类中腹泻性贝类毒素检验方法

参见《GB/T 5009.212—2008 贝类中腹泻性贝类毒素的测定》。

第八节　水产品中二噁英的测定

由于二噁英的异构体数目多，且往往以超痕量污染水平存在，对样品前处理技术要求高，且要求检测方法特异性强、选择性和灵敏度高，因此成为食品和环境分析领域的难点。高分辨率色谱/质谱检测法（HRGC/HRMS）法是目前国际公认的检测二噁英类化合物的标准方法，色谱法分析二噁英类化合物的一般步骤包括样品采集、提取、净化、富集、分析、数据处理等。其中美国环保局（USEPA）规定所采用的同位素稀释的1613方法已成为各实验室的检测基础，1613法是在样品提取或采样前定量加入^{13}C，以标记2，3，7，8－取代的二噁英类毒性同类物，由于^{13}C标记物的化学性质与被分析组分完全一致，因此，在样品提取、净化及富集过程中的损失也是相同的，样品中二噁英类的含量可以根据内标物来定量，从而保证了分析结果的准确性。另外，随着生物技术的发展，一些生物检测方法（BDMS）也成为推荐的二噁英检测的指导方法，如酶免疫分析法（EIA）、表面胞质团共振检测法（SPR）、以一些关键性的生物分子（抗体、受体、酶）识别二噁英的结构特征为基础的生物检测方法等。

目前尚没有标准检测方法。

二噁英毒性强，且其具有高脂溶性，脂肪含量高的食物如肉类、鱼类、乳制品或肝脏等，其二噁英的含量通常较高，欧盟对于水产品及相关制品中关于二噁英的残留量作出了规定，见表6－4。

表6－4　欧盟对水产品中二噁英残留限量规定

水产品种类	二噁英最大残留限量
鱼和水产品的肉及制品，不包括鳗鱼。 最大残留限量适用于甲壳类动物，但不包括蟹肉和龙虾以及类似大甲壳类水产品的头部和喉部	湿重4.0pg/g
鳗鱼肉及其制品	湿重4.0pg/g
水产品油脂（直接用于消费的鱼身体油、鱼肝油及其他水产品的组织油）	2.0pg/g脂肪
鱼肝脏及其制品，不包括水产品油脂	2.0pg/g脂肪

对于二噁英的摄入量，1998年世界卫生组织（WHO）将之前所建议的“每日容许摄取剂量（ADI）”由1990年的10pg（TEQ）/（kg/d），降低为1～4pg（TEQ）/（kg/d）。若以每人平均体重为60kg来计算，则每日容许摄取量为60～240pg/人。在发达国家中，采取了加强对排放源释出的管制，并确认其他的产生来源，对食物含量的监控，以及检测技术的发展等等，发现环境和食物中的二噁英含量有逐渐减少的趋势，当环境中的二噁英含量减少时，生物体中的二噁英蓄积量也会随之减少。

第九节　水产品中过敏原的检测

对于以水产品为原料生产的产品即使不做检测也知道其中一定含有过敏原。但是随着初加工的水产品作为一种原料被越来越广泛地应用于各种食品中（尤其是调理食品），即使是十分谨慎的食品加工操作，也可能有极其微量的过敏原污染。由于只要有极其微量的过敏原存在就能够导致患者强烈的过敏反应，故在食品标签上标明可能含有的过敏原的种类是食品生产商的责任和义务，同时灵敏的检测方法也显得格外重要。

目前国内检测水产品过敏原的专门仪器设备极少。有关食品过敏原的检测主要有以下方面。

一、利用人血清特异性 IgE 检测食品过敏原

过敏原与 IgE 结合是过敏原体现其生物活性的中心环节，因此食品过敏原检测过程中特异性 IgE 的血清学检测必不可少。对于能够引起 50% 病人产生过敏反应的主要食品过敏原必须测定特异性 IgE 与食品过敏原结合的能力，包括引发过敏反应的频率，热稳定性和水解稳定性等。但是这种方法不能解决食品过敏原的交叉致敏问题，因为它是用单个过敏病人的血清进行检测的。

（一）RAST 抑制实验和 EAST 抑制实验

自从成功纯化和制备 IgE 抗体后，放射过敏原吸附实验得以设计应用。之后改进的酶标记过敏原吸附实验及荧光和化学发光标记的检测技术也均已建立。这些方法均是检测特异性 IgE 与过敏原相互作用的免疫分析方法。特异性 IgE 抗体与食品过敏原的结合在固相载体表面进行并被检测，是诊断体外食品过敏的一种已标准化的方法，得到广泛使用。目前，在国外大医院、主要过敏原生产企业基本都使用法玛西亚公司 UniCAP 系统进行放射过敏原吸附抑制实验。

放射过敏原吸附和酶联免疫抑制实验已经被用来检测和分析一系列食品的致敏性，如生海鲜和比萨饼中的鳕鱼过敏原。放射过敏原吸附和酶联免疫抑制实验的一个主要不足是对人血清的依赖性，血清是很难保证一致的，因此这两种方法也难以标准化。尽管它们可以很好的检测食品过敏原，但是人 IgE 抗体特异性的不确定性大大限制了这些方法在更宽领域的应用。

（二）等电聚焦与免疫印迹实验

通过等电聚焦和电泳结合免疫印迹分析可以进行单个食品过敏原的分离。电泳结合免疫印迹目前可以用于几乎所有的食品过敏原的分析。双向电泳常用于检测分子量相近但等电点、氨基酸序列不同的同源性蛋白分子。与放射过敏原吸附和酶联免疫抑制试验类似，免疫印迹方法同样可以通过 IgE 制实验来消除不同来源的不同食品过敏原之间的交叉反应。

二、用单克隆或多克隆抗体检测食品过敏原

为了克服用人血清 IgE 抗体检测食品过敏原的不足，采用兔、鼠、绵羊、山羊、鸡等的动物抗血清免疫分析方法逐渐发展起来。这些抗体检测激发免疫作用抗原的效果要比过敏原好。

（一）双免疫扩散实验

这是一种比较两种或两种以上食品过敏原的定性检测分析方法。将抗体和各种不同的样品蛋白同时放进孔中，令其相互向对方自由扩散，在达到平衡时会形成一条沉淀线。双免疫扩散实验可以区分一致的、不一致的和部分一致的蛋白样品。有研究者利用双免疫扩散实验检测分析了意大利面食和荞麦食品中的麦麸蛋白。该方法的不足是不能进行定量分析，灵敏度较低，而且比较费时（24 ~48h）。

（二）斑点免疫印迹实验

斑点免疫印迹实验是近年来发展起来的一种免疫检测技术，有研究者已经将其应用与检测食品中花生过敏原的存在。将样品滴在预先用花生蛋白抗体包埋的一张聚酯底物上，再用二抗进行免疫检测即可检测到已经结合的花生蛋白。这种方法灵敏度很高而且使用成本较低。

（三）火箭免疫电泳实验

该分析方法是通过含有抗体的凝胶进行检测分析的。样品中的蛋白根据各自的电泳移动速率进行移动，直到按照抗体/抗原的比例常数在凝胶上形成“火箭”状的沉淀。火箭状沉淀区的颜色的深浅与样品中蛋白的丰度直接相关。所形成的沉淀既可以用考马斯亮蓝染色也可以用免疫染色。

（四）酶联免疫吸附实验

20 世纪 90 年代末期酶联免疫吸附实验技术发展迅速，加以全自动酶标分析仪的应用，使酶联免疫吸附实验的特异性和灵敏度有了很大的提高，在食品检测领域中的应用大大扩展。酶联免疫吸附实验的特点是抗原或抗体的固相化和酶标记，在目前最常用的酶联免疫吸附实验中，抗体要结合在固相载体的表面与样品蛋白（抗原）自由反应。抗体和抗原反应后用另外一种用酶标记的抗体（二抗）来检测已经反应结合在固相载体表面的样品蛋白（抗原）。当结合在固相载体表面的抗体一定时，与之结合的样品蛋白（抗原）越多，酶标记的抗体的颜色反应就越强，同时血清抗体的浓度越高，酶联免疫吸附实验显色也越强。为了能够检测痕量的食品过敏原酶联免疫吸附实验中使用了生物素标记的二抗和含有过氧化物酶的链霉亲和素。

三、聚合酶链式反应法（PCR）检测水产品过敏原

PCR 食品过敏原检测的一个新靶标就是特殊食品蛋白的 cDNA。DNA 分子可以

通过 PCR 技术扩增，在 PCR 过程中 DNA 分子的引物也得到了扩增。产物即可利用分子量的大小在琼脂糖电泳上进行分离。一般来说通过引物的选择可以使具有一定同源性的 DNA 分子之间的交叉反应降低到最低程度，尽可能地避免假阳性结果的产生。PCR 扩增技术一般用来对各种食品中经基因修饰的成分（如转基因大豆和转基因玉米）进行检测和定量分析。而直到现在，只有两种 PCR 方法专门针对食品过敏原（榛实和小麦）的检测，在水产品中目前还没有开发出相关的检测方法。两种方法均具有很高的灵敏度，都可以达到 0.001% 。

四、组胺释放实验

组胺释放实验主要是通过食品过敏原激发致敏的靶细胞，引起细胞释放组胺，组胺含量可应用荧光测定法、放射免疫法等方法测定，与适宜参照进行比较，确定组胺释放率阳性标准，从而进行过敏原活性测定及鉴定的一类方法。通常用 IgE 抗体作阳性参照，以样品介质为阴性参照，以排除实验过程中组胺的非特异性释放。该改良方法只需 25uL 全血，可实现微量化操作。

在鳕鱼过敏原的检测试验中发现与双盲对照试验相比组胺释放实验具有较高的特异性和较低的灵敏度，但新鲜鳕鱼的过敏原提取物可以显著增强组胺释放实验检测的灵敏度。此外，组胺释放实验还成功地用于花生、榛子过敏原的检测及致敏作用机理的研究。

五、过敏原指纹图谱快速检测方法

指纹图谱最早的概念来源于 19 世纪末 20 世纪初的犯罪学和法医学，是最新科技成果与最古老的医学科学传统相结合的结果。作为一种综合的、宏观的和可量化的鉴别手段，指纹图谱在研究方法上具有整体性、模糊性和可以量化的特点，其应用受到世界范围内的认可。

鉴于指纹图谱的实用性和科学性，提出将指纹图谱的原理和技术应用到食品安全相关的研究中去，特别是应用到食品过敏原的快速检测、分析上来。以常见过敏食品为研究对象，提取其过敏原总蛋白，初步研究了食品过敏原总蛋白 2 - DE 指纹图谱在食品过敏原快速检测中应用的可行性，肯定了该方法在不同检测仪器和试验耗材之间良好的重现性和稳定性，并在此基础上进一步研究了以 2 - DE 指纹图谱为基础进行特异性过敏原蛋白点 MALDI - TOF - MS 指纹图谱研究的可行性。显示了较好的分析结果，为指纹图谱技术在食品过敏原快速检测、分析中的应用提供了坚实的理论基础和实验基础。

总的来说，免疫分析技术为天然的食品原料、半成品和成品都提供了一种特异性强、灵敏度高而且速度很快的痕量过敏原检测方法。而且现在有了针对食品中水产品、鸡蛋、牛奶、花生、小麦等过敏原的酶联免疫检测试剂盒。但是需要开发成本低、检测面广的试剂盒来适应形势的发展。尽管 PCR 技术最具开发前景，但是食品处理过程中 DNA 的变性作用和该方法的最大检测限度限制了它在当前的应用和发展。

思 考 题

1．食品中的化学成分为什么要建立国家标准检验方法？

2．水产品鲜度检验方法有多种，什么条件下检测 K 值？什么条件下检测挥发性盐基氮？

3．微生物不超标就意味着水产品是安全的吗？为什么？

第七章　水产品生物安全指标检验方法

第一节　细菌的检验方法

细菌是感染引起水产动物及水产品发生病理变化、甚至死亡、腐败的主要因素之一。引起水产品腐败的细菌种类很多，下面主要介绍几种水产品必检细菌的检测方法。

（1）细菌总数的测定（参见《GB/T 4789.1—2003 食品卫生微生物学检验　菌落总数测定》）。

（2）大肠菌群测定（参见《GB/T 4789.3—2003 食品卫生微生物学检验　大肠菌群测定》）。

（3）沙门氏菌的检验（参见《GB/T 4789.4—2003 食品卫生微生物学检验　沙门氏菌检验》）。

（4）副溶血性弧菌的检验（参见《GB/T 4789.7—2003 食品卫生微生物学检验　副溶血性弧菌检验》）。

（5）金黄色葡萄球菌的检验（参见《GB/T 4789.10—2003 食品卫生微生物学检验　金黄色葡萄球菌检验》）。

（6）单核细胞增生李斯特氏菌的检验（参见《GB/T 4789.30—2003 食品卫生微生物学检验　单核细胞增生李斯特氏菌检验》）。

（7）志贺氏菌的检验（参见《GB/T 4789.5—2003 食品卫生微生物学检验　志贺氏菌检验》）。

第二节　真菌的检验方法

真菌是具有细胞壁、真核的单细胞或多细胞体。危害水产动物的主要是藻菌纲的一些种类，如水霉、绵霉、鳃霉、鱼醉菌、链壶菌、离壶菌、海壶菌等，真菌病不仅危害水产动物的幼体及成体，且危及卵子。下面主要介绍水霉、鳃霉两种真菌的检测方法。

1．水霉的观察

菌丝为管形没有横隔的多核体。动孢子囊一般在外菌丝的梢短略膨大成棍棒状，其内聚集大量的原生质，达到一定程度时，生出横壁与下边菌丝隔开，自成一节，随不同的发育阶段，可见到不同发育时期的动孢子。当环境条件不良时，外菌丝的尖端膨大或菌丝中间膨大成棍棒状，反复进行数次，成念珠状，其内聚集大量原生质，并生出横壁与其余部分隔开，形成抵抗恶劣环境的后垣孢子，环境适宜时它可萌发成新的菌丝或形成动孢子囊。

（1）肉眼观察。

（2）显微镜观察原体形态。制成水浸片观察。

2．鳃霉的观察

鳃霉的菌丝分枝，壁较厚。动孢子囊内的动孢子均匀、透亮，排列紧密。菌丝在鳃丝和鳃小片上生长，注意区分鳃丝软骨与动孢子。

（1）肉眼观察。

（2）显微镜观察原体形态。制成水浸片观察。

第三节　寄生虫的检验方法

在检验时，没有特别要求的可以用肉眼观察，然后显微镜封片观察。但是这种方法检出效率极低，实际生产中检测方法主要用灯检法和酶消化法，两种方法都是先将虫体与鱼肉分离，然后用形态学观察或是PCR等技术手段实现寄生虫的鉴定。

1．灯检法

分为日光灯灯检法和紫外灯灯检法，这是目前水产加工企业对于鱼类寄生虫的在线筛选检测主要手段。

（1）日光灯检法　日光灯检法是目前鱼类寄生虫最为常用的一种检测方法。检验方法是将鱼片逐片放在透过灯光的玻璃板检验台上，对照灯光仔细检查，靠近鱼肉表面的寄生虫一般呈红色、棕褐色、乳白色或白色；而深层肉的寄生虫呈现阴影，用小镊子除去鱼片上附着的成虫或寄生虫蚴。然后进一步鉴定。寄生虫日光灯灯检台结构和鱼片中寄生虫的日光灯检测分别如图7－1，图7－2所示。

（2）紫外灯检法　该方法在暗房中进行。紫外灯（中心波长365nm）置于操作台上方40～60cm处，观察样品的各个部位，寄生虫呈现明亮的点状或条状的光泽，鱼骨、结缔组织以及其他异物也会呈现类似的色泽，可以通过部位、形态加以区分。将寄生虫挑取后进行进一步鉴定。该方法适合于红肉鱼等采用日光灯检法易发生漏检现象的鱼肉。

2．酶消化法

酶消化法利用胃蛋白酶对鱼肉进行消化，而虫体本身由于其结构的特殊性，不能被消化掉，然后通过过滤、沉降等手段将虫体分离出来，进而用肉眼和显微镜对虫体进行辨认，确定其种类。酶消化法检出效率较高，能够有效避免灯检过程中的漏检现象，因而是目前鱼类中检验寄生虫较为理想的确证性检测手段。

在操作过程中，首先将一定量的胃蛋白酶溶于生理盐水配制成一定浓度的胃蛋白酶消化液并调至最佳pH，鱼肉与消化液按一定比例混合后37℃下采用振荡或者磁力搅拌的方法消化数小时后将消化液经筛网滤过。经过滤过的消化液再经过沉降，仔细检查筛网和沉降物中的可疑虫体，挑取，再做进一步的鉴定。

3．寄生虫的鉴定

寄生虫的鉴定是寄生虫检测的重要组成部分，传统的寄生虫鉴定方法是以肉眼结合显微镜观察的形态学鉴定，近些年来，PCR 被广泛地应用于寄生虫的鉴定，并逐渐成为该领域的研究热点。

（1）寄生虫的形态学鉴定　该方法主要包括寄生虫的固定以及显微镜观察两个部分。首先，将灯检或酶消化法得到的寄生虫用生理盐水清洗干净，置于 60 ~ 70℃ 的 70% 乙醇中固定；固定好的虫体置于载玻片上，滴加几滴生理盐水，盖好盖玻片，必要时用乳酸 - 酚 - 甘油透明液作透明处理。将制作好的玻片置于普通光学显微镜下仔细观察，并在镜下轻轻移动盖玻片以调整虫体位置并作显微摄影。

（2）寄生虫的 PCR 鉴定　以寄生虫 DNA 提取物为模板，采用不同种寄生虫对应的特异性引物进行扩增，扩增产物经琼脂糖凝胶电泳后根据条带数量和位置判定待检寄生虫的种属。该方法准确、特异性强，适合大量样品的快速鉴定，而且对于形态不完整的寄生虫同样适用，有效弥补了形态学观察无法实现的受损虫体的鉴定。

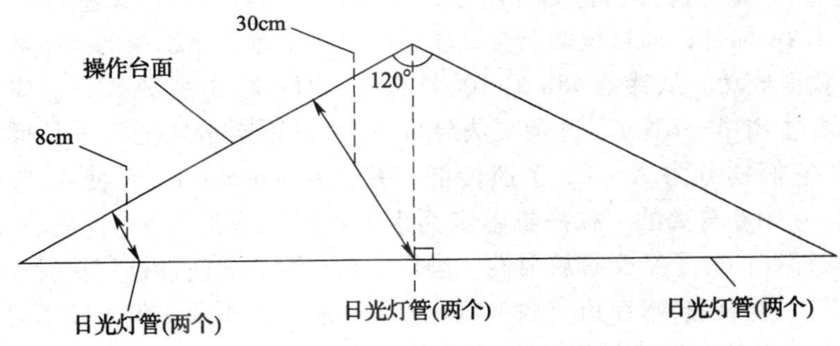

图 7 - 1　日光灯灯检台结构示意图（侧视图）

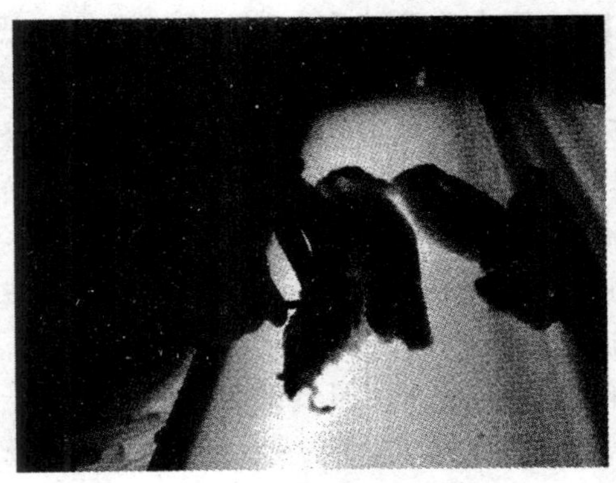

图 7 - 2　鱼片中寄生虫的日光灯检测

第四节　病毒的检验方法

鱼类病毒是危害养殖鱼类较严重的一类疾病，宿主几乎遍及所有海水鱼及养殖鱼类。本节简要综述应用于水产品病毒检测和鉴定的技术。

1. 电子显微镜技术

电子显微镜技术简称电镜技术，是研究微观世界的强有力的武器，在病毒学研究中应用最多且成效显著。通过对病原体负染色、真空喷镀或对病灶组织超薄切片后电镜观察，主要用于发现和鉴定新的病毒、研究病毒引起的组织和细胞病理变化、研究病毒在宿主细胞中的繁殖动态、观察病毒的大小、形态和结构等。许多病毒的发现和鉴定均从电镜观察开始。但电镜的样品制备较困难，且对形态特征相似的病毒难以鉴别，所以，电镜技术主要用于检测病毒的有无及病毒类型的初步鉴定，而对于种和型的鉴别必须借助于特异性更强的方法。

2. 分子生物学技术

（1）核酸杂交技术　核酸杂交技术是近年来发展起来的一项现代分子生物学技术，并已用于鱼类病毒的检测和鉴定，具有高度的特异性和敏感性。1993 年利用合成的 cDNA 探针，通过核酸杂交试验检测感染细胞和组织中的水生呼肠孤病毒的 dsRNA 获得成功，从感染 48h 后 10^3 个细胞中即可检出病毒 RNA。应用制备的 RNA 探针通过 RNA—RNA 印迹杂交法分析了 19 种不同水生生物呼肠孤病毒的遗传特性，将它们划分为 A ~ E5 个遗传群，并把从 Angelfish（天使鱼 *Pomacanthus semicirulatus*）中新分离的一株病毒鉴定为水生呼肠孤病毒 A 群。但是，应用同位素标记核酸探针作分子杂交有放射性、操作复杂，而非放射性标记探针往往敏感性较差，所以，目前该技术在鱼类病毒检测方面的应用远不及免疫学技术普遍。

（2）聚合酶链式反应（Polymcrase Chain Reaction，PCR）　PCR 技术是 1985 年 Saiki 等人首先建立起来的一种体外扩增 DNA 的专利技术。其基本原理是在特定引物的引导下，依靠 DNA 聚合酶的消化，经过高温变性、低温退火及适温延伸三个步骤组成一个周期，循环进行，使目的 DNA 得以迅速扩增。这一过程首先使目的 DNA 于高温下（95℃）解离成单链作模板，然后降温，让人工合成的两个寡核苷酸引物在低温条件下（37 ~ 55℃）分别与目的片段两侧的单链模板互补结合，DNA 聚合酶在 72℃将单核苷酸从引物 3′端掺入并沿模板 5′—3′方向延伸，合成 DNA 新股。每一周期所产生的 DNA 均能作为下一轮反应的模板，一般经过 25 ~ 30 次反应，PCR 产物可扩增 $10^{5\sim7}$ 倍。

PCR 技术作为一门崭新的技术，具有高度敏感、特异、快速和简便等优点，它克服了传统的病毒培养和免疫学方法敏感性不够强、费时及假阴性多等缺点以及分子杂交技术的局限性，该技术已广泛应用于生物学的各个领域。目前已成功地应用于人类及动、植物病毒病的检测和诊断。在水产品病毒诊断中 PCR 技术的应用才刚刚开始，但已显示出巨大的潜力及广阔的应用前景。

3．免疫学（血清学）检测技术

免疫检测技术是一种既悠久而又有生命活力的技术。目前应用于水产品病毒的检测和鉴定的免疫学技术主要有：中和试验（Neutralization Test，NT）、免疫荧光技术或荧光抗体技术（Fluorescent Antibody Technique，FA）和酶联免疫吸附试验（Enzyme Linked Immunosorbent Assay，ELISA）三种技术。

（1）中和试验　病毒中和试验是以特异性的标准抗血清和病毒稀释液混合或以恒量的病毒中和不同稀释度的抗血清，经一段时间培育后，接种于培养细胞以测定混合液的残余感染力，据此判断病毒是否被中和以及中和指数的大小。虽然病毒中和试验在操作上较为麻烦，判定结果的时间也比较长，但由于中和反应有严格的种、型特异性，可用中和试验对所分离的病毒进行准确的鉴定，所以中和试验仍是病毒检测中使用最为普遍的血清学技术。

（2）免疫荧光技术　免疫荧光技术是将免疫化学和血清学的高度特异性和敏感性与显微镜技术的高度精确性相结合的方法，为实验室提供了一套具有独特风格的技术。其主要特点是特异性强、速度快、敏感度高，特别是结合使用细胞培养技术，可显著提高免疫荧光技术的敏感性。其不足之处：需要特殊的昂贵的仪器设备（即荧光显微镜等）；染色标本只能在短期内观察，不能保存，另外，非特异性染色问题尚未完全解决，结果判定的客观性不足；检测灵敏度和特异性很大程度上还取决于标准病毒抗体的质量，故标准病毒的纯化和相应抗血清制备的复杂性限制了该技术的应用。

（3）酶联免疫吸附试验　免疫酶技术是将抗原—抗体的免疫反应和酶的催化反应相结合的技术。酶联免疫吸附试验（ELISA）是免疫酶技术中应用最为普遍的方法，其原理是将抗原或抗体吸附于固相载体上，然后与酶标记的抗原或抗体结合，在适当的底物参与下，使基质水解而呈色。呈色反应显示了酶的存在，从而证明发生了相应的免疫反应。ELISA 具有灵敏、特异、可重复性强等优点，而且目前已有针对特定种类病毒的商品化检测试剂盒，更适于野外操作及大量样品的检测。ELISA 的不足之处在于特异抗血清的制备、酶标记等前期工作较复杂，但是结合细胞培养技术检测 IPNV，先将 ELISA 难以检测到的极少量病毒接种于敏感细胞使之大量增殖，然后再用 ELISA 检测鉴定，这样就大大增强了检测的特异性、敏感性和客观性。

（4）其他血清技术　除上述三种主要技术外，目前已用于水产品病毒检测和鉴定的血清学方法还有补体结合试验、琼脂扩散试验、葡萄球菌 A 蛋白协同凝集（SFA－CoA）试验、血凝试验、免疫电泳、放射免疫分析及免疫印迹等，但是它们的使用远没有上述三种方法普遍。

（5）抗血清（抗体）的制备　制备高质量的抗血清是免疫学鉴定技术的关键，常规方法制备的抗血清因免疫动物的种类、采血时间和免疫剂量的不同，同一抗原决定簇也会产生多克隆抗体，所以限制了病毒的种、型的特异性鉴定。近年来，应用单克隆抗体技术克服了常规方法制备的抗体种类多的弱点，提高了免疫学检测技术的敏感性和特异性，使病毒诊断和鉴定的可靠性大大改善。

4. 细胞培养技术

细胞培养技术是病毒学研究的基础，也是用于病毒病诊断的基本方法之一。培养细胞可用于病毒的分离培养。由于消毒感染对其敏感的细胞培养后，可引起细胞发生一系列相应的病理变化即细胞病变效应（CPE），烈性病毒可引起细胞死亡，而温和病毒则引起细胞基因组发生改变，造成整合感染，或者引起形态发生改变或核质增多等病变现象。利用这些特征性对某些病毒可进行初步鉴定。利用终点稀释法或空斑术还可对病毒进行定量测定。细胞培养用于病毒的鉴定存在一定的局限性：首先，细胞培养需要严格的实验条件并且费时较长；其次，许多野生毒株对于培养细胞的感染力较弱，往往要盲传几代甚至几十代才会出现CPE，有的甚至不能感染培养细胞。另外，有些病毒样品对培养细胞有毒性或不敏感而不能增殖和产生CPE，无法应用细胞培养技术来分离检测和鉴定。

思 考 题

1. 水产品生物检验的主要内容是什么？

2. 列举几种新型的检测技术，与传统的方法比较其优点是什么，存在哪些不足？

第八章 水产品安全性评价

第一节 概 述

水产品作为人类重要的优质膳食蛋白质的来源之一，它的安全与否，直接关系到人类的身心健康，因而需要对水产品进行安全性评价。水产品安全性评价的目的在于明确何种水产品可以安全食用，水产品中有害成分或潜在的有害成分的毒性及其风险的大小，利用足够的毒理学资料确认该有害成分的安全限量，通过风险评估进行风险控制。水产品安全性评价对水产品的养殖、加工、流通及贸易都具有重要的意义。

水产品安全性评价属于食品安全性评价的分支之一。水产品安全性评价的原理、方法和程序与食品安全性评价的原理、方法和程序基本相同。食品安全性评价是在人体和判断识别的基础上发展起来的。早期的科学家缺乏有关食物对人体是否有害的确定的方法和手段。随着观察流行病学和毒理学的发展，尤其是食品毒理学的出现，人们为食品安全付出了大量的辛勤劳动和代价，评价手段逐渐完善起来。

食品毒理学是一门研究存在或可能存在于食品中称为毒物的小分子物质的种类、数量、分布范围、毒性及其反应机理的科学。食品毒理学在食品安全性评价中占重要地位，也是水产品（食品）安全性的基础。食品毒理学的作用就是从毒理学的角度，研究食品中所含有的内源化学物质或可能含有的外源化学物质对食用者的作用机理，检验和评价食品（包括食品添加剂）的安全性或安全限量，从而确保人类的健康。它的起源可以追溯到我们祖先为了获得丰富的食物而去尝试多种物质的时候。通过观察哪一种物质既能果腹又不至于产生疾病或引起死亡，而逐渐发展了使人类得以生存繁衍的饮食习惯。《神农本草经》中就有“神农尝百草，日遇七十二害”的记载。在古罗马 Hippocrates 和他的学生对空气、水、食品和与公众有关的环境进行了描述，认为纯水和纯食品是良好健康的保证。Hippocrates 把所有健康和疾病的关系与自然结合起来，认识到有用的技术可减轻自然产生的毒物和一些掺假物质对人体的危害。但是由于人们对客观世界认识的局限性，在当时食品安全性评价基本保留了观察的特点，但观察过程限制了急性毒性实验的评价，而对事物进行数年的直接观察也是困难的，只有完善观察法以及发展专门的技术方法，才能使食品安全性评价得到进步与提高。

现代毒理学着重通过化学和生物学领域的知识寻找毒性反应的详细机理，并研究特定物质产生的特定的化学或生物学反应机理，为食品（水产品）安全性评价和监控提供详细和确凿的理论依据。

水产品中含有的天然成分种类很多，成分复杂，随着全球生态环境的剧烈变化，人类发展的各个方面通过水生生物食物链对水产品的质量和安全性的影响明显增大。对水产品中任何组分可能引起的危害进行科学测试，以确定该组分是否能为社会或消费者接受，据此以制定相应的标准，这一过程称为水产品的安全性评价。这些组分包括正常水产品成分、添加剂、环境污染物、农药残留、兽药残留、转移到水产品中的包装材料成分、天然毒素以及任何可能在水产品中发现的可疑成分。

当前，国际上普遍关注的是水产品中化学物质对人类的慢性或潜在危害问题。越来越多的证据表明，人类肿瘤及某些重大疾病的出现与工业化学成分有关，例如水产品受汞的污染可使人类患“水俣病”，水产品受镉的污染可使人患“骨痛病”，水产品中过量的抗生素的残留增加了人体细菌的耐药性等，这些都是自抗生素发明以来比较重要的现象。随着水产养殖业、加工业的发展，又出现了许多新问题。例如水产品在熏烤、腌制过程中会产生多环芳烃及亚硝胺类物质，这些化学物质的致癌性已被公认。进一步研究发现除了水产品的外源性污染外，部分水产品中天然成分会对人类产生危害，如组胺、河豚毒素、麻痹性贝毒、西加毒素等。

估计目前人类接触的化学物质有 5 万种以上，用于食品的约 5 千余种。这些物质大多数未经过毒理学鉴定。20 世纪 70 年代美国开始对所谓公认安全物（Generall Recognized As Safe，GRAS）重新进行评价，在 457 种 GRAS 物（1981）中，只有约 70% 被认为在现有使用水平上无害。水产品中的化学组分种类复杂，很可能还有很多未被鉴别的化学物质，随着分析方法的改进和灵敏性更高分析仪器的出现，越来越多的化学成分将被发现，它们与人体健康的关系将逐渐明了。与此同时，人们对有目的加入到水产品中的外源化学物质以及由污染而残留在水产品中的有害成分更加关注。为了减少这些危害，人们开始研究这些物质的致病机理以及它们对人类的安全剂量问题。这里所谓的“安全”是相对的，是指在一定条件下，经权衡某物质的利弊后，其摄入水平对某一社会人群是可以接受的。换句话说“相对安全”就是有“风险性”。

水产品安全性评价技术是随着食品安全性评价技术的发展而发展的，都经历了从观察到科学分析的转变，包括：① 剂量 - 效应关系；② 分析化学及其在食品上的应用；③ 靶物质预测实验（动物研究）；④ 微生物学的应用。另外还要进行危险评价和数理统计。应用毒理学试验进行从现象到作用机理的具体阐述，应用数理统计进行量效关系的人体危险评估。

现代食品安全性评价除进行传统的毒理学评价（Toxicological Evaluation）外，还需有人体研究，残留量研究，暴露量研究，消费水平（膳食结构）和摄入风险评估等。食品法典委员会（CAC）将风险分析引入食品安全性评价中并把风险分析分为风险评价，风险控制和风险信息交流三个必要部分（见图 8 - 1），其中风险评价在食品安全性评价中占有中心位置。可见，食品中有害成分的风险控制是一个复杂的过程，需要以风险评价为依据，并以风险信息交流为保证才能完成。在进行整体的食品安全评价过程中，要进行食品中某危害成分的单项评价，某食品评价，膳食结构的综合评价以及最终的风险评价，同时要把化学物质评价，毒理学评价，微生物学评价和营养学评价统一起来得出结论，这也是目前食品安全评价的发展趋势。

风险评价
(Risk Evaluation)
1.危害确定
2.危害鉴定
3.暴露量评价
4.风险鉴定
风险控制
(Risk Control)
1.风险评估
2.对策选择评估
3.对策选择实施
4.监督和复检
风险信息交流
(Risk Communication)

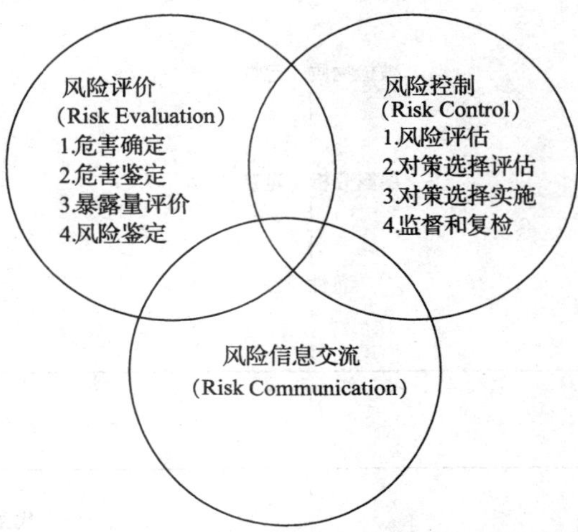

图 8－1　危害分析三部分关系的结构图

（杨洁彬．食品安全性．中国轻工业出版社．1998）

第二节　评 价 程 序

水产品安全性评价程序以食品毒理学评价为核心。食品的毒理学评价是根据一定的程序对食品所含有的某种化学物质进行毒性实验和人群调查，确定其卫生标准，并依据此标准对含有该化学物质的食品作出能否使用的判断过程。世界各国对食品毒理学的评价程序各有不同。过去 WHO 曾提出有关原则和建议，这些原则和建议对开展食品毒理学工作至今仍有参考价值。1978 年 9 月美国食品安全委员会以及 1979 年 11 月美国指定的全国毒理学工作计划中均提出有关安全性评价程序问题。我国 1985 年由卫生部发布了《食品安全性毒理学评价程序（试行)》，1994 年由卫生部正式颁发了《食品安全性毒理学评价程序和方法》标准（GB 1593. 1 ~ 1593. 19—1994），2003 年进行了修订。规定我国的食品安全性毒理学评价程序包括四个阶段，即急性毒性实验，遗传毒理学试验，亚慢性毒性试验（90d 喂养试验，繁殖试验，代谢试验）和慢性毒性试验（包括致癌试验)。

水产品安全性评价实质上包括以下几个方面：对实验设计进行实验前的方法学评价，包括方法本身的组成、实验的项目、顺序与方法；对实验结果进行解释与评价，包括被评价物质的化学结构、理化性质、纯度、动物毒性实验材料；最后根据作用强度、残留动态、靶器官和人类可能摄入量作出对人体的安全性评价并说明被评价物质可否存在于水产品中。

为了建立一个有效的食品安全性及毒性分析检验体系，既能依靠该体系作出食品毒性评价的正确判断，同时能减少测试所需的实验动物数目，节约开支及时间，美国食品安全科学委员会提出被称为“决定树”的方案，广泛被世界各国所接受。如图 8－2 所示。

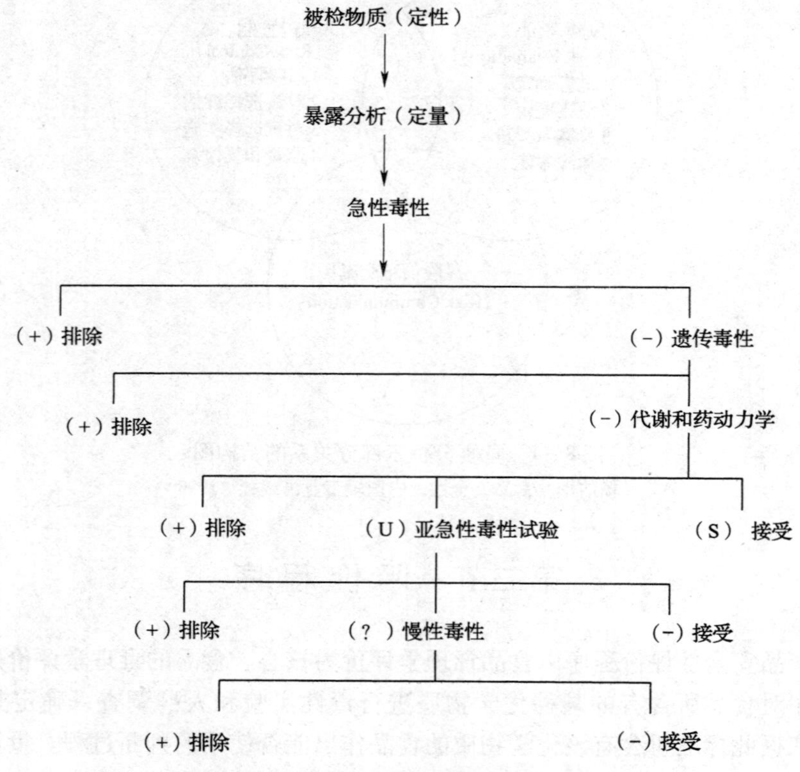

图 8－2　食品安全性评价的决定树分析

+：毒性不可接受；－：不表示不可接受的毒性；？：证据不足；

S：已知代谢途径并且安全；U：代谢途径未知

（杨晓泉．食品毒理学．中国轻工业出版社，1999 年）

除上述标准的毒理学评价程序外，我国食品安全性毒理学评价程序对受试物还有以下原则性规定：

（1）凡属我国创新的物质，特别是其化学结构提示有慢性毒性，遗传毒性或致癌性可能的，或产量大、使用面广、摄入机会多的，必须进行全部四个阶段的毒性实验。

（2）凡属于已知物质（指经过安全性评价并允许使用者）的化学结构基本相同的衍生物或类似物，则可进行前三阶段试验，并按实验结果判断是否需要进行第四阶段试验。

（3）凡属已知的化学物质，WHO 对其已公布 ADI（Acceptable Daily Intake）者，同时有资料证明我国产品的质量规格与国外产品一致，则可先进行第一，第二阶段毒性试验。如果产品质量或试验与国外资料一致，一般不要求进行进一步的毒性试验，否则应该进行第三阶段毒性试验。

第三节　水产品毒理学评价的内容和方法

一、水产品毒理学评价的内容

水产品安全性毒理学评价的目的是为了制定在水产品养殖，加工中使用的化学物的限量标准和水产品中污染物以及其他有害物质的允许含量标准，并为开发推广新的水产食物资源、新的水产品加工、生产和储藏方法，提供毒理学依据。

（1）用于水产品生产，加工和保藏的化学和生物物质，食品添加剂，水产品加工用微生物等。

（2）水产品生产、加工、运输、销售和保藏过程中产生和污染的有害物质和污染物，如农药残留，兽药残留，重金属和生物毒素以及包装材料的溶出物，放射性物质和洗涤消毒剂，用于水产品的容器和水产品加工用工具。

（3）新水产食物资源及其成分。

（4）水产品中其他有害物质。

二、毒理学评价的研究方法

毒理学评价的主要方法包括人体研究和实验研究两个方面。毒理学研究的最终目的是研究化学物对人体的损害作用（毒作用）及其机制，但在人体的研究实际上难以实现，毒理学主要是借助于动物模型模拟人体中的各种条件，观察试验动物的毒性反应，再外推到人。由于动物，特别是哺乳动物和人体在解剖，生理和生化代谢过程等方面有很多相似之处，这就是利用动物试验的结果可以外推到人的基础。

人体研究固然可以获得直接有效的数据，但基于人道的原因，原则上不应该有意识地对人体进行试验。如果由于治疗，嗜好，操作或偶发事件的原因，已有人体摄取物质的情况，则应尽可能地收集来自人体的观察资料，通过流行病学调查方法，了解一般健康状况、发病率、症状或其他异常现象，或取得该物质对人体无害的数据资料。

试验研究除采用理化，生化或生理方法进行必要的检验外，通常可采用整体动物、游离的动物脏器、组织、细胞等动物毒性试验取得资料。

人体研究主要利用限定人体实验和流行病学调查直接研究外源化学物对人体和人群健康的影响。

1. 水产品中有害成分的定性定量分析

水产品中有害成分的分析即将有害成分（毒物）从水产品中分离出来确定化学结构和理化性质并进行正确测定。水产品中有害成分的含量一般都很低，通常需非常准确和灵敏的分析检测方法和仪器。

分析方法包括毒性检测和毒物分离的方法。毒性检测通常是观察中毒效应。一般选用一种“动物模型”通常是大鼠或小鼠来做整体试验。毒物分离根据毒物理化性质或根据毒性跟踪结果，利用化学或生物化学分离手段逐步地把毒性成分浓缩分离出来直至纯化，纯化的有害成分的化学结构可以采用光谱分析得到确认，如紫外光谱（UV）、红外光谱（IR）、核磁共振（NMR）和气相色谱-质谱连用（GC/MS）等。

有害化学物的化学结构一旦被确定，定量分析该化学物的方法便可随之建立起来。为了便于确保水产品中的有害成分在法定水平之下，每一种成分的定量分析方法都应有一系列的有政府监控或规定的质量标准。FAO/WHO 国际农药残留法典委员会（CCPR）1993 年公布了推荐的 183 种农药残留量的检验方法。我国发布了食品卫生检验分析方法标准（GB/T 5009 系列），为食品中的大多数监控物质的分析提供了依据。有害成分的定量分析一般经过取样、预处理、分离、纯化等步骤。

2. 体内实验（又称整体动物试验）

可严格控制接触条件，测定多种类型的毒性作用。实验多采用哺乳动物如大鼠，小鼠，豚鼠，家兔，仓鼠，狗和猴等。在特殊需要情况下，也采用鱼类或其他水生生物，鸟类，昆虫等。检测化学物的一般毒性，多在整体动物进行，例如急性毒性试验，亚急性毒性试验，亚慢性毒性试验和慢性毒性试验等。哺乳动物体内毒性试验是毒理学的基本研究方法。其结果原则上可以外推到人，但体内试验影响因素较多，难以进行代谢和机制研究。

3. 体外试验

利用游离的器官、培养的细胞或细胞器进行毒理学研究，多用于化学物对机体急性毒作用的初步筛检，作用机制和代谢转化过程的深入观察研究。体外试验系统缺乏整体毒物动力学过程，并难以研究化学物的慢性毒性作用。

（1）游离器官　利用器官灌流技术将特定的液体通过血管流经某一离体的脏器（肝，肾，脑等），借此可使离体脏器在一定时间内保持生活状态与受试化学物接触，观察在该脏器中是否出现有害作用以及受试化学物在该脏器中的代谢情况。

（2）细胞　利用从动物或人的脏器新分离的细胞或经传代培养的细胞如细胞株（Cell strain）及细胞系（Cell line）。

（3）细胞器（Organelle）　将细胞制成匀浆，进一步离心分离成为不同的细胞器或组分，例如线粒体、微粒体核等用于试验。

体内试验和体外试验各有其优点和不足，应根据试验研究的目的要求，采用最适的方法，并且相互验证。

4．人体观察

通过中毒事故的处理和治疗，可以直接获得关于人体的毒理学资料。这是临床毒理学的主要研究内容。有时可设计一些不损害人体健康的受控的试验，但仅限于低浓度、短时间的接触，并且毒作用应有可逆性。

5．流行病学研究

对于在环境中已存在的有害化学物，可用流行病学方法，将动物实验的结果进一步在人群调查中验证。在对人群的直接观察中，取得动物试验所不能获得的资料。优点是接触条件真实，观察对象包括全部个体，可获得制定和修订卫生标准的资料以及制定预防措施的依据。利用流行病学方法不仅可以研究已知环境因素（有害化学物）对人体健康的影响（从因到果），而且还可以对一已知疾病的环境病因进行探索（从果到因）。但流行病学研究干扰因素多，测定的毒效应还不够深入，有关的生物学标志还有待于发展。

最后，我们还必须将体内和体外实验的结果外推到人，并与人体观察和流行病研究的结果综合起来，以对所研究的有害化学物进行危险度评价。

第四节　水产品中有害成分的毒理学评价

一、预 备 工 作

在进行动物毒理学试验前，需做试验前的预备工作，包括两个方面：首先需了解受试物的理化性质，纯度与受试物类似或有关物质的毒性等资料，以及所获样品的代表性如何，要求受试物必须能代表人体进食样品。若无代表性或各样品间差别较大，则以这类样品进行一系列试验往往无法说明问题。其次需要估计人体的需要量。例如人均每日摄入受试物数量或可能摄入的情况和数量，某些人群的最高摄入量等。各类危害人体健康的成分，其暴露作用的定性定量分析是一个复杂的过程，涉及临床医学、流行病学、毒理学、化学（分析化学、有机化学、生物化学）和生物统计学等众多学科。其中流行病学和毒理学是较为重要的部分。以毒理学试验获得的数据有限时，就要运用流行病学进行分析。获得这些资料后，就可根据试验的结果评价受试物对人体的可能危害作用。如果动物试验的无作用水平（No Observed Effect Level，NOEL）比较大，而最高摄入量甚至平均摄入量接近无作用水平，则该受试物就很难被接受。

二、急性毒性试验

急性毒性是指试验动物一次接触或24h内多次接触某一化学物所引起的毒效应，甚至死亡。急性毒性试验是毒理学研究中最基础的工作，是我们了解化学物对机体产生的急性毒性的根本依据。1927 年 Trevern 引入了半数致死量（Median Lethal Dose，MLD 或 LD_{50}，以 mg/kg 体重表示）的概念来评价急性毒性，现已成为急性毒性的主要指标。急性毒性试验的目的：① 评价化学物质对机体的急性毒性的大小，毒性效应的特征和剂量——反应（效应）关系，并根据 LD_{50}值进行毒性分级；② 为亚慢性、慢性毒性研究的接触剂量的设计和观察指标的选择提供依据；③ 为毒作用机制研究提供线索。

急性毒性试验要求分别用两种性别的动物如大鼠或小鼠，观察并记录 3 ~ 7d 内动物的中毒症状及死亡情况，确定受试化学物的 LD_{50}。如果该受试物的 LD_{50}小于人的可能摄入量的 10 倍，则不再进行下一步的试验（除极个别的情况），受试物具有很强的急性毒性而不能用于食品，应对该受试物作弃用处理。急性毒性试验的结果只能作为下一阶段试验的参考，而不能作为受试物安全性评价的依据。

LD_{50}通常被用来粗略地衡量急性毒性高低的标准。目前我国食品毒理采用国际上通用的六级分级标准，即极毒、剧毒、中等毒、低毒、实际无毒、无毒。见表8 - 1。

表 8 - 1　　我国食品毒理急性毒性分级标准（1994）

急性毒性分级	大鼠经口 LD_{50}/（mg/kg 体重）	大致相当于体重 70kg 人的致死剂量
6 级（极毒）	<1 稍尝	<7 滴
5 级（剧毒）	1 ~ 50	7 滴 ~ 1 茶匙
4 级（中等毒）	51 ~ 500	1 茶匙 ~ 35g
3 级（低毒）	501 ~ 5000	35 ~ 350g
2 级（实际无毒）	5001 ~ 15000	350 ~ 1050g
1 级（无毒）	715000	>1050g

三、遗传毒性试验

目的是确定受试化学物诱导供试生物发生突变的可能性。以致突变试验定性来表明受试物是否有致突变作用或潜在的致癌作用。突变是指可遗传性的一类细胞遗传信息改变，绝大多数的癌症被认为起源于一种或多种的基因突变。一般而言致突变的物质极有可能也是一种致癌物质。根据致突变性和致癌性之间高度相关的关系，毒理学评估建议在毒性检验早期进行一组致突变试验，这样仅仅基于致突变试验的结果，一种受试物就可能因其潜在的致癌性而被禁止用于食品，如果这组试验没有显示该物质具有潜在的致癌性，就必须进行更进一步的试验，可能包括长期的致癌研究。

致突变试验项目：致突变试验的基本原理是将受试物与一种生物系统相接触，然后观察该生物系统是否发生突变；凡能使生物系统发生突变者，即为致突变物。致突变试验中所用的生物系统包括细菌，真菌，昆虫，细胞株和哺乳动物等。

1．体外试验

Ames 试验，即微粒体间介法，又称鼠伤寒沙门氏菌/哺乳动物微粒体酶试验法。其基本原理是以一种突变型微生物与受试物接触，并以哺乳动物肝微粒体进行受试物的代谢活化，因为外来化学物质在哺乳动物体内的生物转化主要由肝微粒体的混合功能氧化酶来进行。受试物经代谢活化后具有致突变性，则可使突变型微生物发生突变而重新成为野生型微生物。

2．微核试验与骨髓细胞染色体畸变分析试验

二项可选择任一项。

（1）微核试验　根据在间期细胞质内出现的一种圆形或椭圆形的小体，是判断受试化学物诱发染色体异常作用的一种简便的体内试验。

（2）骨髓细胞染色体畸变分析试验　它是直接观察在化学致突变物作用下，生物细胞染色体所发生的结构或数目改变。染色体畸变分析可在体细胞亦可在生殖细胞进行。一般多以骨髓细胞或外周细胞代表体细胞，以睾丸精源细胞代表生殖细胞。

3．显性致死试验

睾丸生殖细胞染色体畸变分析试验和精子畸变试验中任选一项。

（1）显性致死试验　通过哺乳动物生殖细胞染色体畸变进行的致突变试验。所谓显性致死或显性致死突变是由于双亲中某一方面的配子（精子或卵子）的染色体畸变，从而使受精卵在发育中途中断，易显出受精卵在着床前死亡和胚胎早期死亡。

睾丸生殖细胞染色体畸变分析试验；其原理与基本方法同骨髓细胞染色体畸变分析。试验结束后取出动物睾丸，用低渗氯化钾溶液进行处理后，固定，制片，染色，最后观察精源细胞染色体畸变情况。

（2）精子畸变试验　受试化学物如能影响实验动物的精子成熟过程，则可观察到精子头部或尾部的形态学变化。

4．DNA 修复合成试验

试验表明，化学致癌物的靶分子是 DNA，它们对 DNA 可产生各种形式的损伤。DNA 受损后，在各种修复酶参与下，通过切除修复或复制两种方法进行修补。DNA 损伤及其修复之所以可作为化学物质致癌性筛选是由于已经证明多数致癌物（有的需经代谢活化）可与细胞大分子物质（DNA、RNA 等）的亲核基团发生相互作用，并可诱发各种类型的损伤，后者可能是致癌过程中的一个起动步骤。

致突变试验可根据受试物的化学结构、理化性质以及对遗传物质作用终点的不同，并兼顾体内和体外试验以及体细胞和生殖细胞的原则，在以上四种类型中选择 3 项试验。

如果遗传毒理的研究发现受试物有致突变性，并有可能的致癌性，那么，就可对该受试物进行安全性评价。如果受试物在一组试验中都表现出致突变性，并与人

类的致癌性有关，而且使用该受试物可明显增加人群对该物质的暴露程度，即使没有做进一步的慢性毒性试验，也可将该受试物从进一步使用的名单中删除。如果受试物被检测为低致突变危险性，例如，该物质仅在一个试验中观察到致突变性，或仅在很大剂量时才在几个试验中表现出致突变性，则该受试物有必要做进一步的分析。

四、亚慢性毒性和代谢试验

1. 亚慢性毒性试验

基于上述前期试验的结果便可设计亚慢性毒性试验，亚慢性毒性试验的周期从几个月到一年不等。亚慢性毒性试验的目的：观察受试物以不同剂量的水平较长期喂养，对动物的毒性作用性质和靶器官，并确定最大无作用剂量（MNEL）；了解受试物对动物繁殖及子代的致畸作用；为慢性毒性和致癌试验的剂量选择提供依据；为受试物能否用于食品提供依据。

亚慢性毒性试验的项目：90d 喂养试验，喂养繁殖试验，喂养致畸试验，传统致畸试验。

（1）90d 喂养试验　为确定受试物的安全性，一般对两种试验动物进行 90d 的膳食研究，其中一种应是啮齿动物。检测内容包括每天检查试验动物的外观和行为变化，每周记录体重，食物消耗量和排泄物的特征。除了血、尿的生化检测外，还定期进行血液学和眼科检查。在某些情况下，还做肝、肾和胃功能检查以及血压和体温的测量。试验结束后，对所有动物进行尸体解剖，检查总的病理改变，其中包括主要器官和腺体重量的改变。

（2）喂养繁殖试验　繁殖试验是检查受试物对动物繁殖生育功能影响的试验。主要观察动物交配、受孕能力、妊娠过程、分娩经过和分娩前后情况，还可观察子代生长发育情况和一般健康状况，记录进食量、死亡率，并计算饲料效价。子代饲养 3 个月后，还可观察性成熟情况。子代出生时和断奶时的体重、身长和尾长可作为生长发育指标。

（3）喂养致畸试验　自然界包括水产品中某些化学物可通过妊娠中的母体干扰正常的胚胎发育引起胚胎畸形。常用动物选用大鼠、小鼠和家兔。因鼠类有吞噬畸形初生仔鼠习性，所以应在预计分娩日期前 1 ~ 2d，将孕鼠总数的 3/4 左右处死，进行畸形检查。其余 1/4 可任其自然分娩，观察仔鼠出生后至断乳前可能出现的畸形及开眼、耳轮张开、出牙和生毛等一般发育情况。胎鼠畸形检查主要包括：外观畸形检查、内脏畸形检查、骨髓畸形检查等项目。

致畸作用的评定：将项目检查结果按各剂量组成进行整理、计算畸胎发生率，畸形总数以及某一种显著增多的畸形数目等进行统计学处理与分析。

亚慢性毒性的 90d 喂养试验、喂养繁殖试验与喂养致畸试验三者可结合起来，用同一批动物进行。

亚慢性毒性结果判定：以上 3 项试验中任何一项的最敏感指标的最大无作用剂量（MNL，mg/kg 体重），① 小于或等于人体可能摄入量的 100 倍者，表示毒性较强应予以放弃；② 大于 100 倍而小于 300 倍的可进行慢性毒性试验；③ 大于或等于 300 倍者，则不必进行慢性毒性试验，可进行评价。

2. 代谢试验

代谢试验是亚慢性试验的一部分。其目的是获得单剂量或重复剂量的受试物被摄入后，其在有机体中的吸收、生物转化、沉积（贮藏）和清除特性方面的定性和定量数据。如胃肠吸收量、血中浓度、主要器官的分布和排泄物中的含量等。如果受试物的生物效应已知，便可作出使用或拒绝使用该受试物的决定。对一种物质的潜在危害性进行评价之前，要确定该物质在试验动物中的代谢情况是否与在人体中的一样。一种物质的代谢结果对从动物试验结果推断到人体发生相似的危害的结果是必不可少的。

对一种新的化学物在评价其安全性时，至少应进行以下几项代谢方面的研究，该物质在胃肠道的吸收、血液中的浓度及生物半衰期，该物质在主要器官组织中的分布及其排泄（尿、粪、胆汁）。有条件时，可进一步进行代谢产物的分离、鉴定。

五、慢性毒性（包括致癌）试验

慢性毒性（包括致癌）试验的目的一是评价长期暴露于相对低水平的某物质时，在亚慢性试验中不能被验证的毒性作用，尤其是进行性和不可逆的毒性和致癌作用；其次是确定最大无作用剂量，对最终评价受试物能否存在于食品提供科学依据。

所谓长期是指试验动物整个生命期的大部分或终生，有时可包括几代的试验。致癌试验是检验受试物或其代谢产物是否具有致癌或诱发肿瘤作用的毒性试验方法。

试验项目：用两种性别的大鼠或小鼠进行 24 个月生命期慢性毒性试验和致癌试验，并结合在一个动物试验中。

结果判断：依据慢性试验所得的最大无作用剂量进行评价。如果慢性毒性试验所得的最大无作用剂量（MNL，以 mg/kg 体重计）小于或者等于人的可能摄入量的 50 倍者，表示毒性较强，应予以放弃，最大无作用剂量大于 50 倍而小于 100 倍者，需有关专家共同评议，经安全评价后决定该受试物是否用于食品。最大无作用剂量大于或等于 100 倍者则可考虑允许使用于食品，并制定允许量（ADI）。如在任何一个剂量发现有致癌作用，且具有剂量与效应关系，则需由有关专家共同评议，以作出评价。

对水产品进行安全评价时，有多方面的因素需要考虑：

（1）人的可能摄入量，除一般人群的摄入量以外，还应考虑特殊和敏感人群。

（2）人体资料，由于存在着人与动物之间种的差异，在将动物试验结果推论到人时，除考虑一定的安全系数（Safety Factor，SF）外，应尽可能收集人群接触受试物后的反应资料。

（3）应用动物试验和体外试验资料若结果为阳性，而且结果判断涉及受试物能否用于水产品时，需要考虑结果的重复性和剂量的效应关系。

（4）在代谢试验中原则上应尽量使用与人具有相同代谢途径和模式的动物种系来进行试验。

（5）在综合评价时必须注意对受试物可能对人体健康造成危害以及其可能的有益作用之间进行权衡。由于对受试物的评价除了依据科学试验资料外，还与当时的科学水平、技术条件等因素有关，因此随着科学技术的进步，有可能对已经通过评价的化学物进行重新评价。

（6）对于已经在水产品中应用了相当时间的物质，对接触人群进行流行病学调查具有重要意义。

第五节　水产品安全性风险评估

长期以来，对食品安全性管理的主要依据是食品毒理学安全性评价模式。在20世纪50年代后期，在化学物致癌作用中提出了遗传毒性致癌物无阈值的概念，即一个分子的化学致癌作用就有可能引起细胞遗传物质的改变，从而导致肿瘤的发生。致癌物质没有阈值，也就是无法确定一个安全的限量，随着分析技术的发展，人们认识到，有害成分在食品中未检出不等同于在食品中不存在或无危险。随着越来越多的致癌化学物被人们所认识，发现其中有些很难从我们人类的生产、生活中消除。鉴于此，提出了可接受风险度（Risk）的概念。并以此为基础，形成了风险分析的方法，进而推广到食品安全性评价中。水产品安全性风险分析的基础是水产品中危害成分的毒理学评价。

风险分析是保证食品安全的一种新模式，同时也是一门正在发展中的新兴学科。风险分析的目标在于保护消费者的健康和促进公平的食品贸易。《实施卫生与动植物检疫措施协定》（SPS协定）中明确规定，各国政府可以采取强制性卫生措施保护该国人民健康、免受进口食品带来的危害，不过采取的卫生措施必须建立在风险评估的基础上。在食品领域，食品法典委员会（CAC）的标准就是实施措施的基础。

1. 定义

根据CAC工作程序手册（1997年，第10版），与食品安全有关的风险分析术语的定义如下，需要说明的是，风险分析是一个正在发展中的理论体系，因此有关术语及其定义也在不断地修改和完善。

危害（Hazard）：食品中可能导致一种健康不良效果的生物、化学、或者物理因素或状态。

风险（Risk）：一种健康不良效果的可能性以及这种效果严重程度的函数，这种效果是由食品中的一种危害所引起的。

风险分析（Risk analysis）：包含3个部分的一个过程，即：风险评价、风险控制和风险信息交流。

风险评价（Risk assessment）：一个建立在科学基础上的包含下列步骤的过程：① 危害识别；② 危害描述；③ 暴露评价；④ 风险描述。

危害识别（Hazard identification）：识别可能产生健康不良效果并且可能存在于某种或某类特别食品中的生物、化学和物理因素。一般和毒理学评价、残留水平和膳食消费结构相联系。过量的营养物质，食品添加剂、化学污染物、微生物、兽药残留等与水产品安全性有关的危害成分均要进行风险评估。

危害描述（Hazard characterization）：对与食品中可能存在的生物、化学和物理因素有关的健康不良效果的性质的定性和/或定量评价。对化学因素应进行剂量-反应评价。对生物或物理因素，如数据可得到时，应进行剂量－反应评价。

剂量－反应评价（Dose－response assessment）：确定某种化学、生物或物理因素的暴露水平（剂量）与相应的健康不良效果的严重程度和/或发生频度（反应）之间的关系。安全摄入的确定首先把通过毒理学试验获得的数据外推到人，计算出人体的每日允许摄入量ADI值（对于水产品）即以无作用水平（No Observable Effect Level，NOEL）除以安全系数，通常安全系数为100。

暴露评价（Exposure assessment）：对于通过食品的可能摄入和其他有关途径暴露的生物、化学和物理因素的定性和/或定量评价。例如膳食农药暴露评估即以农药残留水平和膳食消费结构为基础进行。膳食暴露评价以“mg/kg体重”或“μg/kg体重”表示，它等于每种食品残留暴露之和。

风险描述（Risk characterization）：根据危害识别、危害描述和暴露评价，对某一给定人群的已知或潜在健康不良效果的发生可能性和严重程度进行定性和/或定量的估计，其中包括伴随的不确定性。

风险控制（Risk management）：根据风险评价的结果，对备选政策进行权衡，并且在需要时选择和实施适当的规章管理措施的过程。

风险信息交流（Risk communication）：在风险评价人员、风险控制人员、消费者和其他有关的团体之间就与风险有关的信息和意见进行相互交流。

2. 基本内容

（1）风险评价 风险评价的过程可以分为四个明显不同的阶段：危害识别，危害描述，暴露评价以及风险描述。危害识别采用的是定性方法，其余3步可以采用定性方法，但最好采用定量方法。相对于微生物危害而言，这一方法更适用于化学危害，这主要是因为考虑许多混淆因素比较困难。因此，对微生物危害来说，这一方法仍停留在概念应用阶段。

风险评价是一种系统地组织科学技术信息及其不确定度的方法，用以回答有关健康风险的特定问题。它要求对相关信息进行评价，并且选择模型根据信息作出推论。风险评价过程中的不确定度来自资料和选择模型两个方面，前者源于可获得资料的有限性以及流行病学和毒理学研究实际资料的评价和解释；后者是当试图采用某一特定条件下发生的具体事件的资料来估计或预测另外一种条件下类似事件的发生时产生的。风险评价的毒理学试验应采用标准化规程，并且具备有关权威组织认可的最少数据量。有时，为了克服知识和资料的不足，在风险评价中可以使用合理的假设。

对于化学因素（包括食品添加剂、农药和兽药残留、污染物和天然毒素）而言，危害识别主要是指要确定某种物质的毒性（即产生的不良效果），在可能时对这种物质导致不良效果的固有性质进行鉴定。由于资料往往不足，因此最好采用所谓的“证据力”（Weight-of-evidence）方法。这种方法要求对从适当的数据库、同行评审的文献以及可获得的其他来源（如企业界）未发表的研究中得到的科学信息进行充分的评议。通常按照下列顺序对不同的研究给予不同的重视：流行病学研究、动物毒理学研究、体外试验和定量的结构－活性关系。阳性的流行病资料以及临床资料对于危害的识别十分有用，但是由于流行病学研究的费用较高，对于大多数危害的研究而言提供的数据有限，因此实际工作中，危害识别一般采用动物和体外试验的资料作为依据。动物试验包括急性和慢性毒性试验，它们必须遵循广泛接受的标准化试验程序，同时必须实施良好实验室规范（GLP）和标准化的质量保证/质量控制（QA/QC）程序。最少数据量应当包含规定的品系数量、两种性别、适当的剂量选择、暴露途径和足够的样本量。动物试验的主要目的在于确定无可见作用剂量水平（NOEL）、无可见不良作用剂量水平（NOAEL）或者临界剂量。通过体外试验可以增加对危害作用机制的了解。通过定量的结构－活性关系研究，对于同一类化学物质（如多环芳烃、多氯联苯、二噁英），可以根据一种或多种化合物已知的毒理学资料，采用毒物当量的方法来预测其他化合物的危害。

危害描述一般是由毒理学试验获得的数据外推到人，计算人体的每日允许摄入量（ADI值）[严格来说，对于食品添加剂、农药和兽药残留，为制定ADI值；对于污染物，为制定暂定每周耐受摄入量（PTWI值，针对蓄积性污染物如铅、镉、汞）或暂定每日耐受摄入量（PTDI值，针对非蓄积性污染物如砷）；对于营养素，为制定每日推荐摄入量（RDI值）。目前，国际上由JECFA制定食品添加剂和兽药残留的ADI值以及污染物的PTWI/PTDI值，由JMPR制定农药残留的ADI值]。由于食品中所研究的化学物质的实际含量很低，而一般毒理学试验的剂量又必须很高，因此在进行危害描述时，就需要根据动物试验的结论对人类的影响进行估计。为了与人体的摄入水平相比，需要把动物试验的数据外推到低得多的剂量，这种剂量－反应关系的外推存在质和量两方面的不确定性；此外，剂量的种属间度量系数也是目前争论很大的问题。致癌物可分为遗传毒性致癌物和非遗传毒性致癌物，前者能够直接或者间接引起靶细胞的遗传改变，其主要作用靶是遗传物质，后者作用于非遗传位点，可能导致细胞增殖和/或靶位点的持续性的功能亢进/衰竭。某些非遗传毒性致癌物（称为啮齿类动物特异性致癌物）在剂量大小不同时会产生不同的效果（致癌或不致癌），相反，遗传毒性致癌物没有这种作用。因此，从原则上讲，非遗传毒性致癌物可以采用阈值方法如 NOEL－安全系数法进行管理，最重要的就是要根据 NOEL 或者 NOAEL 值除以安全系数得出 ADI 值。目前，安全系数一般选为 100，用以估计试验动物与人体以及人群不同个体之间的差异。遗传毒性致癌物应当采用非阈值法进行管理，一是禁止该种化学物质的商业性使用，二是制定一个极低的可忽略不计的、对健康影响甚微或者社会可接受的风险水平。后者需要对致癌物进行定量的风险评价。

暴露评价主要根据膳食调查和各种食品中化学物质暴露水平调查的数据进行的。通过计算，可以得到人体对于该种化学物质的暴露量。进行暴露评价需要有有关食品的消费量和这些食品中相关化学物质浓度两方面的资料，一般可以采用总膳食研究、个别食品的选择性研究和双份饭研究进行。因此，进行膳食调查和国家食品污染监测计划是准确进行暴露评估的基础。

风险描述就是暴露对人群产生健康不良效果的可能性进行估计，对于有阈值的化学物质，就是比较暴露和 ADI 值（或者其他测量值），暴露小于 ADI 值时，健康不良效果的可能性理论上为零；对于无阈值物质，人群的风险是暴露和效力的综合结果。同时，风险描述需要说明风险评价过程中每一步所涉及的不确定性。将动物试验的结果外推到人可能产生两种类型的不确定性：① 动物试验结果外推到人时的不确定性。例如，喂养丁基羟基茴香醚（BHA）的大鼠发生前胃肿瘤和甜味素引发小鼠神经毒性作用可能并不适用于人。② 人体对某种化学物质的特异易感性未必能在试验动物上发现。例如人对谷氨酸盐的过敏反应。在实际工作中，这些不确定性可以通过专家判断和进行额外的试验（特别是人体试验）加以克服。这些试验可以在产品上市前或上市后进行。

与公众健康有关的生物性危害包括致病性细菌、病毒、蠕虫、原生动物、藻类和它们产生的某些毒素。目前全球食品安全最显著的危害是致病性细菌。就生物因素而言，由于目前尚未有一套较为统一的科学的风险评价方法，因此一般认为，食品中的生物危害应该完全消除或者降低到一个可接受的水平，CAC 认为危害分析和关键控制点（HACCP）体系是迄今为止控制食源性危害最经济有效的手段。HACCP 体系确定具体的危害，并制定控制这些危害的预防措施。在制定具体的 HACCP 计划时，必须确定所有潜在的危害，而这些危害的消除或者降低到可接受的水平是生产安全食品的关键。然而，确定哪些潜在危害是必须控制的，这需要包括以风险为基础的危害评估。这种危害评估将找出一系列显著性危害，并应当在 HACCP 计划中得到反映。

（2）风险控制　风险控制的首要目标是通过选择和实施适当的措施，尽可能有效地控制食品风险，从而保障公众健康。措施包括制定最高限量，制定食品标签标准，实施公众教育计划，通过使用其他物质、或者改善农业或生产规范以减少某些化学物质的使用等。风险控制可以分为四个部分：风险评价、风险控制选择评价、执行控制决定以及监控和审查。

风险评价的基本内容包括确认食品安全问题、描述风险概况、就风险评价和风险控制的优先性对危害进行排序、为进行风险评价制定风险评价政策、决定进行风险评价以及风险评价结果的审议。风险控制选择评估的程序包括确定现有的管理选项、选择最佳的管理选项（包括考虑一个合适的安全标准）以及最终的管理决定。监控和审查指的是对实施措施的有效性进行评价以及在必要时对风险控制和/或评价进行审查。

为了作出风险控制决定，风险评价过程的结果应当与现有风险控制选项的评价相结合。保护人体健康应当是首先考虑的因素，同时，可适当考虑其他因素（如经济费用、效益、技术可行性、对风险的认知程度等），可以进行费用－效益分析。执行管理决定之后，应当对控制措施的有效性以及对暴露消费者人群的风险的影响进行监控，以确保食品安全目标的实现。

重要的是，所有可能受到风险控制决定影响的有关团体都应当有机会参与风险控制的过程。他们可能包括（但不应仅限于）消费者组织、食品工业和贸易的代表、教育和研究机构以及管理机构。他们可以以各种形式进行协商，包括参加公共会议、在公开文件中发表评论等。在风险控制政策制定过程的每个阶段，包括评价和审查中，都应当吸收有关团体参加。

目前，国际上公认的风险评价政策包括：

① 依赖动物模型确立潜在的人体效应；

② 采用体重进行种间比较；

③ 假设动物和人的吸收大致相同；

④ 采用100倍的安全系数来调整种间和种内可能存在的易感性差异，在特定的情况下允许偏差的存在；

⑤ 对发现属于遗传毒性致癌物的食品添加剂、兽药和农药，不制定ADI值。对这些物质，不进行定量的风险评价。实际上，对具有遗传毒性的食品添加剂、兽药和农药残留还没有认可的可接受的风险水平；

⑥ 允许污染物达到“尽可能低的”水平；

⑦ 在等待提交要求的资料期间，对食品添加剂和兽药残留可制定暂定的ADI值。但需要指出的是，JMPR并没有将这一政策用于农药残留ADI值的制定。

（3）风险情况交流　风险情况交流的目的在于：

① 通过所有的参与者，在风险分析过程中提高对所研究的特定问题的认识和理解；

② 在达成和执行风险控制决定时增加一致化和透明度；

③ 为理解建议的或执行中的风险控制决定提供坚实的基础；

④ 改善风险分析过程中的整体效果和效率；

⑤ 制定和实施作为风险控制选项的有效的信息和教育计划；

⑥ 培养公众对于食品供应安全性的信任和信心；

⑦ 加强所有参与者的工作关系和相互尊重；

⑧ 在风险情况交流过程中，促进所有有关团体的适当参与；

⑨ 就有关团体对于与食品及相关问题的风险的知识、态度、估价、实践、理解进行信息交流。

风险情况的交流应当包括下列组织和人员：国际组织（包括 CAC、FAO 和 WHO、WTO）、政府机构、企业、消费者和消费者组织、学术界和研究机构以及大众传播媒介（媒体）。

进行有效的风险情况交流的要素包括：风险的性质（包括危害的特征和重要性，风险的大小和严重程度，情况的紧迫性，风险的变化趋势，危害暴露的可能性，暴露的分布，能够构成显著风险的暴露量，风险人群的性质和规模，最高风险人群）、利益的性质（包括与每种风险有关的实际或者预期利益，受益者和受益方式，风险和利益的平衡点，利益的大小和重要性，所有受影响人群的全部利益）、风险评价的不确定性（包括评估风险的方法，每种不确定性的重要性，所得资料的缺点或不准确度，估计所依据的假设，估计对假设变化的敏感度，有关风险控制决定的估计变化的效果）以及风险控制的选择（包括控制或控制风险的行动，可能减少个人风险的个人行动，选择一个特定风险控制选项的理由，特定选择的有效性，特定选择的利益，风险控制的费用和来源，执行风险控制选择后仍然存在的风险）。

风险情况交流的原则包括了解听众和观众、科学专家的参与、建立交流的专门技能、成为信息的可靠来源、分担责任、区分科学与价值判断、保证透明度以及全面认识风险。

为了确保风险控制政策能够将食源性风险减少到最低限度，在风险分析的全部过程中，相互交流都起着十分重要的作用。许多步骤是在风险控制人员和风险评价人员之间进行的内部的反复交流。其中两个关键步骤，即危害识别和风险控制方案选择，需要在所有有关方面进行交流，以改善决策的透明度，提高对各种产生结果的可能的接受能力。

因此，为了进行有效的风险情况交流，有必要建立一个系统化的方法，包括搜集背景和其他必要的信息、准备和汇编有关风险的通知、进行传播发布、对风险情况交流的效果进行审查和评价。另外，对于不同类型的食品风险问题，应当采取不同的风险情况交流方式。

需要指出的是，在进行一个风险分析的实际项目时，并非风险分析三个部分的所有具体步骤都必须包括在内，但是某些步骤的省略必须建立在合理的前提之上，而且整个风险分析的总体框架结构应当是完整的。

在目前的国际食品贸易中，SPS 协定是保证食品安全的基础。基于 SPS 协定的所有措施必须以科学性为基础，同时保持一致化和透明度。所谓科学性，就是要以风险分析的原理研究所关心的问题。由此可以看出，风险分析在 WTO 工作中的作用至关重要。它是制定食品安全标准和解决国际食品贸易争端的依据。另外，风险分析体系的建立，也为各国在食品安全领域建立合理的贸易壁垒提供了一个具体的操作模式。按照目前的发展趋势，风险分析很可能成为将来制定食品安全政策，解决一切食品安全事件的总模式，同时还将指导设计进出口检验体系，食品放行或退货标准，监控和调查程序，提供制定有效管理策略的信息以及根据食品危害类别全面分配食品安全管理资源等。

第六节 转基因水产品的安全性评价

一、概　　述

转基因产品已经对人们的消费心理和饮食心理带来了巨大的冲击，引起了人们对转基因食品安全性的广泛关注。人们对转基因生物的担忧可以归纳为以下三个方面：

（1）转基因生物里加入的新基因在无意中对消费者造成的健康威胁；

（2）转基因生物的新基因给食物链其他环节造成无意的不良后果；

（3）人为强化转基因生物的生存竞争性，对自然界生物多样性的影响。

其中人们最关心的是转基因食品对人体健康是否安全，与常规食品相比，有没有不安全的成分。这就需要对转基因食品的营养成分、抗营养因子的变化、有无毒性物质、有无过敏性蛋白以及转入基因的稳定性和插入突变要进行检测，重点是检测其特定差异。此外，有关标记基因的安全性也要进行重点评价。

20 世纪 80 年代后期，随着转基因技术食品的商品化生产，转基因食品安全性越来越受到广泛的关注。传统的毒理学的食品安全性评价方法已不能完全适用于转基因技术食品。1990 年召开的第一届 FAO/WHO 联合专家咨询会议在转基因食品的安全评估方面迈出了第一步。会议首次回顾了食品生产加工中生物技术的地位，讨论了来源于动物、植物、微生物的各类食品。在对每一类食品讨论时，详细地考虑了在进行生物技术食品安全性评价时的一般性和特殊性的问题。会议提出了生物技术添加剂和食品的安全性评价策略，建议安全性评价策略应基于被评价食品/食品成分的分子、生物和化学的特征，并基于以上方面的考虑来决定对该食品进行传统毒理学评价的必要性和范围。1993 年，经济发展合作组织（OECD）提出了食品安全性分析的原则——“实质等同性”（Substantial equivalence）原则，即如果某个新食品或食品成分与现有的食品或食品成分大体等同，那么它们是同等安全的。

实质等同性原则是经济合作与发展组织（OECD）1993 年提出的转基因食品安全性分析的原则。其概念是：如果某种新转基因食品或成分与已经存在的某一食品或成分在实质上相同，那么在安全性方面，前者可以与后者等同处理（即新转基因食品与传统食品同样安全）。实质等同性本身不是转基因危险性分析，是对于转基因食品与传统市售食品的相对安全性比较，它是一种动态过程，既可以是很简单的比较，也可能需要很长时间，这完全取决于已有经验和食品及食品成分的性质。

二、转基因食品安全性评价内容与原则

1. 评价内容

（1）转基因食品中基因修饰导致的“新”基因产物的营养学评价（如营养促进或缺乏、抗营养因子的改变）、毒理学评价（如免疫毒性、神经毒性、致癌性或繁殖毒性）以及过敏效应（是否为过敏原）。

（2）由于新基因的编码过程造成现有基因产物水平的改变。

（3）新基因或已有基因产物水平改变后，对作物新陈代谢效应的间接影响，如导致新成分或已存在成分量的改变。

（4）基因改变可能导致突变，例如：基因编码或控制序列被中断，或沉默基因被激活而产生新的成分，或使现有成分的含量发生改变。

（5）转基因食品和食品成分摄入后基因转移到胃肠道由微生物引起的后果。

（6）遗传工程体的生活史及插入基因的稳定性。

2. 评价原则

对转基因水生生物的食物安全性研究的基本原则是实质等同性原则，即转基因水生生物与人类所食用的受体水生生物具实质等同性。首先在比较转基因水生生物与受体水生生物在形态、生理、生长、繁殖及抗病力等表型特征有何异同的基础上，研究转基因水生生物与受体水生生物的主要营养组分（蛋白质、脂肪、碳水化合物、矿物质、维生素、必需氨基酸等）的实质等同性。若二者的主要营养组分具实质等同性，说明外源基因的导入并未改变受体水生生物对人类的营养价值。

其次研究转基因水生生物是否含有致毒原、致病原和过敏原，是否对人体直接产生毒性、致病性或过敏性危害。可进行体外模拟试验或实验动物试验，研究实验动物在解剖学、病理学、血液学、生化、生理及对重金属富集力等方面有无异常状况。其次还应研究转基因水生生物进入人体消化道后，外源基因的降解情况，是否会通过消化道造成外源基因水平转移。对转基因水生生物进行毒性、致病性等研究。

在广泛分析转基因水生生物主要营养组分的基础上，进一步分析外源基因所造成的特定差异。首先研究外源基因是编码一种还是多种蛋白质，其表达产物的结构、功能和专一性是否与供、受体水生生物的表达产物具实质等同性，若具实质等同性，可认为外源基因的表达产物符合食物的安全性原则。除研究外源基因的直接

表达产物的实质等同性外，还应研究外源基因及其表达产物是否产生其他物质以及外源基因及其表达产物是否改变受体水生生物的内源性成分或在受体水生生物体内产生新的化合物，只有在这些改变的或新产生的物质证明对人体健康不会产生现实的或潜在的危害时，转基因水生生物才具有食物安全性。

转基因食品安全性评价必须考虑由于食品来源中的基因修饰导致的预期效应和意外变化。基因修饰可能导致某些预料的效应如关键营养成分浓度的变化，天然毒素水平的升高，如果没有特定的安全性评价是不容易被发现的。

实质等同性分析可在食品或食品成分水平上进行，这种分析应尽可能以物种（如以转基因大豆作为一个物种）作为单位来比较，以便灵活地用于同一物种生产的各类食品，分析时应考虑该物种及其传统产品的自然变异范围。分析的内容包括转基因食品的分子生物学特征、表观特征、主要营养素、抗营养因子、毒性物质和过敏源等。进行实质等同性比较所需的数据来自数据库、科学文献、父代或其他亲缘种系所积累的数据。

应用实质等同性分析的概念将转基因食品分为三大类：转基因食品或成分实质等同于现有食品；转基因食品或成分与现有食品具有实质等同性，但存在某些特定差异；与现有食品无实质等同性的转基因食品。

由于上述差异，在对转基因食品的安全性分析时，国际普遍有采用个案处理的趋势。依据初步鉴定积累的材料，决定是否需要同时采用体外和特异的体内动物试验。从营养角度考虑，可能需要做人体试验，特别是新转基因食品即将取代传统食品并作为膳食中的主要食品时。但这种人体试验只有在动物试验证明无毒后才能进行，同时应考虑人群中以及各国各地区食物的差异。

实质等同性概念从提出到被各国转基因食品管理部门所采用，至今已有十年时间。在这段时间里，已有多个转基因食品经过了以实质等同性为原则的安全性评估。人们并没有发现任何对人类健康有危害作用的证据。尽管如此，这一概念还是没有得到所有人士的公认。随着转基因技术日趋复杂和先进，以实质等同性为原则的安全性评估程序必然会面临更多的挑战和考验，仍存在着被更好的评估体系取代的可能性。

对转基因水产品安全性的评价方法与其他转基因食品是通用的。转基因食品安全性评价是很复杂和需要较长时间试验才能得出结论的问题。国际食品生物技术委员会（IFBC）与 FAO/WHO 专家评议会认为用传统生物技术（杂交、培育、突变）生产的食品一般是安全的。用传统的食品安全性评价方法来评价转基因食品的安全性就不太合适，转基因食品的安全性应着重从宿主、载体、插入基因、重组 DNA、基因表达产物和对营养成分的影响等方面考虑。

不同国际组织提出了各自的评价原则和要求。

（1）欧盟提出了实质等同性原则，其内容包括：表型性状等同，如形态、生长、产量、抗病性等性状；成分等同，包括主要营养成分和有害物质；插入性状安全，指转基因食品与原型食品具有以上等同性外，特定插入基因的安全性如过敏、抗性、基因转移等分析。如果一种新食品或成分与已存在的食品和成分实质等同，即认为新食品是安全的。

（2）国际食品生物技术委员会提出采用判定树（Decision - tree）的原则与方法。其内容是了解被评食品的遗传学背景与基因改造方法；检测食品中可能存在的毒素及进行毒理学实验。

（3）FAO/WHO 联合专家评议会制定的生物技术评价政策与原则着重强调：对转基因食品的评价应以科学为依据；安全性评价应首先阐明其分子、生物学和化学特性；对基因改造微生物而造成的食品，如其分子、生物和化学分析表明与传统食品一致，则主要对其杂质和加工过程进行评价；对基因改造的动物性食品，动物本身的健康可作为安全性评价的标志；对已进行安全性评价并批准用于消费的食品，需有计划地对使用后的人群进行健康监测。

虽然目前尚无市售转基因水产品的出现，但从解决全球短缺的食物蛋白资源和缓解由于人口不断增长而带来的食物供应压力等方面来看，这是大势所趋。从长远的发展观点来看，构建一套科学实用的转基因水产品安全性评价体系则是当务之急，未雨绸缪之举。

思　考　题

1. 水产品安全性评价的主要内容及主要程序。
2. 如何评价转基因水产品的安全性?
3. 对实验模式动物所做的毒理学数据如何推导到人体?
4. 成年人、儿童等人群对有毒物质的耐受量不同，在食品安全风险分析过程中如何体现?

第九章　餐饮业中的水产品安全性

2006 年 5 月到 8 月北京市有 160 名消费者在某一酒楼食用凉拌螺肉后，引发广州管圆线虫病（属于脑膜炎一种）。

由此可见，餐饮业管理不善造成的水产品安全事件使得餐饮业的安全性问题成为关系到国民安全的大事。

第一节　水产品餐饮加工原辅料的安全性

一、水产品餐饮加工中原料的安全性

餐饮业（catering），通过即时加工制作、商业销售和服务性劳动等手段，向消费者提供食品（包括饮料）、消费场所和设施的食品生产经营行业。

餐饮业包括餐馆、小吃店、快餐店、食堂、集体用餐配送单位等。

（一）原料的采购

应由经过培训且有经验的专人采购，采购时应对海产品进行感官鉴定，判断海产品的鲜度和卫生情况。通过索证、索票，建立原料的可追溯制度。鲜、冻动物性海产品应符合 GB 2733—2005 的要求。海产干制品原料应符合 GB 10144—2005 的要求。

（二）原料的运输

原料在运输过程中，应防雨、防尘，应根据原料特点配备冷冻、冷藏、保鲜、保温、保活等设施。运输途中应远离有毒、有害、有异味或影响产品质量的物品，不得被污染、损伤。其中，鲜活海产品捕捞后应在水量和氧气充足、温度适中的存活条件下运输。

（三）原料的贮存

1．活体原料

活体原料应分类暂养，暂养用水应符合 GB 3097—1997 的要求，并定期对水体进行循环过滤或换水，保持足够的氧气。专人负责检查水族箱内暂养的海产品原料状况，发现死亡现象时应及时捞出尸体，暂养的时间不宜过长。

2．新鲜原料

短时间保藏的鲜海产品原料，加工之前应在 0 ~ 4℃ 条件下冷藏。冷藏时间不宜超过 3d；对储存 3d 以上的海产品原料，应在 －18℃ 条件下冷冻。

3．干制品原料

干制品原料应贮存在干燥、通风良好的场所。不应与有毒、有害、有异味、易挥发、易腐蚀的物品同处贮存。需冷藏的原料应在规定的温度下贮存、运输。

二、水产品餐饮加工辅料的安全性

（一）饮用水的安全性

餐饮加工用水应符合《GB 5749—2006 生活饮用水卫生标准》，参见表 5－1。

活水产品的暂养用水应符合《GB 3097—1997 海水水质标准》和《GB 11607—1989 渔业水质标准》。

（二）餐饮加工中辅料和添加剂的安全性

水产品餐饮加工中使用的辅料应符合相关标准和规定，不应使用超过保质期的辅料。食品添加剂的使用应符合《GB 2760—2007 食品中添加剂使用卫生标准》的规定。

第二节　水产品运输与暂养的安全性

20 世纪 50 年代，我国开始了梭子蟹的保活试验。60 年代，浙江省海洋水产研究所对珍珠贝进行保活长途运输，取得较好效果。70 年代，浙江台州在石斑鱼活体运输中存活率达到 100%。80 年代，新西兰、马来西亚活鲷和贻贝的低温运输、日本的 CO_2麻醉进行活鱼运输均获得成功。

（一）保活运输方法

1. 鱼贝类生态冰温无水保活运输研究

鱼、虾、贝等冷血动物都存在一个区分生死的生态冰温零点，或叫临界温度，冷水性鱼类的临界温度在 0℃左右，低于暖水性鱼类，从生态冰温零点到冻结点的该段温度范围叫生态冰温区。

（1）生态冰温下鱼、虾、贝的冬眠　生态冰温零点很大程度上受环境温度的影响，把生存冰温零点降低或接近冰点是活体长时间保存的关键。对不耐寒，临界温度在 0℃以上的种类，驯化其耐寒性，使其在生态保温范围内也能存活，这样，经过低温驯化的水产动物，即使环境温度低于生存冰温零点也能保持冬眠状态而不死亡。此时，动物呼吸和新陈代谢极低，为无水保活运输提供了条件。

（2）降温方式　鱼、虾、贝类当改变其原有生活环境时会产生应激反应，导致鱼、虾、贝类死亡，因此宜采用缓慢降温方法，降温梯度一般每小时不超过 5℃，这样可减少鱼的应激反应，提高成活率，可采用加冰降温的方法和冷冻机降温两种方法。

（3）辅助条件　活鱼无水保活运输器一般是封闭控温式，当处于休眠状态时，应保持容器内的湿度，并考虑氧气的供应，极少数不用水而将鱼暴露在空气中直接运输时，鱼体不能叠压；包括用的木屑，应是树脂含量低，未经处理和不含杀虫剂，使用时须预先冷却。现代冰温技术，在从0℃到冻结点的冰渔区域进行以活体或活体细胞为中心的保藏、干燥、浓缩，使活体长期保存或干燥活体的复原，活细胞的浓缩等成为可能。

日本山根氏利用冰温技术原理，研究开发出生态冰温无水活运的全新技术，不仅能较长时间地无水运输活鱼，而且能保证活鱼原来的风味。该方法利用各种鱼贝类都存在一个区分生死的生态冰温零点（临界温度）和结冰点，将温度控制在生态冰温零点到结冰点的温度范围（生态冰温）使鱼、贝、类保持冬眠状态进行长距离运输而不死亡。因此，首先得研究运输对象的临界温度和结冰点，并且根据运输对象的不同采用合理的降温速度和适宜降温方法，同时必须研究能保持容器内的湿度、并考虑氧气供应等相关的辅助设备。例如日本采用生态冰温无水运输可使河豚在0~15℃的生态冰温区存活62h和可使牙鲆在生态冰温区存活20~24h。

2. 麻醉作用

药物可使水产动物暂时失去痛觉和反射运动，且发生良好的肌肉弛缓，是适用于鱼类的运输麻醉剂，一般为全身麻醉，包括乙醇，乙醚，二氧化碳，巴比妥钠等21种药品。

目前MS－222（磺酸间氨基苯甲酸乙酯）应用较广。已广泛应用于活鱼和活蛙的运输、孵化、分级、称量和手术等过程中。日本甚至直接将活鱼放入小包装的MS－222水溶液中制成“活鱼罐头”上市销售。研究表明，MS－222在水溶液中经鱼鳃、鱼皮等部位传导至鱼脑感觉中枢后抑制了鱼对外界的反射能力和活动能力，导致鱼的行动迟缓，呼吸频率减慢，鱼体内的代谢程度降低，减少了水体中溶解氧的消耗。

CO_2麻醉保活运输也有了初步的研究探讨，通过研究使各种保活水产品对象昏睡的CO_2浓度，来确定各种适宜的麻醉浓度然后在盛有保活对象的密闭容器中及时充入该适宜浓度的CO_2，使保活对象处于昏迷状态而进行保活运输，到达目的地后，再放入水中使之苏醒。

3. 模拟冬眠系统

这是活体运输的革命性发展，美国怀俄明大学的Kadokam i博士正在开发一种新的用模拟冬眠系统运输和保存活鱼的方法。冬眠是在恶劣条件下节省能量的一种机制，是由季节性的环境变化触发的，通过试验证实，深度冬眠动物的血清里含有一种或多种触发物质，一种叫阿片样肽（氨基酸组成的复合物）在诱导冬眠上起重要作用。向膜腹内注射或用渗透休克方式把这种冬眠诱导物质注入鲍鱼、鲑鱼、鳟鱼或河豚体内，这些物质使呼吸明显降低，经检验被注射鱼体的血清中，苯丙氨酸转氨酶和尿酶水平有短暂的升高，而天冬氨酸转氨酶和尿氮水平降低。这些观察结果揭示肝肾功能受到这些物质的强烈影响。因此，提出了一种冬眠诱导系统的构想，它包括一种把鱼类从养殖水槽转移到冬眠诱导槽的装置，然后将鱼转入一个温度维持在0~4℃的冬眠保存槽里或是送入运输低温容器中的转动箱里使其温度也保持在0~4℃，当鱼类上市时再放入苏醒槽里，由于休眠鱼类的肾功能降低，其排尿量非常少，可不需水循环。利用现有的免疫接种技术可以很容易把冬眠诱导物质注入鱼体或直接应用渗透休克方式使其处于冬眠状态。

模拟保活，依据水产品的生态环境和活动情况，在一些装置中模拟自然环境进行保活。例如日本三菱公司开发的这种装置，即使是最难保活的沙丁鱼成活率也可达100%。

4．盐溶液保活

将水产类动物贮藏于盐溶液中，通过盐的高渗性能使水产品处于休眠状态，从而减少新陈代谢活动而保活。日本有可使活蟹在非冰冻（0~2℃）的盐溶液保活70d这种专利。

（二）保鲜方法

1．冷却海水无冰保鲜及海水制冰保鲜

采用海水激冷、冷藏仓空气冷却、喷雾加湿、蓄冷保湿等先进保鲜技术用于海上渔获物的保鲜。也可采用海水制冰保鲜的设备。

2．天然无毒的生物活性物质保鲜剂

（1）Nisin保鲜剂　其成分是从链球菌属的乳酸链球菌发酵产物中提取制备的一类多肽化合物，被广泛应用于鱼类和肉类的防腐和保鲜。

（2）脱乙酰率70%的壳聚糖和抗坏血酸混合物。

（3）其他　异维生素C钠、发酵法丙酸、芽孢杆菌多肽、溶菌酶等物质也经常被用于水产品的防腐和保鲜。如美国就有葡萄柚提取物用于水产品保鲜的报道。

（三）水产品暂养的安全性

所需设备及应符合的条件如下。

暂养器具：玻璃水族箱、小型水泥池、帆布篓、大脚盆、筛。

暂养用水：无污染、无异味、干净符合GB 11607—1989《渔业水质标准》。

增氧设施：可用小型水泵微流水，充气机等。

控温设施：降温用冰、凉水、室内空调等。

第三节　水产品餐饮加工企业设计与设备的安全性

（一）加工经营场所

1．选址

应符合卫生部《餐饮业和集体用餐配送单位卫生规范》的选址要求。

2．结构与布局

建筑结构、布局及面积卫生要求应符合卫生部《餐饮业和集体用餐配送单位卫生规范》。

海产品处理区各加工操作场所均应设在室内，按不同功能隔离分间。生食海产品的加工应设置专间。

海产品的清洗水池宜单独设置。

海产品处理区各加工操作场所的面积应与就餐场所面积和就餐人数相适应。餐用器具清洗消毒设施的大小和数量应能满足需要。餐用器具宜用热力方法进行消毒。餐用器具清洗消毒水池应专用，与原料、清洁用具及接触非直接入口食品的工具、容器清洗水池分开。设置专供存放消毒后餐用具的保洁设施，其结构应密闭并易于清洁。

海产品处理区各加工操作场所应按照原料处理、半成品加工、成品供应的顺序布局，食品加工处理流程应为“生进熟出”的单一流向；成品通道与原料通道、餐饮器具回收通道应分开设置，避免交叉传送。

3．库房

海产品库房应单独设置，并适当包装或遮掩，不得和有毒、有害物质同库存放，要有明确的标识。

应按需要设置冷（冻）藏库或冷柜。除冷库外的库房应有良好的通风、防潮设施。

库房的结构应使储存海产品品质的劣化降至最低程度，能防潮、防湿、防污染，防有害动物侵入。

库房应设置物品存放架，储藏海产品距离墙壁、地面不小于10cm。存放不同种类海产品时，应进行隔离，并有明显的标识。

4．专间

专间为独立隔间，应设有清洗消毒专用工具和空气消毒设施，室内温度不应高于25℃，应设有独立的空调机，空气应由高清洁区向低清洁区流动。专间入口处应有更衣、洗手和空气消毒设施的通过式缓冲间。以紫外线灯作为空气消毒的，紫外线灯应按2～3W/m^{2}设置，悬挂于操作台上方，离地面不高于2m。紫外线灯应安装反光罩，强度大于70μW/cm^2。

生食海产品专间应有专用冷藏设施。直接接触成品的水（冰）应预先净化消毒处理。

备餐、送餐分装专间的操作台可根据需要设食品加热装置。

应有传送食品的可开闭窗口。

专间的面积应与就餐人数相适应，符合卫生部《餐饮业和集体用餐配送单位卫生规范》的规定。

5．虫鼠害防治

防尘防鼠防虫害设施卫生要求应符合卫生部《餐饮业和集体用餐配送单位卫生规范》。

（二）加工过程管理

1．粗加工

应设海产品原料的粗加工间或在厨房内设粗加工区域；有清洗、化冻水池，并有明显标记。应使用粗加工专用工具、容器。加工大宗海产品，盛用容器应与地面和不洁接触面隔离。粗加工间和专用工具、容器应由专人负责，定期清洗消毒。

发现海产品腐败变质、有石油气味、甲醛气味、强碱气味、酸败，或霉变、掺杂、掺假、有毒、有害的，不得加工。鲨鱼、鲅鱼、旗鱼等青皮红肉鱼类海产品加工时应除去内脏；鳇鱼应除去肝、卵；若无特殊批准，禁止加工有毒及危害人身安全的各类海产品。

应使用专用工具、容器清洗和发制海产干制品，所用水应符合 GB 5749—2006 的规定。使用食品添加剂应符合 GB 2760—2007 的规定。不得跨范围使用食品添加剂，不得使用非食品添加剂和对人体有危害的化学药品。

冰鲜海产品应选择适当的解冻方式，如 1h 内的常温解冻或者 2h 内 25℃ 流水解冻，不得用热水解冻。

加工后的半成品需储存时，应在凉至室温后冷藏。

2．烹制

（1）海产品热菜加工　用于海产品原料、半成品、成品加工制作的刀、墩、板、桶、盆、筐、抹布以及其他工具、容器应有明显标志，定位存放，分别使用；用后应清洗、消毒，保持清洁。

需要熟制加工的海产品应当烧熟煮透，中心温度不低于 70℃。烹调后一般应立即食用。但是，在烹调后至食用前存放超过 2h 的，其存放条件应当高于 60℃ 或低于 10℃，存放时间不宜超过 3h。大宗海产品油炸烧透后不得叠放堆压。

需要冷藏的熟制品，应在凉透达到室温后进行冷藏。隔餐、隔夜的熟制品不得作为冷菜，经加热后方可食用。

（2）海产品凉菜加工　凉菜间应配备空调及温度计，室内温度不应高于 25℃。

凉菜应由专人在专间制作，制作间应有专用工具和容器，用前应消毒，用后洗净并在专用保洁设施内存放。有专用传递菜口、冷藏设备、洗涤消毒设施和更衣设施。

具有紫外线空气消毒设施（$3W/m^2$、辐照度 $70\mu W/m^2$ 以上），距离地面 2m 吊装于制作室中央，餐前、餐后进行 30min 空气消毒。

非凉菜间工作人员不得进入凉菜间，凉菜间不得存放与凉菜制作无关的物品。

制作凉菜前，操作人员应将手（包括腕部）用消毒剂浸泡（氯制剂浓度为 250mg/L）30s，再用流水冲净。操作时应戴口罩、帽子。

运输工具、盛装容器应清洁卫生，使用前进行清洗、消毒。

制作海产品类凉菜拼盘的原料，应当餐用完。

生食海产品原料应低温冷冻保藏，加工后至食用的间隔不得超过 1h。在加工生食海产品过程中，应防止可食部分受到污染。

3．餐饮食品的配送

配餐间应符合（一）的规定。

送餐工具：

• 应有专用备餐间及专用工具、容器。

• 盛装外送食品的容器、餐具和工用具应清洗、消毒。

• 每人一份的配送餐，应在分装专间内分装。

• 无 10℃以下或 60℃以上储藏条件的，食品加工完成至食用前应控制在 2h 之内。

• 运输工具应清洁卫生，盛装容器应封闭，使用前进行消毒。

4．餐饮服务

在顾客点菜时，应提示海产品的营养成分和可能的风险。

5．检测

配送的集体用餐及重要接待活动供应的食品成品应留样。留样食品应按品种分别盛放于清洗消毒后的密闭专用容器内，在冷藏条件下存放 48h 以上，每个品种留样量不少于 100g。

宜配备相适应的检测设施，具有相应的检测能力。或委托有检验资质的机构，并有委托书。

（三）卫生管理

（1）海产品餐饮企业宜对所加工的海产品进行危害分析，建立和实施食品安全管理体系。

（2）海产品接触面

① 加工使用的加工设备、工器具应为不锈钢材质、无毒白色塑料或陶瓷制成。

② 每天使用前将所有工器具进行清洗、并定期消毒。

③ 不同清洁区的工作服应定期分别清洗消毒。

（3）洗手、消毒设施　应设有满足加工操作人员的洗手和消毒设施，保持清洁并有专人负责管理。海产品处理区内应设置足够的非手动式洗手消毒设施，并便于从业人员使用。

（4）污染物控制　对加工区的水滴、冷凝水、灰尘、外来物质、地面污物应进行控制。消毒剂、杀虫剂等化学药品应有独立的包装，并贴有明确的标识。

（5）厕所

① 厕所不得设在食品处理区。

② 应采用冲水式。

③ 厕所应配备符合卫生要求的洗手设施。

（6）员工卫生健康及培训要求

① 人员与资格：食品卫生管理员和各部门负责人应身体健康，并持有食品从业人员健康合格证明。食品卫生管理员应参加培训并取得卫生行政部门颁发的合格证书。

餐饮单位从业人员均应经过食品卫生法律和卫生知识培训，并取得食品从业人员健康合格证明。

采购与检测人员应经过专业培训，持证上岗。

② 人员卫生：食品生产经营人员应保持个人卫生，操作时应穿戴整洁的工作服、工作帽（专间操作人员应戴口罩），头发不得外露，不得留长指甲、涂指甲油、佩戴饰物和喷洒香水。

专间操作人员进入专间时应再次更换工作衣帽，操作前双手应进行清洗消毒。不得在专间内从事其他工作。

不得将个人物品带入食品加工操作场所。

离开相应工作区，再次返回原岗位前，应重新清洗双手，接触直接入口食品前应进行消毒。

不得在海产品操作场所内抽烟、饮食、嚼口香糖等。

③ 教育与培训：食品卫生管理员应组织制订教育培训计划和考核标准，并安排员工参加卫生执法部门组织的培训，并保留记录。

应定期对全体员工进行公共卫生突发事件和预防食源性疾患、食品污染的教育。

第四节　HACCP 在餐饮业的应用及餐饮业的认证评估方法

建立和完善包括餐饮食品卫生安全在内的预防性监控体系，HACCP 管理体系是目前国际上流行的管理方法之一，也被证明是行之有效的食品安全管理办法。近年来，许多国家和地区将 HACCP 管理体系运用于餐饮安全的卫生管理中，也收到了非常好的效果。HACCP 管理体系在餐饮业中的运行结果表明，它在餐饮食品的卫生安全方面可以发挥巨大的作用。

由于 HACCP 是一种预防性的食品安全卫生管理制度，主要以预测菜点加工过程中潜在的安全风险来进行监督、控制，并对可能发生的安全问题采取有效的预防措施，避免问题的发生或避免同样的安全问题的再次发生。因此，HACCP 的管理要点是以预防为主，它的目的是在安全问题发生前做好预防准备，以确保菜点安全的有效性。毫无疑问，目前我国餐饮业中所存在的最大的安全问题就是菜点的卫生安全，根据媒体报道的统计资料，我国每年发生在餐饮就餐中的食物中毒案之多，令人怵目惊心，为此造成了不必要人员的死亡与巨大的经济损失。如果运用 HACCP 的管理体系，对菜点的整个生产加工过程实施有效的监控，对可能发生的食品安全问题及时发现和制止，就能有效地预防由菜点的卫生安全引发的食物中毒，以起到真正保护消费者人身安全的目的。

与传统的餐饮业以卫生检查为主要的管理模式不同，HACCP 管理体系是以预防为本，重视从开始到结束所有环节中的关键点，并建立对关键点的控制程序，能有效地控制潜在危害因素，从而防止中毒事故的发生。这种关注事先做好预防的管理模式，虽然说也不是最完美无缺的管理方式，但至少可以最大限度地防止食品中毒事件的发生。

《食品安全管理体系　餐饮业要求》（报批过程中）规定了餐饮业（热食类、冷菜类、生食类、配餐类）建立和实施以 HACCP 为基础的食品安全管理体系的专项要求，包括前提方案、关键过程控制、产品检测和记录保持等内容。该文件是 GB/T 22000—2006《食品安全管理体系食品链中各类组织的要求》在餐饮业应用的专项技术要求，是根据餐饮业特点对 GB/T 22000—2006 要求的具体化。该文件适用于餐饮企业建立、实施与自我评价其食品安全管理体系，也可用于采购方对此类食品提供者的评价和实施第三方认证。

思 考 题

1. 餐饮业与工业化食品加工企业在加工食品时有何异同点？
2. 餐饮业制作的食品是否应该有保质期的限制？为什么？

第十章　水产品质量安全法规、标准与管理

国际标准化组织给“质量”的定义是“满足明确和隐含需要的能力的特性总和”（ISO 8402—1994）。据此，食品的质量可以理解为不仅是指食品的外观、品质、规格、数量、重量、包装，同时也包括了安全卫生。食品应当无毒、无害，符合应当有的营养要求，具有相应的色、香、味等感官性状。安全和卫生是反映食品质量的主要指标，离开了安全和卫生，就无法对食品质量的优劣下结论。也就是说，食品质量本身就包涵安全性的要求，只是随着时代的进步和科学技术的发展，危害人体健康的因素或物质不断被发现，对毒害和疾病的认识不断深入，水产品安全性的内涵不断扩大，人们对食品安全卫生的要求愈来愈高，更加重视食品安全性，使食品质量的内涵更加丰富。

水产品安全性概括为：水产品中不含有可能损害或威胁人体健康的有毒、有害物质或因素，从而导致消费者急性或慢性毒害或感染疾病、或产生危及消费者及其后代健康的隐患。按此定义水产品安全性研究的内容包括三个方面：水产品安全的科学（Science）、法规标准（Regulation）和控制技术（Control），三者相互联系、相互渗透。有关水产品安全的科学，已在前面章节中阐述，本章主要介绍后两者。

第一节　水产品质量安全法规

水产品质量安全管理必须由专门的机构按照相应的法律法规和技术标准进行，法律法规和技术标准是执法的依据。作为一个发展中国家，中国政府一方面在积极发展水产养殖业的同时，另一方面按照国际标准和国际惯例努力加强和改进对水产品的质量管理工作，向国内消费者提供符合卫生安全标准的、高质量的水产品，同时确保出口水产品安全卫生质量符合进口国的要求。

1．管理体制与主要机构

由于幅员辽阔，渔业生产规模庞大，中国对水产品质量管理是多部门齐抓共管体制。目前主要管理部门有以下三个部门：农业部、卫生部、国家质量监督检验检疫总局。农业部主要负责水产品的生产、加工过程的质量监督管理；卫生部负责水产品的卫生监督管理；国家质量监督检验检疫总局主要负责水产品进出口和国内市场水产品质量的监督管理。

农业部有两个局主管水产品质量监督管理，一是渔业局，负责水产品生产加工过程的质量监督管理；二是畜牧兽医局，负责渔药、饲料的监督管理。

隶属农业部管理的有一个国家水产品质量监督检验中心、7 个部级水产品质量

监督检验中心（实验室）、10 个重点渔业省的水产品质量监督检验中心（实验室）、一个水产品质量认证中心。它们的职能，一是受农业部的指令对水产品生产、加工和市场质量进行抽检；二是受生产、加工企业委托，为委托企业进行水产品质量进行检验；三是开展 HACCP 知识培训，受理水产品质量认证。

2. 主要法律、法规

《中华人民共和国渔业法》1986 年 1 月颁布，1986 年 7 月施行。2000 年 10 月进行修订。对养殖业、捕捞业、渔业资源增殖和保护做出了法律规定。

《中华人民共和国食品安全法》2009 年 6 月施行。适用于所有食品加工、储运和销售活动。

《中华人民共和国进出口商品检验法》1989 年 2 月颁布，1989 年 8 月施行。适用于所有进出口商品的质量检验。

《中华人民共和国进出境动植物检疫法》1991 年 10 月颁布，1992 年 4 月施行。适用于进出境动物、植物的检疫。

《中华人民共和国动物防疫法》1997 年 7 月颁布，1998 年 1 月施行。适用于境内动物防疫。

《兽药管理条例》1987 年 5 月发布并执行。此条例对兽药的生产、经营、使用和监督管理做出了规定。

《饲料和饲料添加剂管理条例》1999 年 5 月发布并执行。该条例对饲料和饲料添加剂的生产经营及进口管理做出了规定。

《无公害农产品管理办法》2002 年 4 月发布并执行。该办法适用于无公害农产品生产、产地认定、产地认证和监督管理。

第二节　标准、标准化与水产品标准体系

一、关于“标准”的定义

由于世界各国的社会、经济发展不平衡，人们对标准和标准化的认识各不相同。《GB 3935. 1—1996 标准化和有关领域的通用术语第一部分：基本术语》中对“标准”作了如下定义：“为在一定范围内获得最佳秩序，对活动或其结果规定共同的和重复使用的规则、导则或特性文件。该文件经协商一致制定并经一个公认机构的批准。”

这一定义揭示了“标准”这一概念有以下几方面的含义：

（1）标准的本质属性是一种“统一的规定”。这种统一的规定便是有关各方“共同遵守的准则和依据”。当然，在我国标准本身不是法规；但是，根据《中华人民共和国标准化法》的规定，强制性标准，有关各方必须严格执行；推荐性标准，一旦纳入有关法律法规或经济合同中，也具有法规属性，必须贯彻执行。

（2）制定标准对象的特性——重复性。重复性是指同一事物反复多次出现。才有必要制定标准。这样既可减少不必要的重复劳动，又可扩大“最佳方案”的重复使用范围。

（3）标准产生的基础——科研成果、技术水平和实践经验，并经各有关方面协商一致。

（4）标准文本有专门的格式和批准发布程序。

二、关于“标准化”的定义

《GB 3935.1—1996 标准化和有关领域的通用术语　第一部分：基本术语》中对“标准化”作了如下定义：“为在一定范围内获得最佳秩序，对实际的或潜在的问题制定共同的和重复使用的规则”。这一定义揭示了“标准”这一概念有以下几方面的含义：

（1）标准化的活动领域相当宽广。

（2）标准化的对象是那些具有重复特征的事物和概念。

（3）标准化是一个活动过程。从制定标准开始，到实施标准以及对标准的实施进行监督，然后再修订标准等，构成了一个完整的工作循环。

（4）标准化的目的是为获得最佳秩序和最佳效益。

三、水产品标准体系

目前，水产品质量安全标准有国际标准、国家标准、行业标准、地方标准和企业标准，构成了水产品质量标准体系。

（一）水产品国际标准

食品法典委员会组织（CAC）标准。目前，CAC 标准和法规达 380 项，其中法典标准 242 项，指导原则 21 项，推荐规程 40 项。水产品加工方面 CAC 标准和法规有产品标准（包括质量、卫生标准）16 项，操作和处理规程 12 项，鱼和贝类感官实验室评价指南 1 项，都是由水产和水产加工品专业委员会（CCFFP）负责，按规定的程序起草，经 CAC 审定后公布，供各国采纳应用。具体分述如下。

1. 产品标准

（1）分类　产品标准分为三类。CAC 成立以后开始制定，1995 年进行了修订。

① 速冻水产和水产加工品标准：包括速冻鱼片、速冻鱼块和碎鱼肉与碎鱼肉的混合物、去内脏和未去内脏有鳍鱼类、速冻裹面包粉或涂上牛奶面糊的鱼类制品、小虾或对虾、龙虾、生鱿鱼。

② 罐藏水产和水产加工品标准：包括鱼翅、鲑鱼、金枪鱼和鲣鱼、沙丁鱼类制品、罐藏小虾和对虾、蟹肉。

③ 其他水产和水产加工品的标准：包括腌制干鳕鱼、干鲨鱼翅、烤制调味海、淡水鱼、甲壳和双壳贝类制品。

（2）速冻水产品标准　以冻鱼片的产品标准为例，规定了以下7项内容。

① 每类产品的适用范围、产品定义、加工方法及产品形式，如冻鱼片包括a. 带皮的；b. 仅在边有皮的；c. 去皮的。

② 基本成分和质量因素。其中a. 原料：要求是用洁净的、完好的、符合标准的鱼（符合鲜食质量要求）；b. 最终产品要求：在外观上，鱼片不应带有外来杂质和内脏器官，不应是边缘不整齐、有碎片、鳃盖、明显的变色肉、血凝块、寄生虫等；不应深度脱水；不应有小鱼片。气味、滋味、颜色和质地要求用蒸、焙和煮沸加工后，产品仍具有该品种的风味特点，不应有任何不正的气味和滋味或质地较硬。c. 包冰衣：无论单包或大块包应完全将鱼片包覆，用水要求达到WHO的国际饮用水标准，以使鱼片达到最低程度的脱水和氧化。d. 规定了有关瑕疵标准和限量。

③ 规定允许使用的食品添加剂的种类和限量：复合磷酸盐以P_2O_5计，限量为5mg/kg，抗坏血酸钾或钠盐以抗坏血酸计，限量为1mg/kg。

④ 卫生与制备要求：a. 建议按（CAC/RCP1）食品卫生通则和（CAC/RCP－16）冻鱼推荐法规进行制备和处理；b. 在良好的加工中尽可能使产品不沾有害物质；c. 用正确的取样和测定方法检测时，产品不能有足以危害人体健康数量的微生物、不能含有危害人体健康的寄生虫、不能含数量足以危害健康的其他有害物质。

⑤ 标签上要标明产品名称、净含量、配料表、原产国以及产品的生产商、包装及销售商。

⑥ 详细规定了取样、分析和检测方法。

⑦ 次品划分与货物验收规定。

（3）冻虾产品标准　适用于速冻生虾以及直接供食用的蒸虾、半熟虾和全煮熟的虾包括了对虾科、长额虾科、褐虾科和长臂虾科各品种的虾。冻虾的产品形式可以是：全虾、去头带尾虾和虾仁及碎虾。其他各项要求跟冻鱼产品标准相似，但对加热处理的虾产品允许使用食品添加剂色素Ponceau 4R，其限量为30mg/kg；在原料产品中二氧化硫的允许含量100mg/kg，烹制过的虾产品二氧化硫的限量为30mg/kg。标签除按CODEX STAN1—1981要求外，还规定要按销售国习惯注明虾的名称和产品的形式，且对虾产品的缺陷和分级作了详细的规定。

（4）罐藏水产品标准　规定了产品原料、其他成分和产品最终要求；允许使用食品添加剂的最大限量满足GMP的要求，同时对卫生与加工、标签、取样检验与分析方法及产品可能的各种缺陷进行了规定。

2. 推荐性操作规程（CODEX/RCP）

该类规程基本是针对上述各类产品制定的，包括鲜鱼、鱼罐头、冻鱼、机械分割碎鱼肉、速冻裹面包粉或涂牛奶面糊的鱼类制品、熏鱼、咸鱼、小虾和对虾、龙虾、软体贝类卫生、蟹及头足类操作规程。

这类规程实际是卫生实施法规，其内容具体、详细、可操作性强，基本涵盖了从原料的捕捞（采集）环境到产品加工各环节的操作要求。

3．鱼和贝类实验室感官评价指南（CAC/GL 31—1999）

该指南实际是检验方法标准，适于包括有鳍鱼类、甲壳类和软体动物类的水产品感官评价，规定了水产品感官检验的设施标准和检验程序。要求感官检验员必须具有正常人感官生理机能，且要经过培训、能用适宜的感官检验的方法，评定特定范围的水产品。对感官检验样品的取样、制备、烹饪方式与程序，不同产品的评价术语如味觉、嗅觉、视觉和质地方面提出了详细规定，如质地方面要求：a．鲜鱼、贝类（虾）质地的密实性，b．鲜鱼的弹性。指南中附录一列出了不同产品感官特征的标准及术语描述；附录二给出了在加拿大用于辨别嗅觉能力的12种物质；附录三列举了感官评价的培训课程的培训要求及课时设置：其中要求基本理论和实验操作（10h），鱼和鱼制品的腐败（3h），污染包括自然发生的和人为因素（1h）；实践练习（20h）。

（二）水产品主要进出口国的质量标准

随着水产品国际贸易和流通量逐渐增加，发达国家如日本、美国、欧盟等水产品的进口量越来越大，这些国家和地区都制定了各类水产品的标准，分级标准各有差别。仅以美国和欧盟为例说明。

1．美国

美国是食品安全法规、标准及管理最完善的国家，由食品与药物管理局（FDA）实施美国国会制定的法律和政府制定的法规包括：① 联邦食品药物和化妆品法案；② 标签法案；③ 公众健康法等，以保障消费者健康、安全。

美国有关水产品联邦法规共有以下7项，见表10－1。

表10－1　　美国水产品法规

	内　容	有效性
21CFR123—A	鱼和水产品——通则	有效
21CFR123—B	鱼和水产品——烟熏及调味烟熏的水产品	有效
21CFR123—C	鱼和水产品——生软体水生甲壳类动物	有效
21CFR161—A	鱼和水生贝壳类动物——通则	有效
21CFR161—B	鱼和水生贝壳类动物——特定的标准化鱼及水生贝壳类动物的要求	有效
50CFR260—A	检查和认证——设施和人类食用水产品的检验和认证	有效
50CFR261	美国国家等级标准（鱼和水产品）	有效

这些法规要求水产品生产、加工按照普遍适用的程序进行，以保证产品安全、完整、经济。加工商和进口商必须服从联邦食品药物和化妆品法案和货物包装和标签法案。

21CFR是食品与药物管理局（FDA）的水产品标准，规定了水产品的规格标准，如21CFR70阐明（FDA）允许使用的着色剂名称及安全使用条件；海产品检查取样和分析要求，涉及污染物、腐败微生物的危害、害虫污染和化学品、添加剂、标签。

FDA还规定多种天然和人为污染物的最低限量，规范海产食品色素添加和养殖用药。由于湖、河及海洋受到化学药品的污染，导致某些鱼种也有严重的化学污染，规定鱼体中不得含有过量的农药残留、汞和其他重金属。同时规定海产品必须注明该产品的正确名称不能用鱼、贝类软体动物通称。

FDA监督国内水产品捕获、养殖、批发、仓储、运输和加工的检查，其检验分析项目广泛，包括化学污染、净重、放射性、微生物、色素添加剂、药物、害虫、海洋毒素如麻痹性贝毒（PSP）。对于甲壳类水产品：要求生产必须符合国家贝类卫生规程（NSSP），在没有污染的水体中捕获，同时以卫生的方法生产、处理及运销。蛤蚌类要特别注意海产毒素的监督。

美国联邦标准有：冻生扇贝柱的分级标准、新鲜和冻蛤肉、冻鱼产品标准等；要求原料新鲜，交货符合美国食品、药物和化妆品法规规定；对产品形式、加工贮藏期作了具体规定；冻鱼标准中特别对寄生虫做了规定。

美国水产品标准除FDA标准，还有美国工业规格：如冻去头虾，要求符合美国冻去头虾的标准，其余全部符合联邦或州的工业要求；美国军用规范（脱水熟虾、脱水鳕鱼块），这些标准比美国联邦标准要求更加具体，适于国防部所属各部门使用。如脱水熟虾标准对品质和加工过程质量控制包括原料虾、加工用水产品制备过程、成品、质量保证和包装作了具体规定。

值得一提的是，为了确保有效的食品安全，FDA于2001年确立了3个目标并优化运用现有资源，以保证输美食品的安全卫生，实际是一种新的法规要求，具体表现如下。

① 运用预防措施，从而减少不符合美国标准的产品出口到美国。

a. 要求国外食品企业推行HACCP体系。1995年12月18日，FDA颁布了强制性的水产品HACCP法规，1997年起所有对美出口的水产品企业都必须建立HACCP体系，否则其产品不得进入美国市场。b. 评估国外（出口国）的食品安全体系，确保其水平能和国内相当，以保证一个国家的出口产品符合FDA制定的标准。

② 通过额外的国外检查和评估，提供何种产品进口及到达美国哪个港口的资料，并提供有关进口的相符性行为的信息。

③ 入境标识违反美国标准的产品，阻止其进入美国，尤其是那些存在高风险的产品和那些生产企业存在历史污点的产品。进口检查主要包括样品采集、不进行实质性检查而予以扣留和进口地区检查。

2. 欧盟

海产品的质量是其成功进入欧盟市场的关键因素。1993 年 1 月欧盟实行了统一的进口规则，整个欧盟采用统一的质量标准。总的来讲，欧盟对海产品质量制定了较高的标准。这些标准可概括如下。

（1）欧盟法令　欧洲委员会（EC）负责制定欧盟海产品法令，目前有关水产品的法规达 53 项，各成员国分别负责实施这些法令。虽然各种技术标准是由成员国制定和实施的，但欧洲委员会仍发挥着主要作用。

欧洲委员会制定的两项法令对海产品贸易有直接关系。其中第 91/493/EEC 法令，对海产品的生产和销售的卫生条件做出了一般规定，第 91/492/EEC 法令对活的双壳软体动物的生产和销售作出规定。这两项法令对海产品的处理、生产、准备、加工、包装、储藏及运输等的卫生条件做出规定。按照这些法令，欧盟已多次对海产品进口实行禁止或限制。上述 53 项法令有许多是对第 91/493/EEC 法令、91/492/EEC 法令的补充或修订，如欧盟委员会 2002 年 3 月 15 日关于对生产、加工一些记忆缺乏性贝毒（ASP）含量超过由理事会 91/492/EEC 指令制定的标准的双壳类软体动物进行特别卫生检查的 2002/226/EC 决定。在 1997 年，印度、马达加斯加和孟加拉的海产品由于其质量标准与欧盟法令不符而被禁止进口；欧盟一直对来自我国的某些海产品实行限制，主要取决于其地区、公司和产品的不同。为了提高海产品质量，在 2406/96/EU 法令中，对某些鲜鱼和冻鱼制定了一般贸易标准。在该法令中对海产品按新鲜程度和重量进行分类。

91/492/EEC 法令和 91/493/EEC 法令主要是说明所有从第三国进口到欧盟的海产品，不论是新鲜、冷冻、罐装、腌制、熏制或是干货，它的生产、加工、包装和储藏设施都必须由相关国家的认证机构批准。进行认证批准和登记的主要目的是保证欧盟的消费者能够食用达到质量安全标准的海产品。获得认证的公司最后由欧洲委员会批准允许出口到欧盟，公司名单将在欧盟官方杂志上刊登。如果出口商拟对欧盟出口活的软体动物和海产品，则必须使以下项目符合严格的卫生标准：a. 厂房、设施和设备；b. 冷冻品连锁店监督；c. 海产品加工过程中所用水的质量；d. 海产品废物的储存与处理；e. 海产品搬运、加工准备、加工、包装及运输的程序。

欧盟 91/492/EEC 法令对海产品加工厂的厂房、设备、清洗中心和储藏等都有严格的要求。海产品清洗中心必须专设实验室进行必需的微生物检测。每一批来货的记录都必须仔细保存，并且在每一批货物上都必须有健康标志，上面列明产品的品名、产地、发运单位和包装时间等。

欧盟 91/493/EEC 法令是根据 HACCP 危害分析和关键控制点质量保证法规制定的。HACCP 法规认为，微生物危害可能会存在于海产品的加工和处理过程中，但通过合理的方法和一些必需的措施，控制这些微生物的危害是可能的。该法令的主要目的是避免货物在进入欧盟时被海关扣留、大量取样及分析检验等。

由于欧盟实施这两项法令，企业在从事生产时就应允许检测机构在企业从事一些调查活动，而且企业应向监督机构提供必要的数据。凡是对欧盟出口活的软体动物和海产品的企业，都必须向欧洲委员会递交完整的审议事项，其主管机构职责的完整报告及其生产单位基础设施条件的报告。欧洲委员会仔细审议这些资料，如果对资料满意的话，将派考察团前往海产品出口国，随机考察公司。根据考察团在第三国的考察情况，欧洲委员会将签发永久的进口许可证或有限时间内的暂时许可。如果企业的控制措施达到一定的标准，欧洲委员会会在第三国指定一主管机构，由该主管机构负责监督和检查企业是否正确实施内部控制措施。同时，该机构还必须向欧洲委员会递交清单，说明企业的哪些措施符合或正在实施欧盟的法令，只有这样，欧盟才会将企业的设施登记并给出登记号，从而授权该企业出口到欧盟。

欧盟正在为出口海产品到欧盟的第三方国家制定特别的协同进口条件法令。这些进口条件单独为每个国家制定，其中包括被允许进口或被禁止进口到欧盟的产品信息。到目前为止，欧盟已为大约 30 个国家进口海产品制定了统一的进口条件，另外 50 多个国家正要求成为统一条件的进口国家。

值得关注的是欧盟中的一些国家，如法国和意大利实行不同于欧盟规定的本国法规。因此虽然第三国出口的海产品符合欧盟规定，但仍有可能被这些国家拒绝进口。瑞士在第 88/131C 法令中规定了其对进口海产品的卫生健康要求：进口到瑞士的海产品必须是来自实行卫生控制的企业，并且必须明确表示适用于人类消费。另外还规定了海产品在运输过程中的温度要求。此外，只有那些列入联邦兽医办公室清单中的配料和添加剂才可以用于海产品加工过程中。

（2）卫生健康证明　欧盟 95/328/EC 法令规定所有进口海产品都必须附有卫生健康证明，对于那些来自适用欧盟单独规定的国家除外。欧盟对海产品卫生健康证明检查得非常严格，因此，必须准确完整地填写此证明书。卫生健康证明应以货物目的国的官方语言印制。具体的有关各国海产品标准、控制和检测程序的资料可向该国海产品委员会索取。

（3）HACCP 与食品工业标准　适用于海产品加工业的一个更具体及必须强制实施的标准是 HACCP 标准，它与欧盟对海产品的规定密切相关。欧盟食品卫生法（93/43/EC）于 1996 年 1 月 1 日开始实施。该法规定，食品生产企业必须认识到他们应在生产的各个环节负责食品安全，并确保在 HACCP 系统的基础上建立、实施、维持和修正适当的食品安全措施。即所有供欧盟的食品加工商都应有实施 HACCP 系统计划，监控在食品生产的各个过程中直到食品的消费都可能产生对人体的危害。包括大的生物（如害虫），微生物（病毒、细菌、霉菌），毒物（杀虫剂等化学污染物）、或其他异物风险（木头、金属、玻璃、塑料或纺织物等）。对于海产品出口到欧盟，应考虑的最重要因素是温度和寄生虫。

（4）虾产品出口商标注册　过去曾由于志贺氏杆菌引起了食物中毒，欧盟地区颁布实施了一项特别的“虾产品法令”该法令适用于所有来自第三国出口到荷兰、比利时、卢森堡三国的虾产品。该法令要求河虾和对虾必须在经荷兰、比利时、卢森堡经济联盟批准和注册的工厂进行生产和加工。在该三国经济联盟进行注册和将虾产品出口到这三个国家并不困难，但一旦出口到该三国的一批虾产品受污染，这家公司将被从可出口的公司清单中划掉。一旦从清单中去掉，再注册就很困难了。

（5）食品安全标准　在国际水产品贸易中，欧盟安全标准的要求是最苛刻的，成员国都有相应的标准，其内容涉及添加剂、有害污染物、微生物标准和食品标签的要求。有些指标随着检测技术的发展，不断提高检出限的要求如氯霉素由原来的10μg/kg降到1μg/kg，2002年要求提高到0.1μg/kg；其中有些指标制定也不合理，是出于技术壁垒考虑，而没有进行风险分析。

（三）我国水产品质量标准

改革开放以来，我国水产业取得了举世瞩目的成就，渔业生产结构实现了由捕捞为主向养殖为主的转变，海水养殖从单一的藻类养殖向虾类、贝类、鱼类及海珍品延伸，养殖品种有海水养殖鲷、牙鲆、大鲮鲆、黄鱼、梭鱼、鲍鱼、对虾、梭子蟹、海参、海胆；内陆水域养殖区域也从长江、珠江的传统池塘养殖，不断扩大到三北地区，并向全国辐射。养殖的四大家鱼、鳗、罗非鱼、罗氏沼虾、中华绒蟹、甲鱼、鳗鲡等都已形成较大规模，大大丰富了人们的物质生活，扩大了出口创汇。

在以捕捞为主的年代，我国虽制定了部分水产品标准，但没有给予足够的重视，直到“九五”期间随着水产品国际贸易的快速发展，水产品的标准化和质量检验工作得到加强，我国开始注重与国际标准的接轨。特别是2001年“农业标准化专项”结合实施“无公害食品行动计划”以来，制定了一大批无公害食品的水产品标准，规范了水产品的市场。目前，我国水产品质量标准分国家标准、行业标准、地方标准和企业标准。食品卫生标准的主要技术要求包括：卫生（原料、产品）、感官、营养、保健和标签等方面，其指标主要包括严重危害人体健康的指标（有毒有害物质、致病性微生物、霉菌及其毒素、放射性污染物、农药和兽药等）；对人体有一定威胁或危险性的物质（如菌落总数、大肠菌群）以及间接指标（如水分、挥发性盐基氮）。

目前，我国已初步建立了以国家标准、行业标准为主体，地方标准、企业标准相衔接相配套的水产标准体系，形成了一个涉及多学科的比较完善的标准体系。截止2007年，我国已制定水产国家标准近百项，行业标准分600余项，同时还制定了84项无公害水产品标准。在标准水平上，一些标准采用了国际标准或国外先进标准。水产品质量安全相关的标准是近年来制定和实施的重点，其中包括基础标准、检测方法标准、操作规范、鲜活冻水产品标准、淡盐干制水产品标准、干制水产品标准以及水产调味品、鱼糜制品及内脏制品、化工产品、鱼粉鱼油等标准。

1．国家标准

我国在2003年对已有的食品卫生国家标准进行了清理审查，对51项食品产品卫生标准进行了合并，将69个农残标准合并为1个标准（GB 2763—2005），污染物限量指标与CAC限量的一致率（相同污染物且在相同的食品种类中）达81.0%，农残的限量指标与CAC限量的一致率由14.6%提高到85.4%以上。调整后水产品卫生标准主要包括《GB 2762—2005 食品中污染物限量》、《GB 2733—2005 鲜、冻动物性水产品卫生标准》、《GB 10132—2005 鱼糜制品卫生标准》、《GB 10136—2005 腌制生食动物性水产品卫生标准》、《GB 10138—2005 盐渍鱼卫生标准》、《GB 10144—2005 动物性水产干制品卫生标准》、《GB 10144—2005 藻类制品卫生标准》

《鲜、冻动物性水产品卫生标准》替代了9个标准，包括《GB 2733—1994 头足类海产品卫生标准》、《GB 2733—1994 海水鱼卫生标准》、《GB 2736—1994 淡水鱼卫生标准》、《GB 2739—1994 湟鱼卫生标准》、《GB 2742—1994 牡蛎卫生标准》、《GB 2743—1994 海蟹卫生标准》、《GB 2741—1994 海虾卫生标准》和《GB 2740—1994 河虾卫生标准》、《GB 2744—1996 海水贝类卫生标准，标准适用于鲜、冻动物性水产品，对挥发性盐基氮、组胺、无机砷、铅、甲基汞、镉、多氯联苯及农药残留指标进行了规定。

《动物性水产干制品卫生标准》代替《GB 10144—1988 干明太鱼卫生标准》，《GB 16324—1996 海水贝类卫生干制品卫生标准》，《GB 16328—1996 烤鱼片卫生标准》，标准适用于以鲜冻动物性水产品为原料添加或不添加辅料制成的干制品，标准取消了氯化钠和水分的指标，修订了过氧化值指标，并且增加了无机砷指标。

《水产调味品卫生标准》替代《GB 10344—1988 鱼露卫生标准》，《GB 10135—1988 虾油卫生标准》和《GB 10137—1988 蚝油、贻贝油卫生标准》，标准适用于以鱼类、虾类、蟹类、贝类为原料，经相应工艺加工制成的水产调味品，对无机砷、铅、镉、多氯联苯及微生物指标作了规定。

相关标准还有《GB/T 18108—2000 鲜海水鱼》、《GB/T 18109—2000 冻海水鱼》，这两个标准分别参照了《CAC/RCP 9—1976 鲜鱼卫生操作规范》、《CAC/RCP 8—1976 速冻食品加工和处理卫生操作规范》和美国联邦法规《50CFR 261 野生动物和水产品整条或处理过的鱼的分级标准》；对鲜海水鱼和冻海水鱼的感官要求、蒸煮实验、VBN、卫生指标及试验方法进行了规定。

以上标准列在表10-2。

表10-2　　我国水产品相关国家标准

法规/标准编号	法规/标准名称
GB 11607—1989	渔业水质标准
GB 14882—1994	食品中放射物质限制浓度标准
GB 18406.4—2001	农产品安全质量无公害水产品安全要求
GB/T 18407.4—2001	农产品安全质量无公害水产品产地环境要求
GB 14939—2004	鱼罐头卫生标准

续表

法规/标准编号	法规/标准名称
GB 2762—2005	食品中污染物限量
GB 2733—2005	鲜、冻动物性水产品卫生标准
GB 10132—2005	鱼糜制品卫生标准
GB 10136—2005	腌制生食动物性水产品卫生标准
GB 10138—2005	盐渍鱼卫生标准
GB 10144—2005	动物性水产干制品卫生标准
GB 10144—2005	藻类制品卫生标准
GB 17717—1999	鲢
GB 17718—1999	鳙
GB/T 18108—2000	鲜海水鱼
GB/T 18109—2000	冻海水鱼
GB/T 18395—2001	彭泽鲫
GB/T 19164—2003	鱼粉
GB 21044—2007	中华鳖
GB 21045—2007	大口黑鲈
GB 21046—2007	条斑紫菜
GB 21047—2007	眼斑拟石首鱼
GB/T 22919—2008	水产配合饲料
GB/T 5009. 45—2003	水产品卫生标准的分析方法
GB/T 4789. 20—2003	食品卫生微生物学检验 水产食品检验
GB/T 19857—2005	水产品中孔雀石绿和结晶紫残留量的测定
GB 20361—2006	水产品中孔雀石绿和结晶紫残留量的测定高效液相色谱荧光检测法
GB/T 22331—2008	水产品中多氯联苯残留量的测定 气相色谱法
GB/T 19838—2005	水产品危害分析与关键控制点（HACCP）体系及其应用指南

自 2007 年开始，部分水产品检测方法标准以农业部公告的形式发布和实施，其性质上归类为国家标准，编号以“农业部×××号公告—××—20××”的形式标识。见表 10 -3。

表 10 -3　　以农业部公告颁布的国家标准

农业部 958 号公告—10—2007	水产品中雌二醇残留量的测定 气相色谱 - 质谱法
农业部 958 号公告—11—2007	水产品中吡喹酮残留量的测定 液相色谱法
农业部 958 号公告—12—2007	水产品中磺胺类药物残留量的测定 液相色谱法
农业部 958 号公告—13—2007	水产品中氯霉素、甲砜霉素、氟甲砜霉素残留量的测定 气相色谱法
农业部 958 号公告—14—2007	水产品中氯霉素、甲砜霉素、氟甲砜霉素残留量的测定 气相色谱 - 质谱法

续表

农业部1077号公告—1—2008	水产品中17种磺胺类及15种喹诺酮类药物残留量的测定 液相色谱-串联质谱法
农业部1077号公告—2—2008	水产品中硝基呋喃类代谢物残留量的测定 高效液相色谱法
农业部1077号公告—3—2008	水产品中链霉素残留量的测定 高效液相色谱法
农业部1077号公告—4—2008	水产品中喹烯酮残留量的测定 高效液相色谱法
农业部1077号公告—5—2008	水产品中喹乙醇代谢物残留量的测定 高效液相色谱法
农业部1077号公告—6—2008	水产品中玉米赤霉醇类残留量的测定 液相色谱-串联质谱法
农业部1077号公告—7—2008	水产品中恩诺沙星、诺氟沙星和环丙沙星残留的快速筛选测定 胶体金免疫渗滤法

2. 行业标准

我国有关水产品加工质量行业标准有SC、NY、SN标准。

（1）SC（水产）行业标准　我国水产品质量标准的主体，特别是近几年制定的标准，已经注重与CAC和国外先进标准的接轨，多数产品标准对产品的感官要求、理化指标和检验方法做了规定，有的将安全卫生指标（包括微生物）提出了要求，目前水产品质量标准共有80余项，包括产品标准、操作规程、检测方法。产品标准见表10-4。

表10-4　水产品行业标准

标准编号	标准名称
SC/T 3101—1984	鲜大黄鱼、鲜小黄鱼
SC/T 3102—1984	鲜带鱼
SC/T 3103—1984	鲜鲳鱼
SC/T 3107—1984	鲜乌鲗
SC/T 3104—1986	鲜蓝圆鱼参
SC/T 3108—1986	鲜青鱼、草鱼、鲢鱼、鳙鱼、鲤鱼
SC/T 3105—1988	鲜鳓鱼
SC/T 3106—1988	鲜烤鳗
SC/T 3109—1988	冻银鱼
SC/T 3905—1989	鲟、鳇鱼籽
SC/T 3301—1989	速食海带
SC/T 3110—1996	冻虾仁
SC/T 3111—1996	冻扇贝柱
SC/T 3112—1996	冻梭子蟹
SC/T 3501—1996	鱼粉

续表

标准编号	标准名称
SC/T 3202—1996	干海带
SC/T 3303—1997	冻烤鳗
SC/T 3204—2000	虾米
SC/T 3205—2000	虾皮
SC/T 3206—2000	干海参（刺参）
SC/T 3207—2000	干贝
SC/T 3212—2000	盐渍海带
SC/T 3302—2000	烤鱼片
SC/T 3502—2000	鱼油
SC/T 3503—2000	多烯鱼油制品
SC/T 3901—2000	虾片
SC/T 3203—2001	调味鱼干
SC/T 3208—2001	鱿鱼干
SC/T 3209—2001	淡菜
SC/T 3210—2001	盐蜇海蜇皮和盐渍海蜇头
SC/T 3304—2001	鱿鱼丝
SC/T 3902—2001	海胆制品
SC 1031—2001	斑点叉尾
SC 1043—2001	黄河鲤
SC/T 3211—2002	盐渍裙带菜
SC/T 3213—2002	干裙带菜叶
SC/T 3113—2002	冻虾
SC/T 3114—2002	冻鳌虾
SC/T 3305—2003	烤虾
SC/T 3701—2003	冻鱼糜制品
SC/T 3111—2006	冻扇贝
SC/T 3115—2006	冻章鱼
SC/T 3116—2006	冻淡水鱼片
SC 2050—2007	花鲈
SC 2051—2007	大菱鲆
SC 2052—2007	魁蚶
SC/T 3215—2007	盐渍海参
SC 1092—2007	麦瑞加拉鲮
SC 1093—2007	黄喉拟水龟
SC 1104—2007	泥鳅
SC 2080—2007	毛蚶
SC 2081—2007	菲律宾哈仔

其中鱼类制定了《SC/T 3106—1988 鲜烤鳗》、《冻烤鳗》、《SC/T 3303—1997 鲜大黄鱼》SC/T 3101—1984 标准等。《鲜烤鳗》一级、二级产品的 VBN 要求分别为 15mg/100g 和 30mg/100g；《冻烤鳗》标准制定时参考了当时国外很多贸易合同对规格、感官的要求和主要进口国对鳗鲡及其产品的卫生要求，该标准是水产行业第一个列出较多药物残留限量的标准，附录了多项药残的检验方法。《鲜大黄鱼》标准制定时间较早，感官指标列有体表、腮、眼、肌肉和黏液腔，理化指标仅对 VBN 做出规定，一级、二级品分别为 13mg/100g 和 30mg/100g；对细菌总数和规格提出了要求。

虾类标准有《SC/T 3110—1996 冻虾仁》，参照了《CODEX STAN 92—1981 冻虾》和美国冻虾的标准要求。对冻品的外观、中心温度、感官、品质缺陷、净含量、规格、卫生要求和抽样检验方法、标签做了详尽、具体规定，基本做到了与国际标准的初步接轨，但缺少添加剂使用和加工过程质量控制规范。

农业部渔业局借鉴 91/492/EEC 和 91/493/EEC 于 1997 年 11 月发布了《贝类生产环境卫生监督管理暂行规定》，对贝类的生产区域、捕捞、采集、净化、暂养和销售提出了要求和违法处理办法，对规范我国贝类生产和管理起到了良好的推动作用。检测标准见表 10－5。

表 10－5　　检测方法行业标准

标准编号	标准名称
SC/T 3011—2001	水产品中盐分的测定
SC/T 3015—2002	水产品中土霉素、四环素、金霉素残留量的测定
SC/T 3018—2004	水产品中氯霉素残留量的测定气相色谱法
SC/T 3019—2004	水产品中喹乙醇残留量的测定液相色谱法
SC/T 3020—2004	水产品中已烯雌酚残留量的测定酶联免疫法
SC/T 3021—2004	水产品中孔雀石绿残留量的测定液相色谱法
SC/T 3022—2004	水产品中呋喃唑酮残留量的测定液相色谱法
SC/T 3023—2004	麻痹性贝类毒素的测定生物法
SC/T 3024—2004	腹泻性贝类毒素的测定生物法
SC/T 3028—2006	水产品中噁喹酸残留量的测定 液相色谱法
SC/T 3029—2006	水产品中甲基睾酮残留量的测定液相色谱法
SC/T 3030—2006	水产品种五氯苯酚及其钠盐残留量的测定 气相色谱法
SC/T 3034—2006	水产品中三唑磷残留量的测定 气相色谱法
SC/T 3036—2006	水产品中硝基苯残留量的测定 气相色谱法
SC/T 3032—2007	水产品中挥发性盐基氮的测定

续表

标准编号	标准名称
SC/T 3039—2008	水产品中硫丹残留量的测定 气相色谱法
SC/T 3040—2008	水产品中三氯杀螨醇残留量测定 气相色谱法
SC/T 3041—2008	水产品中苯并（a）芘的测定 高效液相色谱法
SC/T 3042—2008	水产品中16种多环芳烃的测定 气相色谱-质谱法

近年来，随着食品安全对生产全过程质量安全控制的要求，生产操作规范化和安全控制措施的标准化也是标准发展的一个趋势，相关水产行业标准有《SC/T 3009—1999 水产品加工质量管理规范》、《SC/T 3026—2006 冻虾仁加工技术规范》、《SC/T 3027—2006 冻烤鳗 加工技术规范》、《SC/T 0003—2006 水产企业 HACCP 管理体系认证指南》、《SC/T 9020—2006 水产品低温冷藏设备和低温运输设备技术条件》、SC/T 6040—2007《水产品工厂化养殖装备安全卫生要求》、《SC/T 6041—2007 水产品保鲜储运设备安全技术条件》等。

（2）NY（农业）的水产品质量标准　无公害水产品标准（表10-6）的产生有着鲜明的时代特征，与我国农业发展阶段相适应，是“无公害食品行动计划”的重要内容，为我国水产品质量安全水平的提高起到了积极的促进作用。无公害水品标准贯穿了水产品从“农田到市场”全过程的所有质量控制关键环节，不仅是对产品质量的要求，同时对产地环境、投入品使用、生产操作及认定认证行为等都有严格的规定，为无公害水产品的生产、检测、认证、监督、管理等环节提供了有力的技术支撑。

从2001年“无公害食品行动计划”实施开始到2006年底，农业部共分6批制定了水产品类标准，其中渔业产品标准有37项；规范类标准有49项，包括产地环境标准2项，投入品使用准则2项，通则类标准4项，养殖技术规范33项，检测方法标准8项；认证管理技术规范12项。经过几年来的发展，初步形成了较为完善的无公害水产品标准体系。

表10-6　　无公害水产品标准

标准编号	标准名称
NY 5068—2001	无公害食品　鳗鲡
NY 5066—2001	无公害食品 中华鳖
NY 5062—2001	无公害食品 海湾扇贝
NY 5058—2001	无公害食品 对虾
NY 5053—2001	无公害食品 草鱼、青鱼、鲢、鳙、尼罗罗非鱼
NY 5060—2001	无公害食品 大黄鱼

续表

标准编号	标准名称
NY 5064—2001	无公害食品　中华绒螯蟹
NY 5152—2002	无公害食品　大鲮鲆
NY 5154—2002	无公害食品　近江牡蛎
NY 5156—2002	无公害食品　牛蛙
NY 5160—2002	无公害食品　虹鳟
NY 5162—2002	无公害食品　三疣梭子蟹
NY 5164—2002	无公害食品　乌鳢
NY 5166—2002	无公害食品　鳜
NY 5168—2002	无公害食品　黄鳝
NY 5171—2002	无公害食品　海蜇
NY 5158—2002	无公害食品　罗氏沼虾
NY 5170—2002	无公害食品　克氏螯虾
NY 5172—2002	无公害食品　水发水产品
NY 5272—2003	无公害食品　鲈鱼
NY 5274—2003	无公害食品　牙鲆
NY 5276—2003	无公害食品　锯缘青蟹
NY 5278—2003	无公害食品　团头鲂
NY 5280—2003	无公害食品　鲤鱼
NY 5284—2003	无公害食品　青虾
NY 5288—2003	无公害食品　菲律宾蛤仔
NY 5292—2003	无公害食品　鲫鱼
NY 5286—2004	无公害食品　斑点叉尾鮰
NY 5158—2005	无公害食品　淡水虾
NY 5291—2004	无公害食品　咸鱼
NY 5064—2005	无公害食品　淡水蟹
NY 5053—2005	无公害食品　普通淡水鱼
NY 5060—2005	无公害食品　石首鱼
NY 5056—2005	无公害食品　海藻
NY 5311—2005	无公害食品　鲷
NY 5312—2005	无公害食品　石斑鱼
NY 5313—2005	无公害食品　鲍
NY 5314—2005	无公害食品　蛏
NY 5315—2005	无公害食品　蚶

续表

标准编号	标 准 名 称
NY 5070—2002	无公害食品　水产品中渔药残留限量
NY5072	无公害食品　渔用配合饲料安全限量
NY 5073—2006	无公害食品　水产品中有毒有害物质限量
NY/T 5344.7—2006	无公害食品　产品抽样规范　第7部分：水产品
NY/T 5357—2007	无公害食品　海洋水产品捕捞生产管理规范

（3）SN（商检）标准　为我国进出口商品行业标准，主要有各类水产品的检验规程，如出口冻虾仁检验规程和检验方法标准，如《出口冻水产品的抽样方法》（SN/T 376—1995）等，共40余项。检验规程的内容包括品质、杂质、重量、规格、均匀度、包装与标志等；冻品增加检验冻结温度、细菌指标要求等。在这些检验规程中未包含渔药残留、污染物、添加剂的内容，但有相应的检验方法标准，如出口活鳗恶喹酸残留量检测方法标准。由此可见，在进出口方面对水产品的具体的检验指标是按需进行，多依据产品的进出口合同的规定进行，以符合进口国的要求。相关产品的检验规程有：

鱼类：出口冻鱼、出口活鱼、出口冻河鱼、出口冻烤鳗检验规程；

贝类：出口活贝类、活鲍鱼、冻煮河蚬肉、冻扇贝柱、冻煮贝肉检验规程；

河蟹：出口活河蟹、冻河蟹、冻熟淡水鳌虾；

虾类：出口冻生小虾仁、出口冻虾仁、出口冻对虾、出口冻河虾检验规程。

这些检验规程对检验场所、仪器设备、抽样和检验方法提出了要求，有的检验规程如冻河蟹的品质检验方法具体，要求以感官检验色泽、气味是否正常，组织是否紧密有弹性。水煮实验时，按要求再沸后停止加热。开盖后立即嗅蒸汽气味是否正常，看汤汁是否混浊，尝口味是否鲜美，肉质是否发糜、有无弹性。

思 考 题

1. 法律、法规、标准之间的关系是怎样的？

2. 标准分为几个类别？几个层次？

3. 我国生产的要出口到美国的食品应该符合美国的食品标准？还是应该符合我国的食品标准？还是应该符合国际食品标准？还是应该符合上述所有的标准？

第十一章　水产品质量管理与控制体系

第一节　HACCP、GMP 与 SSOP

一、危害分析与关键控制点（HACCP）基本原理及其执行步骤

（一）HACCP 的产生及发展

HACCP 是英文 Hazard Analysis And Critical Control Point 的缩写，称危害分析与关键控制点。HACCP 是一种食品安全保证系统，1995 年以来受世界各国重视并被采用作为食品行业的一种新的产品安全质量保证体系。

1959 年美国皮尔斯柏利（Pillsbury）公司与美国航空和航天局（NASA）纳蒂克（Natick）实验室在联合开发航天食品时形成了 HACCP 食品质量管理体系。传统的品质控制（QC）手段并不能完全确保产品的安全，而且需要对产品进行大量的破坏性检测试验，这种方法最终仅有少量的产品符合要求。皮尔斯柏利公司检查了 NASA 的“无缺陷计划”（Zero－defect program），发现这种非破坏性检测系统并没有直接针对食品与食品成分，而是将其延伸到整个生产过程（从原材料和工厂环境开始至生产过程和产品消费）的控制。皮尔斯柏利公司因此提出新的概念——HACCP，专门用于控制生产过程中可能出现危害的位置或加工点，如包括原材料生产、贮运过程直至食品消费等。HACCP 被纳蒂克实验室采用及修改后，运用于太空食品生产。

1971 年，皮尔斯柏利公司在美国食品保护会议（National conference on food protection）上首次提出 HACCP，几年后 FDA 采纳并用作为酸性与低酸性罐头食品法规的制定基础。1974 年以后，HACCP 概念已大量出现在科技文献中。皮尔斯柏利公司的 HACCP 主要包括以下三部分：① 确定和分析与食品产品或原材料有关各环节的危害性，包括动植物性原料的生长、采收、加工制造、销售、预处理及使用等过程；② 决定可控制的危害控制点；③ 建立各种措施来监控关键点。

自 HACCP 应用于食品工业后，美国国家海产品部（National Marine Fisheries Service，NMFS）、食品安全检验处（FSIS）、食品与药物管理局（FDA）、纳蒂克研究与发展中心等四个部门请求国家研究委员会（National Research Council）组织专家组制定应用于食品微生物控制的基本法规。同时，国际食品微生物专业委员会（The International Commission on Microbiological Specification for Foods，CMSF）也鼓励在不同的食品系统中使用 HACCP，并将 CCP 划分为两类，于 1988 年提出了微生物安全与质量保证的 HACCP 的六个基本原理：① 区别和分析各种危害性（包括从

原材料到产品的使用过程）；② 确定可供控制的关键控制点（CCP）；③ 制定标准限值，指明 CCP 是否可被控制；④ 确定及执行措施，监控 CCP；⑤ 当监控反映出不在控制时的纠偏措施；⑥ 证实 HACCP 是在正确应用中。

1988 年 3 月 18 日，美国建立食品微生物咨询委员会（NACMCF），负责食品微生物标准工作，于 1989 年 11 月起草了《用于食品生产的 HACCP 原理的基本准则》，并用它作为工业部门培训和执行 HACCP 原理的法规。该准则于 1992 年以来历经修改完善，形成了 HACCP 七个基本原理。

1993 年食品法规委员会的食品卫生部（The Food Hygiene Committee Of the Codex Alimentation Commission）也起草一个文件《应用 HACCP 原理的指导书》推行 HACCP 计划，并对 HACCP 名词术语、发展 HACCP 的基本条件、CCP 点判断图的使用等细节进行详细规定，即现在全世界执行的 HACCP 七个基本原理：① 危害分析；② 确定关键控制点；③ 确定关键限值；④ 监控措施；⑤ 建立纠偏措施；⑥ 记录保持措施；⑦ 审核（验证）措施。

美国是最早应用 HACCP 原理的国家，并在食品加工制造中强制性实施 HACCP 的监督与立法工作。美国食品安全检验处于 1989 年 10 月发布《食品生产的 HACCP 原理》；于 1991 年 4 月提出《HACCP 评价程序》；于 1994 年 3 月公布了《冷冻食品 HACCP 一般规则》。美国一半以上的海产品需从国外进口，因此其对海产品生产、进口的要求和控制特别严格。1994 年 8 月 4 日，FDA 公布用于食品安全保证措施《用于食品工业的 HACCP 进展》，同时组织有关企业进行一项 HACCP 推广应用的计划，以使 HACCP 的应用扩大到其他食品企业。该计划在 FDA 指导下，对几家被挑选的食品企业进行长达 12 个月的执行 HACCP 计划的研究与评论，以求修改、完善对 HACCP 法规的制定。1995 年 12 月 18 日，FDA 发布“水产和水产加工品生产与进口的安全与卫生规范”，该法规又简称为海产品 HACCP 法规，于即日生效，即在此时间后，凡出口到美国的海产品需提交 HACCP 执行计划等资料并符合 HACCP 要求。此外，对不同食品生产与进口的 HACCP 法规相继出台，如 1996 年 7 月 25 日，美国农业部发布最后法规（61FR38806），要求对每种肉禽产品都要执行书面 SSOP 及改善其产品安全的 HACCP 控制系统，指出 SSOP 于 1997 年 1 月 27 日生效，肉禽产品的 HACCP 于 1998 年 1 月 26 日生效（中、小型肉禽加工厂则要求 1999 ~ 2000 年生效）。1998 年 4 月 24 日，FDA 发布果蔬汁生产的 HACCP 法规（21CFR120），要求果蔬汁加工者执行 HACCP，并对果汁食品标记提出明确要求，该法规一年后生效，对中小型企业则要求 2 ~ 3 年后生效。

原欧共体（EC）于 1993 年对水产品的卫生管理实行新制度，也逐步采用实施 HACCP 管理制度，主要从两方面应用。一个是 93/43/EEC 会议指南（Council directive），指出对食品人员卫生和其他特别需注意的问题；另一个是 92/5/EEC 会议指南，是专门针对肉产品的 HACCP 原理。同期加拿大也推出一个食品安全强化计划（Food Safety Enhancement Program，缩写 FSEP），加拿大农业部要求所有农业食品中推行 HACCP 原理，要求每个工厂负责建立自己的 HACCP 计划，农业部又基于 HACCP 计划实施情况进行评估，帮助工厂按 FSEP 要求执行计划。工业生产人员负责控制、监督、保证准确地记录每个控制点，当发生偏差时，随时改正。日本、澳大利亚、新西兰、泰国等国家都相继发布其实施 HACCP 原理的法规、命令。现在，HACCP 已成为世界公认的有效保证食品安全卫生的质量保证系统。

我国从 1990 年起，国家进出口商品检验局科学技术委员会食品专业技术委员会开始进行食品加工业应用 HACCP 的研究，制定了“在出口食品生产中建立 HACCP 质量管理体系”准则及一些在食品加工方面的 HACCP 体系的具体实施方案，开始在全国引起讨论。在第十一届亚运会（1991 年 12 月）食品卫生防病评价中也应用了 HACCP 原理。同年，卫生部食品卫生监督检验所等单位开始对乳制品、熟肉及饮料等三类食品的生产实施 HACCP 监督管理的课题进行研究，有关 HACCP 的报道现已屡见在科技杂志上。但对如何执行 HACCP、保证食品产品的安全问题，与国外相比，我们的研究及经验仍然缺乏，除水产品出口企业先期被迫不得不执行 HACCP 外，HACCP 概念、原理、应用等在其他食品生产厂甚至是管理部门也开始得到重视。

（二）HACCP 系统

HACCP 是一个确认、分析、控制生产过程中可能发生的生物、化学、物理危害的系统方法，是一种新的质量保证系统。不同于传统的质量检查（即终产品检验），HACCP 是一种生产过程各环节的控制手段。从 HACCP 名称可以明确看出，它主要包括 HA，即危害分析（hazard analysis）以及关键控制点 CCP（critical control point）。HACCP 原理经过实际应用与修改，已被联合国食品法规委员会（CAC）确认，由以下七个基本原理组成。

（1）危害分析　确定与食品生产各阶段有关的潜在危害性，它包括原材料生产、食品加工制造过程、产品贮运、消费等各环节。危害分析不仅要分析其可能发生的危害及危害的程度，也要涉及有防护措施来控制这种危害。

（2）确定关键控制点（CCP）　CCP 是可以被控制的点、步骤或方法，经过控制可以使食品潜在的危害得以防止、排除或降至可接受的水平。每个步骤可以是食品生产制造的任一步骤，包括原材料及其收购或其生产、收获、运输、产品配方及加工贮运各步骤。

（3）确定关键限值，保证 CCP 受控制　对每个 CCP 点需确定一个标准值，以确保每个 CCP 限制在安全值以内。这些关键限值常是一些保藏手段的参数，如温度、时间、物理性能（如张力）、水分、水分活性、pH 及有效氯等。

（4）确定监控 CCP 的措施　监控是有计划、有顺序的观察或测定以判断 CCP 是在控制中，并有准确的记录，可用于未来的评价。应尽可能通过各种物理及化学方法对 CCP 进行连续的监控，若无法连续监控关键限值，应有足够的间歇频率来观察测定 CCP 的变化特征，以确保 CCP 是在控制中。

（5）确立纠偏措施　当监控显示出现偏离关键限值时，要采取纠偏措施。虽然 HACCP 系统已有计划防止偏差，但从总的保护措施来说，应在每一个 CCP 上都有合适的纠偏计划，以便万一发生偏差时能有适当的手段来恢复或纠正出现的问题，并有维持纠偏动作的记录。

（6）确立有效的记录保持程序　要求把列有确定的危害性质、CCP、关键限值的书面 HACCP 计划的准备、执行、监控、记录保持和其他措施等与执行 HACCP 计划有关的信息、数据记录文件完整地保存下来。

（7）建立审核程序　以证明 HACCP 系统是在正确运行中，包括审核关键限值是能够控制确定的危害，保证 HACCP 计划正常执行。审核有文件记录反映计划不管在任何点上执行情况都可随时被检出。

（三）HACCP 计划的实施过程及要求

HACCP 计划是由食品企业自己制定的。由于产品特性不同，加工条件、生产工艺、人员素质等的差异，其 HACCP 计划也不相同。制定 HACCP 计划过程可参照常规的基本步骤，但企业制定的 HACCP 计划必须得到政府有关部门的认可。

1. 组建 HACCP 实施小组（Assemble HACCP team）

HACCP 实施小组的任务是要使 HACCP 计划的每个环节能顺利执行，其人员常由合格技术人员及对生产工艺、产品有深入了解的人员构成，包括微生物专家、质量保证及质量控制专家、工艺学家、采购人员、生产操作人员、部门经理，也可邀请了解潜在微生物危害、熟悉公共卫生健康的外来专家，但不能仅依赖外来专家顾问。

实施小组人员必须熟悉公司情况，对工作认真负责，有对产品、工艺及研究 HACCP 有关危害性的知识与经验，能确认潜在的不安全因素及其危害程度，提出控制方法、监督程序和补救措施，在 HACCP 计划的重要信息不详的情况下，能提出解决办法。另外，公司选择的实施小组人员需获得主管部门的批准或委任，并经过严格的训练。

2. 产品说明（Describe product）

说明产品的特性、规格及分销办法，如产品名称、成分表、重要产品性质（如 A_w、pH、含盐量等）、计划用途（主要消费对象、分销方法等）、包装、销售点、标签说明、特殊贮运要求（如干湿要求、冷却要求等）等。

3. 确定产品用途及消费对象（Identify intended use）

确定产品使用目的，即最终消费者或工厂用户，特别要关注特殊消费人群，如婴儿、老人、体弱者、有免疫功能不健全者。

4. 描绘流程图（Construct flow diagram）

生产流程图由 HACCP 人员确定。流程图中每个步骤要简明扼要，包括从原材料的选择、生产、分销到消费者的意见处理，都需按顺序标明，防止含糊不清。为便于危害分析，应在细致检验产品生产过程的基础上描绘流程图（即产品的生产流程图）。流程图常用文字表示，一般仅为产品加工步骤，需要时也可包括加工前后的食品链各环节。环境或加工过程会出现其他危害（如冰、水、清洗及消毒过程、工作人员、厂房结构与设备等）时，也要将其列出。

要确立一个完整的 HACCP 流程图，需获取以下信息资料：

（1）所有采用的原材料、辅料及包装材料的微生物、化学、物理数据资料。

（2）原、辅材料进入生产的工艺步骤及顺序。

（3）工艺控制的内容。

（4）原材料、中间及终产物的温度、时间历史（包括潜在的延续环节）。

（5）产品的循环或再利用路线。

（6）高、低危害区的分隔。

（7）设备设计特征。

（8）人员进出路线。

（9）可能存在的交叉污染路线。

（10）清洗与消毒工艺的效力。

5. 确认流程图（Confirm flow diagram）

将生产流程图与实际操作过程进行比较，在不同操作时间检查（查对）生产工艺，以确保该流程有效；所有 HACCP 实施人员都要参与该流程图的确认工作。若有必要，对流程图进行调整，如改进产品配方或改变设备等，以确保流程图的准确性和完整性（应包含所有的 CCP）。

6. 进行危害性分析（Conduct hazard analysis）

危害是指一切可能造成食品不安全消费，引起消费者疾病和伤害的生物的、化学的和物理性的污染。危害分析是 HACCP 最重要的一环，根据对食品安全造成的危害来源与性质，常划分为生物性危害、化学性危害和物理性危害。HACCP 要求在危害分析中不仅要确定潜在的危害及其发生点，并且要对危害程度进行评价。

确认所有加工过程每一种可能出现的危害性（生物、化学及物理性危害），并说明可用于控制这些危害点的办法。这些办法可以排除或减少危害出现，使其达到可接受水平。有时可以用几种防止方法来控制某一危害点，或者能用一种简单的特别防止方法（如烹调）来控制几个危害点。

通常危害分析主要从以下几方面分析危害的种类、程度及改进条件、安全措施，常以提问形式进行。

（1）原材料　多来自动植物原料，主要危害有来自微生物（各种致病菌等）、化学物（抗生素、杀虫剂、农药等）和物理性杂质（小石子、玻璃、金属等）。生产过程的用水及其他辅料的卫生状况也需引起重视。

（2）加工过程和加工后食品的物理特性与组成变化　加工过程有哪些有害微生物会存在、繁殖，有哪些毒素可能形成，上述有害成分是否可能在流通、贮藏时形成对人体健康不安全的因素，对食品的pH、酸性种类、可发酵营养物、A_w、防腐剂等成分在加工过程与加工后的变化、稳定性应清楚。

（3）生产设备及车间内设施　工艺流程布置是否将原材料与成品分开，人流、物流是否有交叉感染存在，包装区域是否具备正压条件，设备及各种仪表（如温度、时间）运行是否稳定，是否产生不安全因素（碎玻璃、碎金属、机油渗漏等），设备清洗消毒是否有效，是否存在不安全因素，是否需要安装辅助设备以保证产品安全（如金属探测器、吸铁石、过滤网，温度、紫外杀菌灯）等。

（4）操作人员的健康、卫生及教育　操作人员的健康、个人卫生是否会影响加工产品的安全性，生产人员是否理解采取的控制手段的方法及重要性，是否理解食品安全操作的必要性和重要性，操作人员是否清楚如何处理各种问题或报告有关人员处理问题。

（5）包装　包装材料、包装方式能否防止微生物感染、细菌侵袭及毒素物质形成（有氧或无氧包装），包装过程是否存在安全保证措施，是否有合适的包装标签。

（6）食品的贮运及消费　食品贮运过程是否容易被存放在不当的温度环境条件下，不当贮运是否会导致危害发生或加重，消费者是否在加热后食用，消费对象是否有易于生病的群体（婴儿、老人、体弱者、免疫功能缺乏者），食物吃后是否剩余并再食用。

美国食品微生物标准咨询委员会（NACMCF）曾将食品的潜在危害程度分为六类：

a类：专门用于非杀菌产品和专门用于特殊人群（如婴儿、老人、体弱和免疫缺陷者）消费的食品；

b类：产品含有对微生物敏感性的成分，如牛乳、鲜肉等水分高的新鲜食物；

c类：生产过程缺乏可控制的步骤，以便有效地杀灭有害的微生物，如碎肉过程、分割、破碎等无热处理过程；

d类：产品在加工后、包装前会遭受污染的食品，如大批量杀菌后再包装的食品；

e类：在运输、批发和消费过程中易造成消费者操作不当而存在的潜在危害的产品，如应冷藏的食品，却在常温或高温下放置；

f类：包装后或在家里食用时不再加热处理的食品（如即食食品等）。

根据危害分析，评价食品危害程度（risk category），习惯上将微生物造成的危害程度分为七级，最高潜在危害性食品为a类特殊性食品；其次为含b～f类所有特征的食品；含b～f类所有特征中四项的食品；含b～f类所有特征中三项的食品；含两项、一项和不含b～f类任何特征的食品。

7. 确定关键控制点（Determine CCP）

决定可被控制，使食品安全危害可以被防止，排除或减少到可接受水平的点、步骤和过程。CCP的数量取决于产品或生产工艺的复杂性、性质和研究的范围等。

通常食品加工制造过程的CCP包括：蒸煮、冷却、特殊卫生措施、产品配方控制、交叉污染的防止、操作工人及环境卫生状况等。采用关键控制点判定树（CCP decision tree）图比较容易找出生产流程中的关键控制点，是HACCP执行人员常采用的判断图（图11－1），要按图先后回答每一问题。

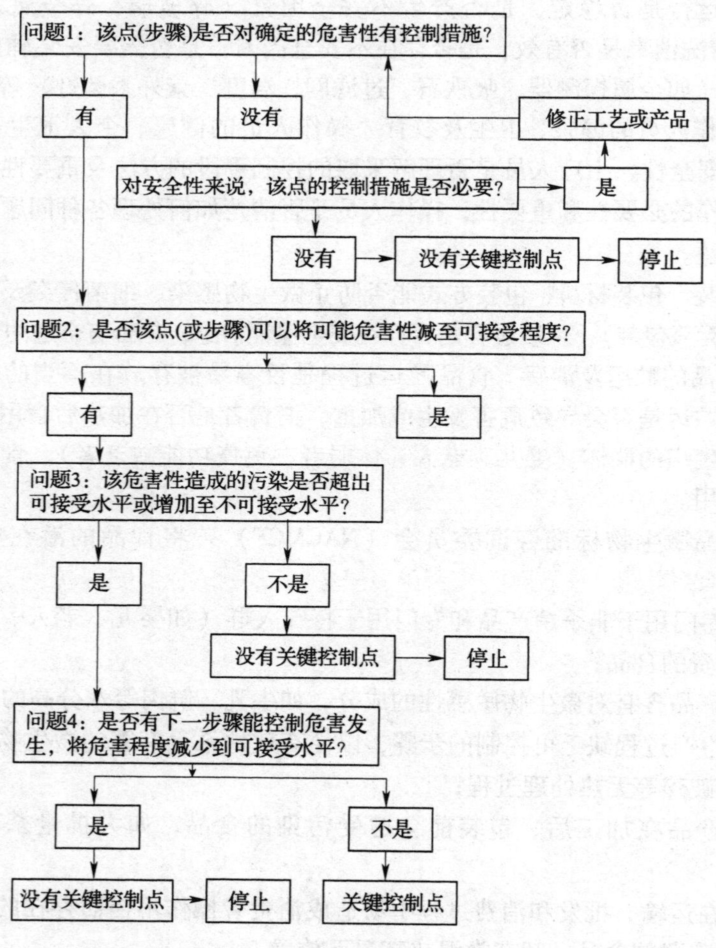

图11－1　关键控制点判定树

关键控制点常常是危害介入的那一点，但也需注意远离显著危害介入点几个加工步骤以外的点，只要这些点有预防、消除或降低危害到可接受水平的措施，也属CCP。一种危害可由几个CCP来控制，若干种危害也可由一个CCP来控制。

8. 确定每个关键控制点的关键限值（Establish critical limits for each CCP）

对每个CCP需有对应的一个或多个参数作为关键限值（CL），且这些参数应能确实表明CCP是可控制的。CL应直观，易于监测和可连续监测，一般不用微生物指标作为CL，常用物理参数和可快速测定的化学参数。这些参数包括温度、时间、流速、水分含量及 A_w、pH、盐度、有效氯、重量等，这些关键限值都有辅助证明可获得控制。基于主观决定的数据（如观察）应该有明确说明，什么是可接受的，什么是不可接受的。

在实际执行 HACCP 计划中，生产过程的监控也可以选择一个比 CL 稍严格的操作限值（OL），它既可充分考虑产品的消费安全性，也能最大限度地减少经济损失，弥补设备和监测仪表自身存在的正常误差（如水银温度计和自动温度记录仪的记录误差），且可为生产条件的瞬间变化设立一个缓冲区。有时候，需用多个关键限值来控制一种特殊的危害（如熟牛肉小馅饼的微生物控制的 CL 有：时间与温度组合、饼厚度及传送带速度等）。

9. 确定每个关键控制点的监控系统（Establish a monitoring system for each CCP）

监控是一个有计划、有序的观察或测定来证明 CCP 在控制中，并产生一准确记录用于未来验证。监控过程必须能检测出 CCP 控制的失误；监控必须及时提供信息用于校正操作，使控制恢复。在此之前，需将产品隔离或销毁。监控可能是在线（如时间、温度测量）或不在线测量（如盐含量、pH 等）。在线测量可以随时提供执行情况；离线监控是离开生产线的监控，容易造成纠偏动作之前较长时间的失控状态，要引起特别注意。

来自监控过程的数据需由专门训练的人员评价，必要时采取纠偏措施。对监控的方法、步骤、频率，执行需严格规定和控制。

10. 建立纠偏措施（Establish corrective action plan）

当某 CCP 出现一个 CL 发生偏差时采取的行动叫纠偏行动。纠偏行动包括纠正和消除偏离的原因、重建加工控制。出现偏差时生产的产品，应有对应的措施对它们进行处理。

为了消除实际存在的或潜在的不能满足 HACCP 计划指标（关键限值）要求的可能性，需在 HACCP 中建立补救的安全措施，即在所有 CCP 上都有具体的补救措施，并以文件形式表达。

纠偏措施应包括：采用的纠偏动作能保证 CCP 已经在控制限值以内；纠偏动作受到权威部门确认；有缺陷产品能及时处理；纠偏措施实行后，CCP 一旦恢复控制，有必要对这系统进行审核，防止再出现偏差；授权给操作者，当出现偏差时停止生产，保留所有不合格产品，并通知工厂质量控制人员；在特定的 CCP 失去控制时，使用经批准的可替代原工艺的备用工艺（如生产线某处出现故障，可按 GMP 法，用手工控制）。

无论采用什么纠偏措施，均应保存以下记录：被确定的偏差、保留产品的原因、保留的时间和日期、涉及的产量、产品的处理和隔离、做出处理决定的人、防止偏离再发生的措施。

11. 建立审核措施（Establish verification procedure）

审核（验证）措施是为了确保 HACCP 系统是处于准确工作状态中。审核的目的要明确；检查 HACCP 系统是否按 HACCP 计划进行，原制定的 HACCP 计划是否适合目前实际生产过程并且有效等。审核措施应确保 CCP 的确定，监控措施和关键限值是适当的，纠偏措施是有效的。

审核工作由 HACCP 执行小组负责，应特别重视监督中的频率、方法、手段或试验法的可靠性，包括：对 HACCP 计划；所采用（记录）文件的审查；偏差和纠偏结果的评论；中间及终产品的微生物检查；检查 CCP 记录；现场检查 CCP 控制是否正常；不合格产品的淘汰记录；检查 HACCP 修正记录；顾客对产品消费的意见总结等。

12. 文件记录的保存措施（Establish documentation）

文件记录的保存是有效地执行 HACCP 的基础，以书面文件证明 HACCP 系统是有效的。保存的文件应包括：说明 HACCP 系统的各种措施（手段）；用于危害分析采用的数据；HACCP 执行小组会议上的报告及决议；监控方法及记录；由专门监控人员签名的监控记录；偏差及纠偏记录；审定报告等及 HACCP 计划表；危害分析工作表等表格。

13. HACCP 计划的评论（The HACCP plan should be severed）

对执行的 HACCP 计划定期进行评论（或总结）是保证其连续生效的重要步骤，这些评论资料要与 HACCP 记录与文件同时保存。

（四）如何完成一个 HACCP 计划

每个生产企业在实施 HACCP 计划中，必须按要求建立反映实际的书面文件，这些文件通常反映在有关的表格及记录上。每个企业都可以制定反映 HACCP 执行过程的有关表格，但最重要的是 HACCP 计划表、危害分析工作表及其他相应的有关表格。

要编写一个完整的 HACCP 计划，需按五个预备步骤和七个基本原理来进行，先完成危害分析工作表，然后对可能由生物、化学和物理性危害产生的安全性问题的每个 CCP 进行确定。

1. 准备阶段（Preliminary steps）

步骤 1：基本资料信息收集（General information）

包括各种有关政策、法规、标准、组建 HACCP 实施小组的人员及有关的教育培训、制定的有关表格等信息资料，并在危害分析工作表（表 11 - 1）和 HACCP 计划表（表 11 - 2）上填入公司名称与地址。

步骤 2：食品说明（Describe the food）

在表 11 - 1，表 11 - 2 上确切记录产品的销售名称，较全面描述产品的特性（如速冻全虾、带壳原虾等）、产品包装说明（如真空包装塑料袋、铝罐等）。

步骤 3：产品分销贮藏方法说明（Describe the method of distribution and storage）

表 11－1　　危害分析工作表

公司名称：　　　　产品说明：

公司地址：　　　　贮藏与分销方式：

计划用途与消费者：

成分及加工步骤	确定在此步骤存在的潜在危害（带入的）	是否有食品安全性的问题，危害是否存在	对第三列做出判断	防止重要危害的措施	是否为关键控制点
	生物性				
	物理性				
	化学性				

公司官员签名：　　　　日期：

表 11－2　　HACCP 计划表

公司名称：　　　　产品说明：

公司地址：　　　　贮藏与分销方式：

计划用途与消费者：

关键控制点 CCP	重要危害	关键限值	监控				纠偏措施	档案记录	验证措施
			内容	方法	频率	监控者			

公司官员签名：　　　　日期：

说明产品出厂后如何分销及贮藏（如冻结、冷藏、冰藏或干藏），确定是否采用特殊的货运方法（如邮寄等），将这些信息记录在表 11－1，表 11－2。

步骤 4：确定产品使用和消费者（Identify the intended use and consumer）

说明产品最终如何使用，如加热后食用；生吃或稍加热后食用；食用前需烹调等。指明最终食用该产品是普通人群或某类特殊人群（如婴儿或老人）。

使用者也可能是另一生产者，将会对该产品进一步加工（如被另一食品加工厂用作原料，也可能被医院或幼儿园进一步处理），所有这些信息需记录在表 11－1 和表 11－2 上。

步骤 5：完成一张流程图（Develop a flow diagram）

流程图应反映产品生产的全过程，简明扼要描述加工的每个步骤。如冻鱼片的生产工艺流程参见图 11－2。

2. 危害分析工作表（The hazard analysis worksheet）

步骤 6：创立危害分析工作表（Set up the hazard analysis worksheet）

在表 11－1 危害分析工作表中第一列记录下每一加工步骤，即生产流程图中的每一步骤。

步骤 7：确定与产品有关的危害（Identify the potential species related hazards）

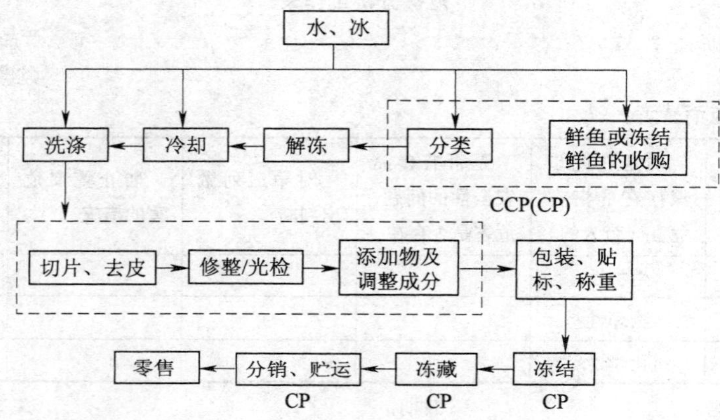

图 11－2 冻鱼片生产工艺流程图

CP—控制点 CCP—关键控制点

与水产品品种有关的潜在危害类型，请见其他章节。表中生物性危害包括寄生虫危害；化学性危害包括天然毒素、组胺、化学物质、药物等的危害。

图 11－2 以冻鱼片为例，分析确定了其生产过程的关键控制点，并在流程图上适当位置标明。

步骤 8：确定潜在的与工艺有关的危害（Identify the potential process-related hazards）

从表 11－2 可找出水产品生产中潜在的与加工有关的危害，如终产品、包装类型及分销和贮藏过程可能存在的危害，也可找有关专家确定表中未列出的危害。

步骤 9：完成危害分析工作表（Complete the hazard analysis worksheet）

按危害性质对每一生产过程、步骤进行详细分析，完成危害分析工作表。具体操作可参考其他各章节。

步骤 10：了解对潜在的危害（Understand the potential hazard）

分析各种潜在危害的来源、程度或类型，并进行综合、分类。

步骤 11：确定潜在危害是否重要（Determine if the potential hazard is significant）

经过 6－11 步骤，完成了 HACCP 原理 1 对危害的分析内容。

步骤 12：确定关键控制点（Identify the critical control point）

按图 11－1 关键控制点判定树图对每一步骤进行判断，完成 HACCP 原理 2 的内容，并将 CCP 标明在流程图上（见图 11－2）。

（五）HACCP 计划表（HACCP plan form）

步骤 13：完成 HACCP 计划表（Complete the HACCP plan form）

从表 11－1 的第六列中找出确认为 CCP 的加工步骤，在表 11－2 中第一列中记录这些步骤的名称，并确认其危害的重要性及类型（可从表 11－1 第 2 列中找到信息)。表 11-2 中 3~10 列内容可从步骤 14~18 中获得。

步骤 14：确定关键限值（Set the critical limits）

完成 HACCP 原理 3 的内容。对于每个确定的 CCP，都要确定是否有一规定的 CL。若有，在表 11-2 中相应栏填入该限值或一个更严格的操作限值（OL）；如果对一个 CCP 没有规定的 OL，则需建立能保持控制和预防食品安全受危害的 OL（可请企业外专家帮助确定）。通常确定 OL 需参考现有标准法规、参考文献、企业实验结果或专家意见。制定关键限值的相关参考文件需存档以备参考检查。

步骤 15：建立监控措施（Establish monitoring procedures）

完成 HACCP 原理 4 的内容，指出监控内容、监控方法、监控频率和监控者。

步骤 16：建立纠偏措施（Establish corrective action plan）

完成 HACCP 原理 5 的内容。监控人员需清楚，当一个 CCP 不符合 CL 时应采取什么措施。监控人员需经过培训，达到能执行该纠偏措施，记录所有纠偏措施并在有关表格上签字。

步骤 17：建立有效的记录保存程序（Establish documentation）

完成 HACCP 原理 6 的内容。执行 HACCP 文件应保存好，包括：确定的危害性质、CCP、关键限值、纠偏措施和 HACCP 计划的记录，常由一些表格组成。如产品说明表、产品及成分表、工艺流程图、危害鉴别与预防措施表、CCP 判定表、关键限值、监控与纠偏措施表、记录保存和审核表、HACCP 计划表等。

步骤 18：建立审核（验证）措施（Establish verification procedure）

完成 HACCP 原理 7 的内容。实施 HACCP 计划后，要经常进行审核。审核需使用有别于监控使用的方法、程序或测定来确定 HACCP 系统是否运转正常。审核的重点是：检查 HACCP 计划以确定建立的 CCP 和 CL 值是否正确，是否在进行有效的控制和监控；出现偏差时，采取哪些纠偏措施；检查雇员是否保持良好的 HACCP 记录。根据以上审核，即可对 HACCP 系统进行评价。

二、良好生产规范（GMP）

（一）GMP 的主要内容及重点

GMP（good manufacturing practice）是一种具有专业特性的品质保证（QA）或制造管理体系，称良好生产规范。GMP 较多应用于制药工业，许多国家也将其用于食品工业，制定出相应的 GMP 法规。美国最早将 GMP 用于工业生产，FDA 于 1963 年发布药品的 GMP 法规，并在第二年开始实施；1969 年又发布了食品制造、加工、包装和保存的良好生产规范（联邦法规第 128 节），简称 GMP 或 FGMP 基本法，并陆续发布各类食品的 GMP。

GMP 也是一种具体的食品质量保证体系，其要求食品工厂在制造、包装及贮运食品等过程的有关人员配置以及建筑、设施、设备等的设置及卫生、制造过程、产品质量等管理均能符合良好生产规范，防止食品在不卫生条件或可能引起污染及品质变坏的环境中生产，减少生产事故的发生，确保食品安全卫生和品质稳定。

GMP 的重点是：确认食品生产过程安全性；防止异物、毒物、微生物污染食品；有双重检验制度，防止出现人为的损失；标签的管理，生产记录、报告的存档以及建立完善的管理制度。自美国之后，世界不少国家和地区如日本、加拿大、新加坡、德国、澳大利亚、中国台湾等都曾积极推行食品的 GMP。

（二）各国的食品 GMP

美国在食品 GMP 的执行和实施方面做了大量的工作，1996 年版的美国 CGMP 第 110 节内容包括：定义、现行良好生产规范、人员、厂房及地面、卫生操作、卫生设施和设备维护、生产过程及控制、仓库与运销、食品中天然的或不可避免的危害控制等。除了上述基本要求，美国还制定有各类食品的 GMP，如熏鱼的 GMP（Part112）；低酸性罐头食品的 GMP（part113）；酸性食品的 GMP（part114）；冻结原虾（经处理）的 GMP（part123）；瓶装饮用水的加工与罐装的 GMP（part129）；辐照食品的 GMP（part179）等。

日本管理食品的行政部门较多，有厚生省、农林水产省、公平交易委员会等，主要为前两者。厚生省主管食品卫生，依食品卫生法实施监督指导。1975 年，厚生省参照美国食品 GMP 制定了食品的卫生规范，但在执行上仅起到技术性行政指导作用，在法律上不具约束力，仅作为推动企业自身管理的技术指引。而农林水产省主管食品品质，依照《农林产品规格化与质量标示合理化》（又称 JAS 制度）进行管理，它包括 JAS 规格制度与标示基准制度两种。前者属自愿性，后者则具有强制性质。

我国台湾食品工业受外国大公司（尤以日本）的影响较大，比较重视食品 GMP 的实施。1985 年试行研究婴儿配方食品的 GMP，1989 年全面推行食品 GMP 标准（分通则、专则规范及 GMP 验证制度），如《食品 GMP 推行方案》及《食品 GMP 认证制度实施办法》。到 1991 年底，台湾通过食品 GMP 认证的工厂有 68 家，共 872 种产品。

我国食品质量管理自建国以来就备受重视，尤其改革开放以后发展迅速。1979 年 7 月 31 日国务院颁发了《标准化管理条例》，到 1992 年底，已发布有关食品标准 1374 项，其中国家标准占 62%。1982 年 11 月 29 日五届人大第 25 次会议通过《中华人民共和国食品卫生法》，对食品、食品添加剂、食品容器、包装材料和食品用工具、设备的卫生、食品卫生标准和管理办法的制定、食品卫生管理、食品卫生监督、法律责任等做出规定，是我国食品生产必须遵守的法律。1998 年我国制定出《膨化食品良好生产规范》（GB 17404—1998）和《保健食品良好生产规范》（GB 17405—1998），于 1999 年 1 月 1 日开始实施，是我国两个具体的 GMP。保健食品的 GMP 对生产具有特定保健功能的食品企业的人员、设计与设施、原料、生产过程、成品贮存与运输及品质和卫生管理方面的基本要求做出规定，以法律形式对保健功能食品进行强制管理。

GMP 在确保食品安全性方面是一种重要的保证措施。GMP 强调食品生产过程（包括生产环境）和贮运过程的品质控制，尽量将可能发生的危害从规章制度上加以严格控制，与 HACCP 的执行有共同的基础和目标。

三、卫生标准操作程序 SSOP

卫生标准操作程序（SSOP）实际上是 GMP 中最关键的基本卫生条件，也是在食品生产中实现 GMP 全面目标的卫生生产规范。1996 年美国农业部食品安全检验处（Food Safety and Inspection Service，缩写 FSIS）发布的法规中，要求对于肉禽产品企业在执行 HACCP 时，发展和执行 SSOP，即把执行肉类和禽类企业中卫生操作规范的准则作为改善其产品安全的 HACCP 的主要前提。

SSOP 强调食品生产车间、环境、人员及与食品有接触的器具、设备中可能存在的危害的预防以及清洗（洁）的措施。SSOP 与 HACCP 的执行有密切的关联，且 HACCP 体系是建立在牢固地遵守现行的 GMP 和可接受的 SSOP 的基础上。我国食品卫生法及对各类型食品工厂的卫生规范都有类似国外 SSOP 和 GMP 的相关内容，《（GB 14881—1994）食品企业通用卫生规范》、《（GB 8956—1988）罐头厂卫生规范》和《（GB 8957—1988）糕点厂卫生规范》等都属于我国食品生产的 SSOP，也应该是国内执行 HACCP 体系的基本措施。

第二节　ISO 系列与可追溯体系

一、ISO 系列

（一）ISO 9000 系列

ISO 9000 系列标准是国际标准化组织（ISO）1987 年发布的国际通用的质量管理与保证体系，它规定了质量体系中各个环节（各个要素）的标准化实施规程和合格评定实施规程，实行产品质量认证或质量体系认证。这些质量管理和质量认证都是以确保最终产品质量为目标。1992 年，经 ISO、IEC、ITU（国际贸易委员会）和 GATT（关税和贸易总协定）讨论，制定《标准化实施规程》和《合格评定实施规程》，以求在全世界经济贸易中保证标准化和合格评定的开放性和透明度。质量认证，包括产品质量认证和质量体系认证，是合格评定的主要内容，实行质量认证制度已成为产品进入国际市场的通行证。而取得认证资格都必须具备的一个重要条件是企业要按照国际通行的质量管理和质量保证系列标准，即 ISO 9000（或 GB/T 19000），建立适合本企业具体情况的质量体系，并有效执行。

GB/T 19000 系列是我国发布的同等 ISO 9000 系列标准，主要包括系列标准的总说明（GB/T 19000）、质量管理类型标准（GB/T 19004）和质量保证类型标准（GB/T 19001，19002，19003）。质量保证的三个标准主要目的是提供给贸易（供需）双方在签订质量保证协议时选择和使用；质量管理标准（GB/T 19004）全称为《质量管理与质量体系要素——指南》，是对企业进行质量管理、建立质量体系的指导，确保质量体系行之有效，以减少、消除，特别是对于预防质量缺陷产生起关键的作用。

质量体系的19个要素基本包括了HACCP所要求的从食品加工原材料、食品加工过程到产品的贮运销售等环节。其基本操作步骤有：质量环节的分析——找出可能影响产品质量的各个环节并确定每个质量环节的质量职能（类似HACCP的危害分析）；依据质量环节分析结果，确定质量体系中应包括的具体要素和对每个要素进行控制的要求和措施；质量体系文件的确立与实施；领导对质量体系的审核等。这些都与HACCP互有共同性。可以说，HACCP原理中关于危害分析、CCP的确定及其监控、纠偏、审核等都是与ISO 9000系列中各要素相对应的。ISO 9000提出的是基本原则与执行方法，带有普遍指导原则。实际上，HACCP是执行ISO 9000标准在食品行业的具体实践。

（二）ISO 22000

2005年9月ISO 22000《食品安全管理体系—食品链上所有组织的要求》标准正式发布。ISO 22000是国际标准组织（ISO）与食品行业之间协作的成果，该标准目标是成为一个国际性的、可稽核的标准以定义整个食品链上的食品安全管理——“确保整个链上没有连接缺陷”，目的就是将ISO 22000与其他现有的食品安全计划并肩而坐，并通过运用一种流通语言和在整个食品链上对食品安全管理方法的理解，使ISO 22000与其他食品安全计划互补。

ISO 22000的要点是在ISO 9001：2000的基础上增加了HACCP形式的标准，运行ISO 22000的优势是它给已经实施其它ISO管理体系的公司提供了增效作用。例如，ISO 22000使用和ISO 9001、ISO 14001环境管理体系标准相同的体系导入方法，使它易于整合成一个完整的基于风险的管理体系。

ISO/DIS 22000食品安全管理体系对整个食品链中组织的要求6共分8章32节，分别对标准引用的术语和定义、食品安全管理体系文件要求、管理职责、资源管理、安全产品的策划和实现、体系的验证确认和改进作出要求。

ISO/DIS 22000标准管理范围涉及整个食品供应链。该标准可应用于食品链内的各类组织，从饲料生产者、初级生产者，经由食品制造者、运输和仓储经营者，直至零售分包商和餐饮经营者以及与其关联的组织，如设备、包装材料、清洁剂、添加剂和辅料的生产者。

ISO/DIS 22000标准是一个系统化的食品安全管理体系框架，其包含的关键要素有：相互沟通、体系管理、过程控制、HACCP原理、前提方案。该标准整合了危害分析和关键控制点（HACCP）体系的原理和食品法典委员会（CAC）制定的实施步骤，并与前提方案［PRP（s）］有机结合。前提方案分为两种类型：基础设施和维护方案以及操作性前提方案。安全产品的有效生产要求有机的整合前提方案的两种类型和一个详细的 HACCP 计划。基础设施和维护方案用于阐述食品卫生的基本要求和可接受的、更具永久性的良好（制造、农业、卫生等）规范；而操作性前提方案则用于控制或降低产品或加工环境中确定的食品安全危害的影响。HACCP 计划用于管理危害分析中确定的关键控制点［CCP（s)］，以消除、防止或降低产品中特定的并在危害分析中确定的食品安全危害。在危害分析中，组织通过组合前提方案和 HACCP 计划，确定采用的策略，以确保危害控制。标准要求组织识别、监视、控制和定期更新前提方案和 HACCP 计划。

如何采用该标准？该标准旨在协调全球范围食品链内食品安全管理在经营上的要求。该标准不作为法律法规的最低要求应用，但是它要求各组织应按照与食品安全相关的适用的法律法规的要求将其纳入食品安全管理体系。该标准仅针对食品安全事务进行阐述，但在实施本标准时可结合 ISO 9001 或 ISO 14001。尽管 ISO 22000 将是一个自愿性标准，有关政府部门可在相关法规中将其作为在特定食品加工企业的强制要求，以确保这类食品企业的产品的质量安全，同时推荐其在所有食品相关企业中积极采用。

鉴于 ISO 22000—2005 的重要性，我国已经等同采用为 GB 22000—2006。

二、可追溯体系

（一）可追溯体系概念

“追溯”（Traceability）早在汽车制造业实行，ISO 国际标准中已经有规定。而食品质量安全管理实行追溯是近几年发展起来的。CAC 标准正在起草有关标准，新修订的 FAO 渔业技术文献“水产品质量安全的评估与管理”也有专门章节论述。产品追溯的目的是保护消费者的利益，基础是质量安全控制技术与信息管理机制的良好结合。其主要内容大致如下：

1. 可追溯体系

可追溯性是指：通过记录的标识追溯某个实体的历史、用途或位置的能力，这里的“实体”可以是一项活动或过程、一项产品、一个机构或一个人。对于产品而言，可追溯性指的是：原料或部件的来源、产品的加工历史、产品配送过程中的流通和位置；从用户角度出发，可追溯性是指：在时间和空间范围内采用定性和定量方式跟踪产品；在信息管理方面，实施跟踪与追溯可以将信息与实物系统地联系起来。

在产品供应链中，信息系统主要有三个显著的功能：即信息的获取、信息的传递、信息的管理。对于数据采集与记录，在产品跟踪与追溯中企业需要首先预定义数据，这些数据在整个供应链中可以被采集和记录。在产品跟踪与追溯系统中，数据记录和获取的精确性和速度，是衡量系统性能的主要指标之一。在产品跟踪系统中，企业对产品及其属性以及参与方的信息进行有效标识是基础，对相关信息的获取、传输以及管理是成功开展食品跟踪的关键。实施产品跟踪与追溯，要求系统具有可靠、快速、精确、一致的特点，企业要建立起产品安全的预警机制。

可追溯体系包括两种基本的类型，即内部追溯和外部追溯，内部追溯主要针对组织内部各环节间的联系；外部追溯是针对组织在供应链内同上游和下游间的联系。

追溯包含两个主要功能，即追踪和溯源。追踪是指沿着供应链条从开始到结尾跟踪产品向下游移动的轨迹，即提供下游信息（downstream）；而溯源是指通过记录沿着整个供应链条向上游追踪产品来源，即提供上游信息（upstream）。

当希望建立追溯体系时，以下四个基本内容是不可避免的，它们也是追溯的主要原则：

一是识别可追溯单元，可追溯单元的识别是建立可追溯体系的基础；

二是信息收集和记录，要求企业在食品生产和加工过程中详细记录产品的信息，建立产品信息数据库；

三是环节的管理，对可追溯单元在各个操作步骤的转化进行管理；

四是供应链内沟通，可追溯单元与其相对应的信息之间的联系。

可追溯体系是一个强化协调厂商与供应商，厂商与零售商之间达到最高水平机制，可追溯体系概念涉及所有产品和各种供应链。

2．食品可追溯体系

国际标准化组织（ISO 8402：1994）和欧共体管理法规（178/2002）将食品可追溯体系定义为“在生产、加工及销售各个环节中对食品、饲料、食用性动物及有可能成为食品或饲料组成成分的所有物质追溯或追踪能力。”它是一种能连接生产和消费，让消费者了解符合卫生安全生产和流通过程，提高消费者放心程度信息管理系统。从某种意义上来说，食品可追溯不仅成为防止消费者的危害不可或缺过程，而且也是食品企业质量保证关键机制。

采用“全球统一标识系统 EAN－UCC（European Article Numbering Uniform Code Council）”可以对食品供应链中的产品及其属性信息、参与方信息等进行有效的标识。进行食品跟踪与追溯要求在食品供应链中的每一个加工点，不仅要对自己加工的产品进行标识，还要采集所加工的食品原料上已有的标识信息，并将其全部信息加在产品上，以备下一个加工者或消费者使用。通过采用 EAN－UCC 可以对供应链的每一个节点进行有效的标识。建立各个环节信息管理、传递和交换的方案，从而对供应链中食品原料、加工、包装、储藏、运输、销售等环节进行跟踪与追溯，及时发现存在的问题，进行妥善处理。

欧共体管理法规（EC）178（2002）是关于食品可追溯性最主要法规，于2005 年 1 月生效。该法规规定：① 在食品、饲料、食用性动物及有可能成为食品或饲料组分所有物质生产、加工和分配的各个阶段都要建立可追溯体系；② 食品和饲料经营部门要能识别出已被提供食品、饲料及食用性动物的消费者。为此，经营部门应该建立相关制度和程序，以便在必要时候能为主管机关提供有利信息；③

食品和饲料经营部门应建立适当制度和程序以追踪产品所供应其它行业，这一信息能在主管机关要求情况下提供；④ 投入市场的食品和饲料或即将投入市场食品和饲料应要有充分详细标签或配备便于产品追踪相关文件、信息及一些特殊供应品相关要求。

（二）水产品可追溯体系的应用

1．欧盟

欧盟决定从2005年1月1日起，凡在欧盟市场销售的水产类食品上必须贴有可追溯标签，否则拒绝进入。

欧盟水产品追溯计划（Traceability of Fish Products，简称TraceFish），该计划从整个水产品生产流通链的角度出发，分别制定了建立海捕鱼产品和养殖鱼产品可追溯体系的2个标准细则。细则对生产流通链各个环节的参与者，详尽规范了信息范畴、信息的建立、记录与传递方法等标准。

在《海捕鱼生产流通链信息记录标准细则》中，对渔船、码头拍卖市场、加工者、储运者、销售经营，零售商等各个环节的参与者指定了标准细则，明确了各个环节参与者的职责任务。在《养殖鱼生产流通链信息记录标准细则》中，对育种者、孵化者、养殖者、活鱼运输、加工者、储运者、营销者、零售以及饲料生产者等各个环节的参与者指定了标准细则，明确各个环节参与者的职责任务。

对于以养殖鱼为原料的鱼产品，其可追溯性是通过记录发生在养殖鱼产品的生产流通链中的信息实现的。每一个参与者都应该建立养殖鱼产品的相关信息，保持和传递这些信息，以便于在整个流通分配链中进行追溯。当产品到达消费者时，产品从原料育种到销售的所有信息都应该可以被获得。

有些水产品在加工过程中添加了的非鱼类的辅料，此类原料不属于TraceFish的范畴，但TraceFish标准对引入或使用辅料的责任者也制定了确保产品可追溯性的标准细则。

执行TraceFish标准的关键是对水产品供给链上的每一个环节所产生的贸易单元用独特的标识符（D）进行标识。具体由各个环节上的参与者进行操作。例如加工者把原料加工成成品以后，要对其产品进行单元标识。从捕捞者或养殖者开始直至零售商，建立一条确保水产品可追溯性的信息体系。在产品发生安全问题需要追溯时，各个参与者应该保证提供其职责范围的相关信息。标准化的信息流通可以确保必要时各个参与者之间的信息传递与沟通。

TraceFish标准对产品的标识方法是基于国际通用的贸易标准EAN－UCC体系。TraceFish标准把所需记录的信息归纳为按照物流追溯产品所需要的基本信息，与食品安全与质量，食品标签等法规要求相关的信息以及相关的商业信息等三个类别。

保证可追溯性的基本信息是那些用来识别商品并且通过流通环节可进行追溯的内容。包括：

商家的注册号，地址

原料接收的数量、性质和贸易单元标识，这个标识能够反映原料配料的信息、原料供货商的信息

原料接受的时间、地点

产品送货的数量、性质和贸易单元标识

产品接收商的信息

产品发货时间、地点

原料与产品的连接纽带

此外，还有某些基于一些国家法律所要求的特殊信息，例如依据欧盟法规，鱼产品要求标明原料鱼的品种，产地以及是否养殖或捕捞，该标识必须从捕获开始贯穿整个流通环节。还有诸如动物健康状况，特殊疾病预防情况以及是否繁衍良好等详细内容等要求。

需要说明的是，可追溯性关注的是某产品的可被追溯性的能力，也就是当需要时，相应的信息可以获得。这并非意味着全部信息必须以标签的形式跟随商品流通过程。

2．美国

随着美国《反生物恐怖法》的出台，要求所有的美国本土及出口到美国的食品及饲料企业都要进行事先确认登记制度，其食品和饲料产品都必须有可追溯性。2005 年 4 月 4 日正式生效的“美国鱼贝类产品的原产国标签暂行法规”要求：

① 提供给消费者的指定商品，所有在外包装箱、箱柜、展示柜、纸箱、柳条箱或者零售包装上的商标都应当包含原产地的信息及产品生产方式的信息（野生或养殖）。

② 在美国领土外实质性加工的进口产品标签，野生和养殖的鱼贝类：如果从 X 国进口的指定商品在美国领土或经过美国注册的渔船上进行了实质性加工（参见美国海关及边检保护协定的要求），这样的商品应当标注“产自 X 国，在美国加工”。

③ 对在美国领土外经历了实质性加工的进口产品，如果混合了同样在美国领土外经历了实质性加工的进口产品或者原产地美国的指定商品，无论是否在美国领土上再次进行加工，都必须在原产地证明中说明所有包含的产品的原产地。

④ 所有的记录都应当合法并可以是电子或文本格式。由于账目和记录系统各不相同，允许记录有不同的格式。

3．中国

国家质检总局 2004 年 5 月出台《出境水产品追溯规程（试行）》（见附件），要求出口水产品及其原料需按照规定标识，中国水产品将可通过特定标志从成品追溯到原料每一个环节。该规程的主要要求如下：

（1）原料批识别代码　在原料收购记录上必须确定原料批识别代码，并记录

识别代码、品种、数量、收购来源，海捕的注明捕捞区域、船名及备案登记号；养殖的注明养殖场（塘）及备案号；进口的注明进口报检单编号、输出国卫生证书号；淡水野生的注明收购水域等有关信息。

（2）生产批识别代码　在生产加工记录上确定生产批识别代码，并在记录上显示加工该批产品的原料批代码。如有并批的，同时记录并批的其他原料批代码。

（三）贝类原产地可追溯体系

1．欧盟

欧洲对养殖水域类别进行划分。主要以微生物指标作为划分依据，重点是埃希氏菌属大肠群类微生物，根据每100克贝肉中的埃希氏菌属大肠菌数量多少可以划分为A类区、B类区、C类区和D类区，并且必须经过至少2个月的连续监控。同时有害重金属、多环芳烃类有机化合物、多氯联苯、氯代烃等也要考虑。

鲜活贝类上市前必须达到A类区的要求，其中A类区养殖的产品可以直接上市，B、C类区的养殖产品必须经过净化处理。贝类净化处理方式主要有两种：一是直接收获后再净化厂处理，主要针对B类区生产的贝类；二是将C类区养殖的贝类转移到环境好的A类区进行2个月的暂养，检测达到相关的要求后进行收获、处理，此种方式主要针对C类区养殖的贝类。D区域的贝类禁止采捕和销售。

贝类加工企业应制定专门的控制程序，以保证贝类原料的安全性和可追溯性。

（1）贝类原料应来自国家允许养殖或捕捞的水域，并在必要时进行净化处理。进口原料加工的贝类应有进口国官方卫生证，来自于进口国贝类主管机构允许养殖或捕捞的水域。贝类原料的养殖者或捕捞者应获得主管机构颁发的许可证。

（2）装载贝类原料的每一个容器应附有标签，散装贝类原料应提供相关文件，标签或文件应注明贝类养殖或捕捞的日期、地点、种类、数量以及养殖者或捕捞者的名称。企业验收时应保留相关信息资料。

① 如果活的双壳贝类软体动物从生产区运送来，其必须包含以下信息：

采捕者的身份和地址；捕获的日期；尽可能详细的生产区地址的信息或者其代码；生产区的卫生状况；贝类的种类和数量；该批货物的目的地。

② 如果活的双壳贝类软体动物从暂养区运送来，应至少包含（1）部分信息和以下所述信息：暂养区的地点；暂养持续的时间。

③ 如果活的双壳贝类软体动物从净化中心运送来，应该至少包含（1）部分信息和以下信息：净化中心的地址；净化中心持续的时间；该批货物进入以及离开净化中心的日期。

（3）去壳贝类应有包装，并附有标签，标签应注明去壳生产企业的名称、地址等。

（4）企业应定期有针对性地对贝类原料进行贝毒检测，以保证原料的安全性。

2．美国

美国养殖水域划分为五类区域：

（1）批准　当卫生调查信息和海洋生物毒素监督数据表明排泄物、致病性微生物、有毒、或有害物质在生长区域不存在无法接受的浓度时，生长区域可置于批准的级别。从生长区域捕捞的贝类可以直接销售给公共生食或蒸煮消费。

（2）条件性批准　当条件性批准分类生长区处于开放时应符合批准生长区分类；当条件性批准分类生长区处于关闭时应符合限制和禁用分类；如果处于关闭的生长区符合限制分类标准，则应在管理计划中指出是否能采捕原料贝用于暂养或净化。

（3）限制　卫生调查显示为有限的污染程度；粪便污染、人类病原体或有毒或有害物质的水平处于只有原料贝通过暂养或净化或作为低酸性食品加工原料可被人类安全消费的水平。主管部门应采取有效的控制，以确保从限制生长区采捕的原料贝只能通过特殊的许可；在主管部门的监督下进行暂养或净化。

（4）条件性限制　当条件性限制分类处于开放时，应符合限制生长区分类；当条件性限制分类处于关闭时，应符合禁用生长区分类；在管理计划中应指明采捕的原料贝是否进行暂养或净化。

（5）禁用　主管部门应禁止任何对禁用生长区的原料贝的采捕；确保来自任何禁用生长区的原料不被人类消费。如果没有最新的卫生调查，生长区应被分类为禁用。卫生调查确认包括：生长区域邻近对公共健康有危害的污水处理厂出水口或其他点状源出口；污染源可能不可预料地污染生长区；生长区被粪便污物污染，贝类有可能成为疾病微生物的载体；生物毒素的浓度足以引起公共健康风险；或生长区被有毒或有害物质污染引起贝类掺假。

可追溯要求：采捕者标签包括采捕日期、地点及位置，采捕者的姓名、船的名称或注册编号、贝类控制当局签发的采捕者编号。

原料贝标签包括加工者的姓名、注册号、采捕地、采捕时间、原料贝的品种数量及相应的声明。

去壳贝的标签必须包括：新鲜或冷冻贝类的包装标签上有去壳包装者或再包装者的注册编号；在标签中应标明“保持冷藏”或等效声明，提供保质期或去壳日期。标签应保留 90 天。

欧盟和美国可追溯性的要求基本上是一致的，不管是养殖贝类还是加工产品，均可通过标签溯源到原料贝类的产地。

3. 中国

要求加工企业至少有如下记录：贝类收购记录、原料验收记录、关键控制点的监控记录、纠偏行动记录、验证记录、SSOP 的实施记录、贮存过程温度控制记录、贝类标签以及贝毒检测记录。

经登记的贝类捕捞船只能在官方划定的批准海域区内进行贝类捕获，捕获后对渔货物加示标签，标签上注明：品名、规格、捕捞海域、捕捞时间、捕捞船登记编号、捕捞量。贝类运输的要求要进行时间、温度控制，符合运输卫生要求。

贝类加工厂在接收原料时，应与贝类养殖厂签定“购货协议书”，在协议书上注明装运卫生条件。要查看货物的外包装标签或捕获记录以及捕捞许可证，检查货物是否来自官方批准的捕捞区域、捕捞时间与运输温度是否符合要求，填写原料验收记录，并对货物进行感官、理化检验。

第三节 食品防护体系

食品防护计划（Food Defense Plan）是一个非常新的食品安全管理制度，它是构成食品保护计划（Food Protection Plan）体系的一个重要组成部分。食品防护计划不同于传统的食品安全，它是针对食品从生产到消费整个周期中可能出现的蓄意破坏行为，采取预防措施来制止破坏行为的发生，能够把产品受到蓄意污染或破坏的危险降到最小化。所谓蓄意污染是指人为地通过一些非天然存在的物质或者是非常规检测的化学、生物制剂或者是其他有害物质来实施侵害，目的是伤害人类健康或生命、扰乱社会秩序或破坏社会经济，这种蓄意的行为通常是不合常理的而且是很难预测到的。

（一）食品防护计划产生背景

2001 年美国“9. 11 事件”在给美国经济造成直接经济损失的同时，更给美国民众造成了极大的心理恐慌。2002 年 6 月 12 日美国总统布什签订了《生物恐怖法》。紧接着负责食品安全的各个部门：食品和药品监督管理局（FDA）、食品安全检查署（FSIS）、疾病控制中心（CDC）、环境保护署（EPA）、农业部（USDA）、海关（USCS）等部门出台了一系列与食品安全相关的法规和制度来确保食品安全和供应，“食品防护计划”就是其中之一。2007 年 1 月，美国食品安全检验署出台了帮助全美食品企业建立食品防护计划的工作指南。2008 年 3 月，我国国家质检总局发出通知，要求在所有出口食品生产企业中推行食品安全与防护计划。

（二）食品防护计划内容

食品防护“ALERT（ASSURE LOOK EMPLOYEES REPORT THREAT 五个单词首字母的缩写）”计划可用于识别降低发生人为食品污染风险的五大要点。

1. 确保（ASSURE）

如何确保所使用的供应商和成分的来源安全可靠：

（1）了解供应商及辅料来源

（2）鼓励供应商执行食品防护措施

（3）要求给车辆/集装箱/铁路车厢上锁和/或贴封条

（4）监控采购原料的卸货

2. 监督（LOOK）

如何监督设施内的产品和成分安全性：

（1）实施产品处理系统　为接收、储存和处理有危险、被损坏、被退回和返工的产品制定一个系统，将其对或将对其他产品安全性所产生的影响减小到最低程度（如销毁不适于人类或动物食用的产品、代码模糊不清的产品、来源不明的产品以及消费者退回给零售商店的被退产品）。

（2）追踪原料

（3）将产品标签存放在安全场所，并销毁过期或废弃产品标签

（4）限制有关人员进入并检查设施

（5）对成品实施追踪

（6）鼓励仓储运营部门执行食品防护措施

3. 员工（EMPLOYEES）

对员工和进出生产设备的人员了解：

（1）对每个岗位的员工进行背景核查并实施监管

（2）了解在生产设施内工作的人员及其岗位特点，并实施监管

（3）制定员工身份识别系统

（4）根据员工职责制定限制进入的措施

（5）防止客户进入关键区域

4. 报告（REPORT）

针对产品在由其控制期间的安全性提供相关报告：

（1）定期评估的安全管理系统的有效性

（2）实施食品防护随机检查

（3）建立和保存记录

（4）评估吸取的教训

5. 威胁（THREAT）

如果设施面临威胁的问题（包括可疑行为），会采取哪些措施，以及将要通知哪些人：

（1）隔离认为已受到影响的任何产品

（2）联系相关执法部门

（三）食品防护计划步骤

食品防护计划由三个步骤组成。

1. 进行食品防护评估

选择负责工厂安全的人员或小组回答评估中的问题，来帮助了解企业中的哪一部分可能更易受到攻击。当完成评估时要同时考虑潜在的内部和外部的威胁。评估的结果应该是保密的，这样就不会为未来的攻击提供帮助。进行评估的区域包括外部安全、内部安全、加工安全、储存安全、运送/接收安全、水/冰的安全、人员安全、邮寄处理安全。

2. 制定食品防护计划

确定了工厂易受攻击的外部和内部的某些区域或日常操作的某些程序之后，需要制定一些经济有效的预防性的操作计划，将那些易受攻击的可能性降到最小。

3. 实施食品防护计划

从以下几个方面进行：a. 有详细具体的职责分工和团队；b. 定期、合理、有效的员工培训；c. 定期的演练验证计划的有效性 d. 进行年度评估和修订；e. 制定紧急联络方式及更新；f. 建立产品召回程序。

第四节　水产品质量认证

一、产品质量认证

《产品质量法》第九条第二款规定：“国家参照先进的产品标准和技术要求，推行产品质量认证制度。”产品质量认证是依据产品标准和相应技术要求，经认证机构确认并通过颁发认证证书和认证标志来证明某一产品符合相应标准和相应技术要求的活动。这一概念有以下几方面含义：

（1）产品质量认证活动是专门认证机构所开展的活动　从事认证活动的认证机构是独立于生产方和购买方之外的第三方机构。我国的产品质量认证工作是由专门的认证委员会完成的。每类开展认证的产品，都要成立相应的认证委员会，由这些认证委员会在国务院标准化行政主管部门统一管理下，以第三方身份具体开展产品质量的认证活动。目前，我国已成立中国农产品安全认证中心，下设农产品、畜产品和水产品三个分中心。

（2）产品质量认证的依据　产品质量认证既然是第三方以公正身份对产品质量的认可，其认证依据应是科学的客观的为社会所认可的。《产品质量认证管理条例》及其配套规章明确规定：产品质量认证的依据是具有国际水平的国家标准、行业标准和相应技术要求。标准是判定产品质量是否满足规定要求的基本依据，产品质量认证所采用的标准一经确定，那么标准中规定的各项技术指标和要求就必须严格正确执行。相应技术要求是指现行标准满足不了认证需要而制订的补充技术要求或有些名、特、优产品的特殊技术要求。上述标准或相应技术要求既是产品质量认证的依据，也可理解为认证机构作为公正的第三方向用户和消费者提供的对于产品质量的明示担保。对与国外认证机构签订了双边、多边认证合作协议的，可以依据协议中规定的标准开展产品质量认证。

（3）产品质量认证的范围　我国《标准化法》、《产品质量认证条例》规定，对有国家标准或行业标准的产品，企业可以申请产品质量认证。这里主要强调的是有国家标准或行业标准的产品。随着我国市场经济的发展和认证工作的深入，认证产品的范围将不断得到扩展。

（4）产品质量认证的形式　目前，我国对产品质量认证主要开展了安全认证和合格认证。安全认证是指以安全标准为依据进行的认证或只对产品中有关安全的项目进行的认证。合格认证是指对产品的全部性能、要求依据标准或相应技术要求进行的认证。

二、产品质量认证的目的和作用

产品质量认证是商品经济的产物，在社会发展过程中，伴随着商品生产、商品交换的发展，产品的生产者和销售者为了推销其产（商）品总是通过各种形式宣传其产品质量，以赢得消费者信任。但是，生产者、销售者作为产品的卖方，这种自我宣传总或多或少地带有“老王卖瓜”自我吹嘘的成分，很难被消费者百分之百地接受或者说是信任。另一方面消费者作为产品的买方在选购商品时，也总是希望自己能买到货真价实的商品。但经验告诉他们，卖方的自我宣传往往是靠不住的。因此，作为买卖双方都希望有一个第三方来公正地证明产品的质量。产品质量认证活动则应运而生。认证机构作为公正的第三方向社会（包括买卖双方）证明产品的质量是符合公认的标准和技术要求的，这种证明的目的就在于提高产品信誉、保护用户和消费者利益。

产品质量认证其作用主要表现在以下几个方面：

(1) 产品质量认证首要的作用在于保护消费者利益　一般讲，消费者选购商品是凭借自己的经验和知识进行挑选。由于普通消费者缺乏指定商品的专门知识，也不具备商品检测的手段，因此，在选购商品时往往处于被动地位。但是经过认证的产品，其认证标志向消费者表明该产品质量是符合标准规定的，这样就使消费者能够放心地购买自己喜欢的和需要的商品。此外，产品的安全性能直接关系到使用者的人身安全和健康，国家通过对这些产品实行安全认证来有效地保护使用者的权益。

(2) 产品质量认证能帮助企业提高产品质量、建立健全有效的质量保证体系　企业生产的产品获准产品质量认证后，可以在产品及包装上使用认证标志，亦可在广告等社会活动中进行宣传。这些活动无疑地增强了产品在市场中的竞争力。相反，如果产品未经认证或达不到认证的质量要求，则企业的市场竞争力相对减弱。因此，企业为了生存、发展就要竞争，而竞争的有效手段之一就是努力提高产品质量，健全质量保证体系，力争达到认证标准要求，通过产品的质量认证活动立足于市场，或者是进一步拓宽市场。所以说产品质量认证有利于企业自我素质的提高。

(3) 产品质量认证是国家提高产品质量而采取的一种激励引导措施　伪劣产品是商品经济发展中出现的弊端，利用行政手段，法律手段打击、制止生产伪劣产品的违法行为，固然是一种好方法，而且也收到了一定的效果。但是如果市场缺乏好的导向，那么这种“打击、制止”对于伪劣产品也只能是治“标”而不治“本”，只能“截其流”而很难“断其源”。所谓好的导向，即指国家的正面引导和鼓励。以产品质量认证而言，国家通过各种方式积极提倡产品质量认证，使经过认证的高质量产品在市场竞争中占有优势，那么伪劣产品就会因为没有市场而消灭。所以说，产品质量认证是国家提高产品质量的重要手段。

（4）产品质量认证可以提高产品在国际市场上的竞争力　实行第三方产品质量认证制度是许多国家保证产品质量的一种普遍做法。经过质量认证的产品不仅在本国受到消费者的欢迎，而且在国际上也享有较高的信誉。因此说，产品质量认证可以进一步促进我国的对外经济贸易。

综上所述，产品质量认证不仅是商品经济的产物，而且促进着商品经济的发展，其生命力将会随着经济的发展而日益旺盛。

三、产品质量认证的自愿性原则

《产品质量法》第九条明确规定，对国家开展的产品质量认证工作，企业根据自愿原则可以向认证机构申请产品质量认证，即产品质量认证实行的是自愿申请的原则。所谓自愿申请原则，是指企业有权依据法律、法规赋予的经营自主权，自主决定、自由选择，以确认企业申请或不申请认证的原则。认证的自愿申请原则，完全符合国际认证制度的惯例，是世界各国开展产品质量认证的通行做法。从国际上开展产品质量认证的发展历史上亦可以说明认证的自愿性原则。从事认证工作的机构是独立于生产方和购买方之外的第三方，也就是说，认证机构是一种从事产品质量评价工作的社会机构或称为民间组织。认证机构以其公正的身份、第三方的社会地位从事产品认证，所达到的仅是证明产品质量的目的，而没有丝毫强制企业的意思，因为认证机构和企业的法律地位是平等的，企业有权选择申请认证或不申请认证。

为此，《产品质量法》明确了认证的自愿性原则，任何部门和单位均不得违反法律规定，干涉企业产品质量认证的自愿申请权，强迫企业申请产品质量认证。

四、统 一 管 理

我国《产品质量法》明确了产品质量认证工作由国家技术监督局统一管理的原则。我国《产品质量认证管理条例》对于国家技术监督局统一管理产品质量认证做了十项规定。这十项规定可以概括为以下五个方面的职责：

（1）统一制定方针、政策、规划、计划及规章制度的职责。

（2）统一审批的职责主要包括：统一审批各行业认证委员会的组成及其机构设置，审批认证委员会章程和年度工作计划；统一组织审查和批准承担产品质量认证检验任务的检验机构及其检测实验室，并向符合条件的检验机构颁发证书；统一审批编制，并发布可以开展产品质量认证的产品目录，定期发布获准认证的产品及其生产企业名录；统一规定和审批认证证书、认证标志样式，并负责向有关国际认证组织备案注册。

（3）归口管理有关认证的国际活动的职责。

（4）监督职责。

（5）协调职责主要针对认证工作中发生的其他重大问题，由国家技术监督局统一负责协调。

五、产品质量认证的依据

产品质量认证的依据是指认证检验机构对产品质量进行检验、评定所依据的标准和相应的技术要求。由于我国的标准体系中有国家标准、行业标准、地方标准、企业标准，不同产品有不同的特征及特性要求，所以认证机构在开展产品质量认证工作时，主要有以下几类依据：

（1）对于一般产品开展质量认证，应以具有国际水平的国家标准或行业标准为依据。对于现行国家标准或行业标准内容不能满足认证需要的，应当由认证委员会组织制订补充技术要求。

（2）对于我国名、特、优产品开展产品质量认证，应当以经国家技术监督局确认的标准和技术要求（或行业标准）作为认证依据。

（3）对于经过国家技术监督局批准加入了相应国际认证组织的认证委员会（例如电子元器件认证委员会、电工产品认证委员会）进行产品质量认证，应采用国际认证组织已经公布的，并已转化为我国的国家标准或行业标准为依据。

（4）对于我国已与国外有关认证机构签订双边或多边合作协议的产品，应按照合作协议规定采用的标准开展产品质量认证工作。

思 考 题

1. 建立水产品的质量安全法规体系有何意义？
2. 简述 HACCP 的含义。
3. HACCP 体系的建立对保证水产品的安全性有何作用？
4. 试比较 HACCP、GMP、SSOP 的异同。
5. 如何进行水产品质量认证？
6. 食品保护和食品防护有何区别？

附　　录

附录1　《食品卫生通则》[国际食品法典 CAC/RCP1—1969，Rev. 3（1997）]

人们有权利期望所食用的食品是安全和适宜的，但食源性疾病导致的伤害，甚至带来不幸，则是人们最不愿看到的。当然，食物事故也会带来其他一些影响。食源性疾病不仅会影响到商贸和旅游业，而且会导致收益损失、工人失业甚至于吃官司。食品腐败也不仅会造成浪费并为此付出代价，而且会在商贸和消费者中失去信誉。

国际食品贸易和境外旅行的不断增加，带来了重大的社会和经济效益，但同时也使得疾病更易于在世界范围传播。从新食品的生产、制作和销售技术的不断发展可以看出，在过去的二十年里，许多国家人们的饮食习惯已经发生了较大的变化。因此，对食品卫生进行有效地控制是非常重要的，以避免由于食源性疾病、食源伤害和食物腐败给人们身体健康带来的损害及其造成经济损失。我们每一个人，包括食物种养殖者、加工和制作者、食品经营者和消费者都有责任保证食用的食物是安全的、适宜消费的。

总则为保证食品卫生奠定了坚实的基础，在应用总则时，应根据情况结合卫生操作规范和微生物标准导则来使用。本文件是按食品由最初生产到最终消费的食品链，说明每个环节的关键控制措施。尽可能地推荐使用以 HACCP 为基础的方法，提高食品的安全性，达到 HACCP 体系及其应用导则的要求。

总则中所述的控制措施是保证食品食用的安全性和适宜性的国际公认的重要方法。可用于政府、企业（包括个体初级食品生产者、加工和制作者、食品服务者和零售商）和消费者。

1　目标

食品卫生总则

·明确可用于整个食品链（包括由最初生产直到最终消费者）的必要卫生原则，以达到保证食品安全和适宜消费的目的；

·推荐基于 HACCP 的方法作为提高食品安全性的手段；

·说明应如何贯彻执行这些原则；

·为专用的规范提供指导，可能是针对食品链某一环节的需要（如加工过程或作为商品等）而强化该环节的卫生要求。

2　范围、使用和定义

2.1　范围

2.1.1　食品链

本文件是按照食品由最初生产到最终消费者的食品链制定食品生产必要的卫生条件，以生产出安全且适宜消费的产品，也为某些特殊环节应用的其他细则的制定提供了一个基本框架。因此，具体应用时应结合本文件和“危害分析与关键控制点”（HACCP）体系及其应用导则的内容。

2.1.2　政府、企业和消费者的任务

政府可参考本文件内容来决定如何才能更好地促进总则的贯彻执行以达到如下要求：

·充分地保护消费者，使其免患食源性疾病或受其他损害，制定政策时应考虑到人的脆弱点或人群特点；

·确保食品适于人们食用；

·维护国际贸易食品的信誉；

·提出健康教育计划，以使企业和消费者都了解食品卫生条例。

企业应用文件中要规定有关的卫生法规，其目的是：

·提供安全且适宜食用的食品；

·通过食品标识或其他有效的方法使消费者对食品的信息清晰、易懂；使企业保护其生产的食品不受污染、不变质，并通过正确的贮藏、处理和制作方法避免食品含有病原菌；

·维护其国际贸易食品的信誉。

消费者则应在食用食品时，遵照食品的有关说明并采取适当的食品卫生措施。

2.2　使用

本文件中就有关食品的安全性和适宜性问题不仅对其应达到的目标进行了说明，而且还对这些目标的基本原理加以说明。

第三部分的内容是有关初级生产及相关过程的。不同的食品其卫生操作的差别可能较大，在这一节里还对根据情况应用卫生管理细则作了总体的指导。第四和第十部分中制定了应用于食物链销售点以前的总的卫生原则；而第九部分还讲了有关消费者方面的内容，以使消费者认识到自己在保证食品的安全性方面的责任。

不可避免会有这种情况，即本文件所包含的某些特殊要求无法应用。在任何情况下，提出的基本问题是：在食品消费的安全性和适宜性基础上，什么是必要的和恰当的？

文中对什么情况下会提出“哪里必要”和“哪里恰当”之类的问题作了说明。尽管所作的要求基本上是适当的和合理的，但在食品的安全性和适宜性的基础上，还是会出现某些不必要也不恰当的情况。要确定某一要求是否必要和恰当，则应对其风险性进行估计，最好是在 HACCP 方法的范围内进行。这一方法可以使文件中

的要求被灵活合理地应用，以达到食品的安全性和适宜性的总体目标。这样做，就应充分考虑到各种活动的多样性和在生产食品中可能要冒的各种风险。详细的食品法规中有附加说明。

2.3　定义

为便于本法规的使用，特作如下规定：

清洁——去除泥土、残留食物、污物、油脂或其他不应有的物质；

污染物——任何有损于食品的安全性和适宜性的生物或化学物质、异物或者非故意加入食品中的其他物质；

污染——在食品和食品环境带进或出现污染物；

消毒——通过化学试剂和/或物理方法使环境的微生物数量减少到不能损害食品的安全性和适宜性的水平；

加工厂——任何进行食品处理的房屋或场所，在房屋和场所的范围内都实行统一的管理方法；

食品卫生——在食物链的所有环节保证食品的安全性和适宜性所必具的一切条件和措施；

危害——在食物链中可能对健康产生有害影响的食品中的生物、化学或物理因子的状态；

HACCP——对食品安全性重要危害进行鉴别、评定和控制的一种体系；

食品处理者——任何与包装或非包装食品、食品设备和器具或者食品表面直接接触，并因此要遵守食品卫生要求的人；

食品安全性——当根据食品的用途进行烹调或食用时，食品不会对消费者带来损害的保证；

食品的适宜性——根据食品的用途，食品可以被人们接受的保证；

初级生产——包括食品链的那些环节及其以前的所有生产阶段。例如收获、屠宰、挤奶、捕获。

3　初级生产

目标：最初生产的管理应根据食品的用途保证食品的安全性和适宜性。必要时将包括：

· 避免使用其周围环境可能对食品的安全性构成威胁的场所；

· 采取有效方法控制污染物、害虫和动植物疾病，以使其不对食品的安全性构成危害；

· 采取有效的方法或措施，以保证食品是在合格的卫生条件下进行生产的。

理由：是为了减少将危害带到食物链的后期生产阶段的可能性，这些危害可能会对食品的安全性和适宜消费性带来有害影响。

3.1　环境卫生

对周围环境的潜在污染源应加以考虑，尤其是对于最初食品的生产加工，应避免在有潜在有害物的场所进行，否则这些有害物会污染食品使其超出接受的水平。

3.2　食物源的卫生生产

在进行初级生产时，要始终考虑到初级生产活动可能对食品的安全性和适宜性产生的潜在影响。在这里尤其要包括识别在相关活动中存在被污染可能性较大的特殊点，并采取针对性措施以尽可能减少污染的可能性，HACCP 为基础的方法可能有助于采取这种措施——见 HACCP 体系及其应用导则。

为达到以下目的，生产者应尽可能地实行这些措施：

·控制由空气、泥土、水、饲料、化肥（对天然肥料）、农药、兽药或其他初级生产中的媒介物造成的污染；

·保持动植物本身的卫生健康，以避免由于食用这类食品而对人身健康带来的危害，或者对其产品的适宜性带来不利影响；

·保护食物源使之不受粪便或其他污染。

这里尤其要注意对废弃物的有效管理和对有害物质的合理存放。“卫生从种养殖场开始”的行动计划可达到特别的食品安全目的，而且正逐渐成为初级生产的重要组成部分，应加以鼓励。

3.3　搬运、贮藏和运输

生产者应各尽其责：

·应将食品及食品配料与那些明显不适于人们食用的物质分开；

·以卫生的方法将废弃物处理掉；

·在搬运、贮藏和运输期间，保护食品及食品配料使其免受害虫或者化学、物理及微生物、污染物或者其他有害物质的污染。

还要注意通过采取适当的措施，包括对温度、湿度的控制，和其他控制方法以尽可能合理、实用地防止食品变质和腐败。

3.4　初级生产中的清洁、养护和个人卫生

采用适当的设备和方法以保证：

·清洁和养护工作能有效进行；

·保持适当标准的个人卫生。

4　加工厂：设计与设施

目标：根据食品的生产性质及相关的风险，厂房、设备和设施位置的选择、设计和建造应能保证达到以下要求：

·使污染降到最低；

·厂房、设备和设施的设计与布置应方便养护清洁和消毒，并使空气带来的污染降到最低；

·表面及材料，尤其是与食品相接触的表面及材料，根据其用途，应是无毒的，必要时还应具有适当的耐用性并易于清理和养护；

·必要的环节，应配有对温度、湿度和其他控制所需的仪器及设施；

· 可有效地防止害虫的进入和隐匿。

理由：在设计与建造中注意创造良好的卫生条件和适当选址，并应有充足的设施，对于有效控制食品危害是必要的。

4.1　选址

4.1.1　加工厂

在决定食品加工厂厂址时，不仅要考虑潜在的污染源问题，同时也要考虑为保护食品免受污染所采取的一切合理措施的效率问题。加工厂的厂址不能随意选择，在考虑这些保护措施之后，不能将厂址选在有可能会对食品的安全性和适宜性构成损害的场所，尤其应注意的是，加工厂通常都远离以下的地方：

· 远离环境遭污染的场所及有严重食品污染性的工业活动区；

· 除非有充分的防范措施，否则应远离易受洪水威胁的地方；

· 远离易受害虫侵扰的地方；

· 不要选在不能有效清除固体或液体废弃物的地方。

4.1.2　设备

设备的正确选址与安装主要为了以下目的：

· 可以进行充分地养护和清洁；

· 保证设备运转功能正常，达到预期性能；

· 便于良好的卫生操作，包括卫生监测。

4.2　厂房和车间

4.2.1　设计与布局

在适当的时候，食品加工厂的内部设计和布局应满足良好食品卫生操作的要求，包括防止在食品加工生产中或工序间造成食品间的交叉污染。

4.2.2　内部结构及装修

食品加工厂的内部结构应采用耐用材料牢固建造，而且易于养护和清洁，某些地方还应可以进行消毒。

对于某些特殊的加工间还应满足以下的条件，这也是保证食品的安全性和适宜性所必需的：

· 根据其用途，墙壁表面、隔板和地面应采用不渗、无毒材料建造；

· 在符合操作要求的高度内墙壁和隔板的表面应当光滑；

· 地面的建造应充分满足排污和清洁的需要；

· 天花板和高架固定结构的建造和最后处理应尽量减少积尘、水珠凝结及碎物脱落；

· 窗户应当易于擦洗，安装窗户时应尽量减少积尘，必要时还应安装可拆卸、可清洗的昆虫防护屏蔽，甚至有时可将窗户固定；

· 门的表面应当光滑、无吸附性并易于清洁，需要时可以进行消毒处理；

· 直接与食物接触的表面，其卫生条件应具严格要求，而且应经久耐用，并易于清洁、养护和消毒，应采用光滑、无吸附性材料制成，而且在正常操作的条件下，对食品、清洁剂、消毒剂无污染。

4.2.3　临时的或移动房屋及自动售货机

这里所说的房屋和结构物主要是指市场柜台、移动售货、街巷售货车以及像帐篷、大篷等处理食品的临时性结构物等。

这类房屋和结构物的选址、设计和建造应尽可能合理并切实地避免食品污染和为害虫提供容身场所。

在应用这些详细的约束条件和要求的法规中，要对与这些设施有关的食品卫生危害加以全面的控制以保证食品的安全性和适宜性。

4.3　设备

4.3.1　总体要求

直接与食品接触的设备和容器（不是指一次性容器和包装）的设计与制作应保证在需要时可以进行充分的清理、消毒及养护，以使食品免遭污染。设备和容器应根据其用途，用无毒材料制成，必要时设备还应是耐用的、可移动的或者制成可以拆装式的，以满足养护、清洁、消毒、监测的需要。例如方便虫害检查等。

4.3.2　食品控制与监测设备

除4.3.1中提出的总体要求外，在设计用来烹煮、加热处理、冷却、贮存和冷冻食品的设备时，应从食品的安全性和适宜性出发，使设计的设备能够在必要时尽可能迅速达到所要求的温度，并有效地保持这种状态。在设计这类设备时还应使其能对温度进行监控，必要时还需要对温度、空气流动性及其他可能对食品的安全性和适宜性有重要影响的特性进行监控。这些要求的目的是为了保证：

·消除有害的或非需要的微生物，或者将其数量减少到安全的范围内，或者对其残余及生长进行有效控制；

·在适当的情况下，可对在基于HACCP计划中确定的关键限值进行监测；

·能迅速达到有关食品的安全性和适宜性所要求的温度及其他必要条件并能保持这种状态。

4.3.3　废弃物和不可食用物质的容器

盛装废弃物、副产品和不可食用或危险物质的容器应当具有特殊的可辨认性，且结构合理，适当之时，应用不渗漏材料制成。用来装危险物质的容器应当能被认出，而且适当情况下，可以锁上以防止蓄意或偶发性食品污染。

4.4　设施

4.4.1　供水

饮用水供水系统应配有适当的存贮、分配和温度控制设施，在需要的时候就能提供充足的饮用水以保证食品的安全性和适宜性。

饮用水应当达到世界卫生组织（WHO）最新出版的《饮用水质量指南》中所规定的标准，或者高于该规定标准。非饮用水（主要用于如消防、生产蒸汽、制冷或者类似的不会沾染食物的其他用途）应有单独的供水系统，非饮用水供水系统应能够识别，且不能连接到或者倒流进饮用水供水系统中。

4.4.2　排水和废物处理

应当具有完善的排水和废物处理系统和设施，在设计排水和废物处理系统时应使其避免污染食物和饮用水。

4.4.3　清洁

清洁食品、器具和设备要有完善的清洁设施和适当的标示，这些设施要能在需要的时候，供应充足的热的和冷的饮用水。

4.4.4　个人卫生设施和卫生间

应当配有个人卫生设施以保证个人卫生保持适当的水平并避免沾染食品。适当的情况下，这些设施应当包括：

· 适当的合乎卫生的洗手和干手工具，包括洗手池和热水，冷水（或者适当温度的水）供应；

· 卫生间的设计应满足适当的卫生要求；

· 完善的更衣设施。

这些设施选址要适当，设计要合理。

4.4.5　温度控制

根据所进行的食品加工性质的不同，要有完善的设施以对食品进行加热、冷却、烹煮、冷藏和冷冻；贮藏冷冻或速冻食品，监测食品温度及必要时控制周围环境温度，以保证食品的安全性和适宜性。

4.4.6　空气质量和通风

应具有自然或机械通风手段，尤其为了以下几个方面的需要：

· 尽量减少由空气造成的食品污染，例如，由气雾或飞沫造成的污染等；

· 控制周围环境温度；

· 控制可能影响食品适宜性的异味；

· 必要时对湿度加以控制，以保证食品的安全性和适宜性。

通风系统的设计和安装应能避免空气从受污染区流向清洁区，必要时，通风系统可进行彻底地养护和清洁。

4.4.7　照明

应提供充足的自然或人造光线，以保证工作在卫生的方式下进行。照明光线的色彩不应产生误导。光的强度应与食品加工过程的性质相适应。照明灯的固定装置应加以适当的保护，以防止其破损而造成对食品的污染。

4.4.8　贮藏

必要的场合，要有完善的贮藏食品、配料和非食物性化学药品（例如，清洁材料，润滑剂、燃油等）的设施。

适当的情况下，食品贮藏设施的设计与建造应能达到下述要求：

·可进行充分地养护和清洁；

·避免害虫侵入和隐匿；

·保证食品在贮藏期间能够得到有效的保护，免受污染；

·必要之时，可创造一种能尽量减少食品变质的环境（例如，通过对温度和湿度进行控制）。

要求的贮藏设施的类型取决于食品的性质，必要之时，可以分开存放，对于清洁物和有害物质的存放应有安全的存贮设施。

5 生产控制

目标：通过以下作法生产出安全的和适宜人们消费的食品：

·根据食品的原材料组成、加工、销售及顾客的使用情况制定计划要求，这些要求应在某一食品的生产和加工处理中得到满足；

·设计、执行、监测和复查有效的控制系统。

理由：通过采取预防性措施来减少不安全食品的风险，并通过对食品危害的控制，保证食品在整个生产过程中适当阶段的安全性和适宜性。

5.1 食品危害的控制

食品经营者应通过采用诸如 HACCP 的体系来控制食品危害。应当做到：

·弄清食品生产过程中对食品安全至关重要的所有环节；

·在这些环节中实施有效的控制程序；

·监测控制程序，以保证其有效性的连续性；

·定期或者生产情况有变动时要复查控制程序。

这些体系可用于整个食物链，通过适当的产品和加工设计来控制产品保存期内食品的卫生。

控制程序可以很简单，如检查生产线校准仪器或者正确加载制冷显示器。在某些情况下，经专家建议的，并有文献记录的体系可能更好。

5.2 卫生控制体系的关键

5.2.1 时间和温度控制

食品温度控制不好是导致食品引发疾病和食品腐败最为常见的原因之一。这方面的内容包括对烹煮、冷却、加工和贮藏时间和温度的控制；在对食品的安全性和适宜性有重要影响的加工过程中，应有适当的控制关系，以保证对温度进行有效控制。

温度控制系统应考虑以下几个方面：

·食品本身的性质，例如食品的水活性、pH 及食品中微生物的初始指标和微生物种类；

·产品的预期保存期；

·包装与加工方法；

·产品的预期用途。例如需进行再烹调或者加工处理还是即食品。

这种体系还应说明食品对时间和温度变化的容许限度。

为保证温度记录仪的准确性，要定期对温度仪进行检查和测试。

5.2.2 特有的加工步骤

与食品卫生有关的其他加工步骤还包括，例如：

· 冷凝；

· 热加工；

· 辐射；

· 干燥；

· 化学保鲜；

· 真空或气调包装。

5.2.3 微生物及其他说明

在5.1中所述的管理体系为保证食品的安全性和适宜性提供了一个有效的方法。在任何食品控制体系中所使用的微生物、化学和物理的说明，都应具有坚实的科学理论基础和水平，而且在适当之处还要说明其监测程序、分析方法和应用范围。

5.2.4 微生物交叉感染

病原菌可以从一种食品传染到另一种食品中，感染的方式可以是食品的直接接触，也可能是通过接触食品的人、接触面或空气间接感染。

原料、未加工食品与即食食品要有效地分离，分离可根据食品的物理性质或按时间进行，并要对中间物进行有效地清洁，适当的时候要进行消毒。

加工区域的进入应当加以限制和控制，尤其是进入风险较大的加工区一定要经过更衣，要求人员在进入前必须穿戴包括鞋类的干净的保护服和洗手。

与食品加工有关的表面、器具、设备、固定物及装置必须彻底清洁，必要时，在加工处理食品原料，尤其是肉类、禽类之后还应进行消毒。

5.2.5 物理和化学污染

应有适当的体系来防止食品受其他异物的污染，这类异物诸如玻璃或机器上的金属碎块、灰尘、有害烟气和有害化学物质等。如有必要，在生产加工过程中还应配有食品探测仪和扫描仪。

5.3 外购材料的要求

如果已经知道某些原料和配料中含有诸如寄生虫、有害微生物、农药、兽药或者有毒物，腐败或者外来异物的成分，而且通过正常的分选和加工过程又无法使这些成分降到可接受的标准，那么生产厂就不能接受这种原料或配料。在适当的情况下，还应验明和使用原材料的说明。

在某些情况下，在进行食品加工之前还需对原料或配料进行检查和分选，必要时，可送检验室检验确定是否适于使用。只有质优、适宜的原料或配料方能使用。

通过有效的循环检查结果看原料和配料的库存。

5.4　包装

包装设计和包装材料应能为产品提供可靠的保护以尽量减少污染，防止破损，并提供适当的标识。使用的包装材料或气体在指定的存放和使用条件下，必须是无毒的，而且不会对食品的安全性和适宜性带来不利的影响。适当的情况下，对重复使用的包装还要求具有适当的耐用性和易于清洁的特点，必要时，还应能对其做消毒处理。

5.5　水

5.5.1　与食品有关的情况

除下述情况之外，在食品的加工和处理中都应使用饮用水；

·生产蒸汽、消防及其他不与食品直接相关的类似场合用水；

·在食品加工的某些情况下，例如冷凝和某些处理食品的场所，但前提是在这些情况下使用非饮用水不会对食品的安全性和适宜性构成危害（例如使用干净的海水）。

对于反复使用的循环用水，要进行处理，并保持一定的水质条件，即使用这种条件下的水不会给食品的安全性和适宜性带来风险。没有经过进一步处理的循环水和从食品加工的蒸发和干燥过程中收集的水也可使用，但前提是使用这种水不会对食品的安全性和适宜性构成危险。

5.5.2　作为配料

凡是需要用饮用水的场合必须使用饮用水以避免食品污染。

5.5.3　冰和水蒸气

制冰用水应符合4.4.1的要求。冰和蒸汽的生产、处理和贮存要加以保护，以防污染。

用于与食品直接接触或与食品接触表面相接触的蒸汽不应对食品的安全性和适宜性构成威胁。

5.6　管理与监督

对食品卫生如何管理与监督要取决于其业务规模、活动的性质以及所涉及食品的种类。企业经理和监督人员应对食品卫生总则和规范有关知识有足够的了解，以便在工作中能正确判断其潜在的危险并采取相应的预防和纠偏措施，保证监测和监督工作的有效进行。

5.7　文件与记录

在必要时，有关加工、生产和销售过程中的有用记录应当保留，保留时间一般要超过产品的保质期。文件记录有助于提高食品的安全控制体系的有效性和可信度。

5.8　撤回产品程序

管理人员应保证有效的程序运行以便于处理食品安全危害问题，并在发现问题后，能完全、迅速地从市场将受牵连的那批食品撤回。如果与健康危害直接相关的一种或一批产品被撤回，那么就应对在类似生产条件下生产的以及可能对公众健康带来类似危害的其他产品进行安全评定或者也需要将其撤回，这时还要考虑发布有关公告。

撤回的产品应销毁或改为人类消费以外的其他用途，在确定对人类消费是安全的，或者以某种方法进行再加工来保证其安全性之前，要在监督之下进行妥善保管。

6 工厂：养护与卫生

目标：为达到以下目标建立有效的体系：

· 保证充分、适当的养护和清洁；

· 控制害虫；

· 管理废弃物；

· 监测养护和卫生程序的有效性。

理由：便于对食品危害、害虫和可能污染食品的其他媒介物的持续、有效的控制。

6.1 养护与清洁

6.1.1 总体要求

工厂和设备应保持在适当的维修状态和条件下，其目的是：

· 建立所有的卫生程序；

· 运转正常，尤其对关键生产阶段（参见5.1）；

· 防止食品污染，例如，防止金属碎屑、墙皮灰尘、渣屑和化学制品等污染食品。

清洁时，应去除食品碎渣和灰尘，这些都可能会成为污染源。必要的清洁方法和清洁材料要取决于经营食品业务的性质，清洁之后要进行必要的消毒处理。

清洁用的化学品的处理与使用应当小心谨慎，并按照产品说明来使用，贮存时，如果必要，应与食品分开，且应存放有明显标记的容器内，以避免污染食品的危害。

6.1.2 清洁程序与方法

清洁可以采用某一种物理的方法，也可以将几种物理方法结合起来，如加热、擦拭、涡流、真空清洁和其他不用水的物理方法，或者采用化学的方法，如使用清洁剂、碱和酸等。

清洁程序根据具体情况可包括：

· 清除表面可见碎物；

· 使用清洁剂溶液松化积垢和细菌膜，使之泡在或悬浮在溶液中；

· 用水冲洗（水质应符合第4部分的要求），去除松弛的积垢和清洁剂残余物；

· 干燥清洁或采用其他适当的方法去除或收集残余物；

·必要时进行消毒。

6.2　清洁计划

制定的清洁和消毒计划应能保证对工厂的所有地方和设施进行清洁，当然也应包括对清洁设备的清洁。

对清洁和消毒计划的适用性和有效性应进行持续有效的监测，必要时可记录在案。

在制定清洁计划时应当对以下几点加以明确：

·要进行清洁的区域、设备和器具名称等；

·对某次清洁任务的责任；

·清洁方法和频次；

·监测安排。

根据情况，制定计划时可向有关专家咨询。

6.3　害虫控制体系

6.3.1　总体要求

害虫对食品的安全性和适宜性可构成严重威胁，害虫的侵扰可能出现在有滋生地和有食物的地方。因此，应采用良好的卫生操作规范以避免创造易于害虫出现与滋生的环境条件。良好的卫生环境，严格的进货检查和完善的监测手段就可以使害虫对食品造成污染的可能性降到最低，从而也使杀虫剂的使用得到了控制。

6.3.2　防止进入

建筑物应保持良好的状态和条件以防止害虫的进入，并消除其潜在的滋生地。空洞、排水口以及害虫可能进入的其他地方应加以封闭。铁丝网屏蔽，例如门、窗及通风口处的网屏等，可以减少害虫的进入。此外，还要尽可能避免动物进入厂区和食品加工厂内。

6.3.3　栖身和出没

可得到食物和水的地方就易于害虫的栖身与出没，潜在的食物源应贮存在防害虫容器内或者离开地面堆放并要远离墙壁，食品存放库的内外都要保持清洁，废料应存放在防虫害、有盖的容器内。

6.3.4　监测与探测

对工厂及其周围应定期进行检查，以消除隐患。

6.3.5　消除隐患

一旦发现害虫出没应立即采取措施予以消灭，但应注意不要因此而给食品安全性适宜性带来有害影响，在此前提下可采用化学、物理和生物的方法根除害虫。

6.4　废弃物管理

对废弃物的清除和存放应有适当的管理措施。废物不允许堆积在食品处理、贮存和其他工作区域及其周围附近，除非不得已的情况，否则应离工作区越远越好。

6.5　必须保持废弃物贮存处清洁

监测卫生体系的有效性，通过诸如审核工作前检查，或者在适当的情况下，进行环境和食品接触表面的微生物抽样检查等来定期核实情况并对其进行定期复查和修改，使之适应情况的发展变化。

7 工厂：个人卫生

目标：通过以下方法保证直接接触食品或与食品有间接关系的人员不污染食品：

· 保持适当水平的个人清洁；

· 行为举止和工作方法适当。

理由：不能保证良好清洁卫生的人员，患有某些疾病或身体状况不好的人员以及行为举止不当的人员都可能污染食品或将疾病传染给食品消费者。

7.1 健康状况

被查明或被怀疑患有某种疾病或携带某种病的人员可能会通过食品将疾病传染给他人，如果认为这些人可能会对食品造成感染，就应禁止他们进入食品加工处理区。任何上述人员都应立即向有关管理部门报告病情或病症。

如果食品操作人员出现临床性或流行病情疾病征兆时，就应进行医疗检查。

7.2 疾病或受伤

工作人员的疾病或受伤情况应向有关管理部门报告以便进行必要的医疗检查或者考虑将其调离与食品处理有关的岗位。应报告的情况包括：

· 黄疸；

· 腹泻；

· 呕吐；

· 发烧；

· 伴有发烧的喉痛；

· 可见性感染皮肤损伤（烫伤、割伤、碰伤等）；

· 耳、眼或鼻中有流出物。

7.3 个人清洁

食品操作者应保持优良的个人清洁卫生，在适当的场所，要穿戴防护性工作服、帽和鞋。患有割伤、碰伤的工作人员，若允许他们继续工作，则应将伤口处用防水敷料包扎。

当个人的清洁可能影响食品安全性时，工作人员一定要洗手，例如在下述情况下：

· 食品处理工作开始时；

· 去卫生间后；

· 在操作处理食品原料或其他任何被污染的材料后，此时若不及时洗手，就可能会污染其他食品，一般情况下，应避免他们再去处理即食食品。

7.4 个人行为举止

从事食品操作工作的人员应抑制那些可能导致食品污染的行为，例如：

· 吸烟；

· 吐痰；

· 咀嚼或吃东西；

· 在无保护食品前打喷嚏或咳嗽。

如果个人佩戴物，如珠宝首饰、手表、饰针或其他类似物品可能对食品的安全性和适宜性带来危害，就应禁止工作人员佩戴或携带这些物品进入食品加工区内。

7.5　参观者

进入食品生产、加工和操作处理区内的参观人员，在适当的情况下应戴防护性工作服并遵守 7.1 ~7.4 中对个人卫生的要求。

8　运输

目标：必要情况下应采取措施，其目的是：

· 保护食品不受潜在污染源的危害；

· 保护食品不受损伤。受损伤的食品可能使之不适于消费；

· 为食品提供一个良好的环境，在这种环境下，可以有效控制食品中病原和致病微生物的滋生以及毒素的产生。

理由：为防止食品在运输过程中变成被污染的食品，或者在到达目的地后，食品的状况已不适于消费，因此，就必须在运输中采取有效的措施，甚至在食品链前期就已采取充分的卫生控制措施。

8.1　总体要求

食品在运输过程中必须得到充分保护。运输工具或运输箱的类型取决于食品本身的性质和所确定的运输方式下的运输条件。

8.2　要求

必要时，运输工具和集装箱的设计与制造应达到以下要求：

· 不对食品和包装造成污染；

· 可进行有效的清洁，必要时可进行消毒；

· 在运输过程中的必要情况下，可将不同的食品或将食品与非食品有效地分开；

· 采取有效保护措施避免污染，包括灰尘和烟雾；

· 能够有效地保持食品的温度、湿度、空气环境及其他必要的条件，以避免食品中有害的或不利的微生物的滋生和食品变质，否则就可能使食品不适合消费；

· 可以对食品的温度、湿度及其他必要的条件进行检查。

8.3　使用与养护

运输食品的运输工具和运输箱应保持在良好的清洁、维修和工作状态。当使用同一运输工具和运输箱运输不同种类食品或非食品时，在装货前应对运输工具和运输箱进行清洁，必要时还应进行消毒。

在某些情况下，尤其是大批量运输时，运输箱和运输工具应指定和标明“仅限食品使用”，而且只能按指定的用途来使用。

9　产品信息和消费者的意识

目标：产品应具有适当的信息以保证：

·为食品链中的下一个经营者提供充分、易懂的产品信息，以使他们能够安全、正确地对食品进行处理、贮存、加工、制作和展示；

·对同一批或同一宗产品应易于辨认或者必要时易于撤回；

消费者应对食品卫生知识有足够的了解，以保证消费者：

·认识到产品信息的重要性；

·作出适合消费者的明智选择；

·通过食品的正确存放、烹饪和使用，防止食品污染和变质，或者防止食品引发性病原菌的残存或滋生。

为食品企业和食品贸易经营者提供的产品信息应与提供给消费者的信息有明显的区别，尤其是在食品标签上。

理由：不充分的产品信息或者没有一般性的食品卫生知识都可能导致在食品链的后期出现食品处理不当的情况，即使在食品链前期已经采取了充分的卫生控制措施，但因此而导致的食品处理错误仍有可能带来食物性疾病或者使产品不适于消费。

9.1　不同批产品的标识

对不同批产品进行标识对产品的撤回是重要的，而且也有助于有效的循环生产。每个食品包装箱都应有永久性的标识以便于辨认产品的生产厂和该产品属哪一批货。

9.2　产品信息

所有的食品都应具有或提供充分的产品信息给食品链的下一个经营者，以使他们能够安全、正确地对食品进行处理、展示、贮存和制作。

9.3　标识

预包装食品应具有明确的产品说明标识，以保证食品链中的下一个经营者能够安全地对食品进行操作处理、展示、贮存和使用。

9.4　对消费者的教育

健康教育计划应包括食品卫生常识，这样的教育计划应能使消费者认识到各种产品信息的重要性，并能够按照产品说明正确地食用或使用食品，或者作出其他明智的选择。消费者尤其应了解与产品有关的时间或者温度的控制与发生食品性疾病间的关系。

10　培训

目标：对于从事食品生产与经营，并直接或间接与食品接触的人员应进行食品卫生知识培训和（或者）指导，以使他们达到其职责范围内的食品卫生标准要求。

理由：在任何食品卫生体系中，培训都是十分重要的。

如果没有对所有与食品活动相关的人员进行充分的卫生培训和（或者）指导及监督，就可能对食品的安全性和消费的适宜性构成威胁。

10.1　意识与责任

食品卫生培训是十分重要的，每个人都应认识到自己在防止食品污染和变质中的任务和责任。食品加工处理者应有必要的知识和技能，以保证食品的加工处理符合卫生要求。对于那些使用清洁用的化学药品或其他具潜在危害的化学品的人员还应在安全操作技术方面加以指导。

10.2　培训计划

在评定要求达到的培训水平时应考虑的因素包括：

·食品的性质，尤其是维持病原微生物和致病微生物滋生的能力；

·食品加工处理和包装的方式，包括造成食品污染的可能性；

·加工的深度和性质或者在最终消费前还要进行烹调；

·食品贮存的条件；

·食品的保质期限。

10.3　指导与监督

不仅要对培训和指导计划的有效性进行定期的评审，而且还要做好日常的监督和检查工作，以保证卫生程序得以有效的贯彻和执行。

食品加工厂的管理人员和监督人员应具有必要的食品卫生原则和规范知识，以使他们在工作中能够对潜在的危害作出正确的判断并采取有效的措施修改缺陷。

10.4　回顾性培训

对培训计划应进行常规性复查，必要时可作修订，培训制度应正常运作以保证食品操作者在工作中始终注意保证食品的安全性和适宜性所必需的操作程序。

附录2《水产及水产品操作规范》（草案）术语部分（CAC标准）

以下为国际食品法典委员会水产与水产加工品专业委员会（CACCCFFP）1998年第23届年会讨论的“水产及水产加工品操作规范”所用的部分术语及定义。甲壳类和头足纲待完成。

2.1　通用定义（gen definitions）

冷却海水（chilled sea water）：加入冰使温度保持在接近或略低于0℃（32°F）的清洁海水。

冷却（chilling）：即制冷的过程，只有鱼体温度降低到接近冰点时，该过程才完成。

清洁海水（clean sea water）：指无微生物污染、有毒物质和/或有毒海洋浮游生物的含量不影响水产加工品安全质量的海水或半咸水。本规范中清洁海水也包括来自淡水湖泊的水源。

清洁（cleaning）：去除表面泥土、食品残渣、灰尘、油脂及其他异物。

污染物（contaminant）：指非故意加入食品的任何物质。这些物质在食品中出现，是食品的生产（包括农业、畜牧业和兽药生产中的操作）、制作、加工、制备、处理、分级、包装、运输或贮存过程，或者环境污染而产生的。

污染（contamination）：降低水产品的安全性或适用性的过程。

控制措施（control measure）：指任何能用于预防或消除食品安全危害或使其减少至可接受水平的行为和活动。控制措施也适用于本规范中的缺陷。

纠正措施（corrective action）：在关键控制点的监测结果表明失控时采取的任何行动。该术语也适用于本规范中缺陷控制点（DAP）。

关键控制点［critical control point（CCP）］：指这样一个步骤，在该步骤可施加控制，并且这种控制对于防止或消除食品安全危害或使危害减少至可接受水平是必不可少的。

临界值（critical limit）：识别不能接受与可以接受的一种判断准则。该术语也适用于本规范中缺陷控制点（DAP）。

判定树（decision tree）：利用已确定的危害来判定各个加工步骤何处为关键控制点的一系列问题，此条也适用于本规范中缺陷控制点（DAP）。

腐败（decomposition）：明显而持久的、令人生厌的口味或气味，包括水产品变质而致的肉质（组织）的破坏。

缺陷（defect）：指产品不符合相应产品标准中有关的必要的质量、成分和/或标志等规定的一种状态。

缺陷控制点（defect action point DAP）：指这样一个点、步骤或程序，在该处可施加控制，从而防止、消除缺陷或把缺陷减少至可接受水平，或者可消除欺骗风险。

胴体（dressed）：即去头去内脏之后保留的鱼体部分。

鱼（fish）：通常指冷血水生脊椎动物包括鱼类、软骨鱼类、圆口类脊椎动物，但不包括水生哺乳类和两栖类。

危害（hazard）：食品中能给健康造成不利影响的生物、化学或物理的因素或状态。

危害分析与关键控制点（HACCP）：一个对食品安全性关系重大的危害予以识别、评价和控制的体系。

海洋生物毒素（marine biotoxins）：指鱼和贝类通过食用产毒藻类或生活于含有这些生物所产毒素的（海）水中，在鱼和贝类体内积累的有毒物质。

监测（monitor）：指有计划地对一系列控制参数进行观察和测量，以评估 CCP 是否在控制之内的行动。这个定义也适用于本规范中 DAP。

饮用水（potable water）：适合人们消费的淡水。可饮用水标准不能低于世界卫生组织《国际饮用水标准》最新版本中的指标。

先决条件（prerequisite programme）：指要求在使用 HACCP 体系之前所实施的条件。通过该条件的实施，可保证水产加工设施的运转符合食品卫生法规原则和相应的操作规程以及相应的食品安全法规。

加工设施（processing facility）：对水产品进行预处理、冷却、冷冻、包装或贮藏的所有场所。在本规范中，也包括渔船。

原料（raw material）：指用于生产供人们食用的水产及水产加工品的新鲜和冷冻水产品和/或水产品的某些部位。

（机制）冷却海水（refrigerated sea water）：用适当的制冷系统冷却的洁净海水。

保质期（shelf-life）：在特定的贮存温度下产品保持微生物的安全性和感官质量的时间。这取决于已识别出的产品危害因素、热处理或其他防腐处理、包装方法和其他可能使用的阻止或抑制因素。

贝类（shellfish）：指通常食用的软体动物、甲壳类和头足类。

步骤（step）：指在包括原料在内的食品链中，从最初生产至最终消费中的一个点、过程、操作或工序。

证实（validation）：HACCP 计划中有效因素的证据获得。

验证（verification）：除监测之外用于确定 HACCP 计划执行情况的方法、程序、试验和其他方法。此定义也适用于本规范中 DAP。

全鱼（wholefish）：捕获的未去头、去脏的鱼。

2.2　鲜鱼、冷冻鱼和碎鱼肉（freshfish、frozenfish、mincedfish）

光照检查（candling）：将鱼或鱼的部位放在一个下面发光的透明工作台上，检查寄生虫和其他缺陷。

干耗（dehydration）：指冷冻产品因为蒸发而失去水分。这可能是由于产品未进行正确的镀冰衣、包装或贮藏所致。严重脱水会给产品的外观和表面组织造成不利影响，通常被称作冻烧（freeze burn）。

鱼片（fillet）：从鱼胴体上与鱼骨平行切下的、形状和大小不规则的鱼肉薄片。

冷冻机（freezer）：设计用于冷冻鱼和其他食品的设备。它通过快速降低温度，使产品在热稳定后，其中心点的温度与贮藏温度相同。

冷冻过程（freezing process）：指在相应的设备中使被冻结产品快速通过最大冰晶生成带的过程。直到热稳定后在产品中心温度达到 -18℃（0°F）或更低才认为快速冷冻过程完成。

鲜鱼（fresh fish）：鱼或是仅冷却处理过的鱼。

冻鱼（frozen fish）：指全部产品经充分冷冻，所处低温足以保护鱼体内固有品质的鱼以及在运输、贮存、分装直至并包括最后零售期间保持在这一低温下的鱼。本规范中“冷冻”、“深度冷冻”、“速冻”等术语除非另外有说明，应被认为是同义词。

镀冰衣（glazing）：在冻品表面喷水或把冻品浸到水中形成的一层冰保护层，所使用水应是洁净海水、饮用水或加入许可添加剂的饮用水。

碎鱼肉（minced fish）：指从鱼骨、鱼皮间分离出来的被绞碎的肌肉。

气调包装（modified atmosphere packaging，MAP）：指鱼体周围的气体组成不同于空气的常规组成的包装。

分离（separation）：指皮和骨骼与肌肉完全分离，同时生产碎鱼肉的机械过程。

分离器（separator）：指用于分离的机械设备。

鱼块（steak）：指与鱼脊骨垂直的角度切下来的鱼段。

2.3　软体贝类（mollusecan shellfish）

被接受（accepted）/可接受的（acceptable）/允许的（approved）：指被法定官方机构所接受。

调节（conditioning）：即将活的软体贝类置入池、浮筏或自然场所使其吐出沙、泥或土并改善产品的可接受性。

配送中心（distribution center）：在岸上或近海水域中安装或建立的用于对适合人类食用的活软体贝类进行接收、评论、冲洗、清洁、分级和包装的设施。

生长区域（growing areas）：指捕获用于供人类食用的自然生长或人工养殖的软体贝类的生产或捕捞的咸水或海水水域。

热烫（heat shocking）：指将带壳的软体双壳贝类进行的任何形式的热处理，如进行蒸汽、热水、干热的短时处理，促使贝肉与贝壳快速分离。这种处理不应被认为是蒸煮的组成部分。

净化（purification、depuration）指通过将活双壳贝类在一个获得许可的、条件受到控制的适当的自然或人工海水中，放置一段时间以分离出体内的微生物的过程。这些贝类可能已在池、浮子或筏上作过处理或未加处理。

暂养（relaying）：指在法定机构的监督下，将污染区域中生长的软体双壳贝类转移到一个可接受的生长或保持区域，并放养必要的一段时间，以使污染物含量减少到可接受水平的过程。

2.4　盐渍鱼（腌鱼）（salted fish）

盐水（brine）：指盐水溶液。

盐水注射（brine injection）：指直接注射盐水至鱼肉中的过程。

盐渍（brining）：即将鱼放在盐水中足够长的时间使鱼肉吸收一定量的盐分的过程。

干腌（drysalting）：指将鱼和适量的盐混合，并以特定的方式堆放，能使腌出的盐水排除。

多脂鱼（fatty fish）：指鱼肉中脂肪含量大于2%的鱼。

去鳃脏（gibbing）：从鳃插入刀，从鱼体（如鲱鱼）中去除鳃、肠和胃的过程，鱼的精巢、鱼卵和幽门盲囊的部分仍留在鱼体内。

重盐鱼（heavy salted fish）：指鱼肉中含盐量以湿基计超过20g/100g。

中盐鱼（medium salted fish）：指鱼肉中盐含量以湿基计超过10g/100g，并小于或等于20g/100g。

轻盐鱼（1ight salted fish）：鱼肉中盐含量以湿基计超过4g/100g，并小于或等于10g/100g。

去头拔脏（nobbing）：指从多脂鱼如鲱鱼中去肠，方法为将鱼头部部分切断，拉出鳃并将与之相连的肠去除。

卤汁（pickle）：指可能含有醋和香料的盐水。

盐（salt）：是主要含有氯化钠的晶体状产品，从海水中、地下岩盐或自然盐水中获得的。

腌藏鱼（salt cured fish）：用盐保存的鱼。

熟腌鱼（salt - matured fish）：外观、黏度和气味具有最终产品特征的腌鱼。

腌鱼/腌鱼片（salted fish/salted fillet）：用盐渍、干腌，卤汁腌渍处理或这些方法共同处理过的鱼/鱼片。

剖割鱼（split fish）：指从喉部或颈部至尾部切开，将鳃、肠和鱼卵去除的鱼。其全部或部分鱼骨可能留下或去除。

湿腌（wet salting、pickling）：指将鱼与适量的盐混合，并置于防水的容器且浸没到盐与从鱼肉中渗出的水所形成的盐水溶液中的过程。若所形成的溶液不足以浸没，可向容器中添加盐水。腌渍后将鱼从容器中取出堆垛以便将盐水排除。

2.5 熏鱼（smoked fish）

冷熏（cold smoking）：熏制产品在熏制时的温度低于鱼肉热变性的温度的熏制方法。

热熏（hot smoking）：熏制产品在熏制时的温度高致使鱼肉完全变性的熏制方法。

机熏（mechanical smoking）：指在熏制室外生烟并通过被人工通风强迫吹向鱼体周围的熏制过程。

烟（smoke）：指由燃烧木材产生的燃烧气体粒子和水滴组成的气溶胶。烟雾在进入熏制室之前可分离出焦油。

传统熏制炉（traditional smoking kiln）：即在类似气室或烟囱的封闭空间里，烟从鱼的下方产生，并通过烟囱的作用使烟气吹向鱼体周围。

木材（wood）：指包括在自然或干燥状态下的锯末和木片、自然或干燥状态下木质植物。油漆过的、浸透的、或经其他处理过的木质植物或木材不能用于产生熏烟。

2.6 罐装鱼（canned fish）

生物稳定性（biological stability）：指在非冷藏条件下，微生物不能在通常加工、零售和贮存的食品中生长。

放气阀（bleeders）：在整个加热过程中蒸汽和其他气体逸出的排气孔，放气过程使蒸汽在压力锅内循环并保证消除随蒸汽进入压力锅的任何空气。

罐制品（canned product）：包装在一个密封的容器中的鱼或贝类，并已经过充分的热处理或同时做了其他处理以获得罐装鱼或贝类的生物稳定性。

升温时间（come up time）：指满载的高压杀菌锅达到规定处理温度所需的时间。

热处理杀菌（heat process of sterilization）：指用足够的热量以保证生物稳定性所做的处理。它也被描述为时间和温度函数。

密封容器（hermetically sealed container）：指用于保护其内容物在热处理期间以及之后不受微生物的侵入的密封容器。

高压锅（retort）：是为对密封容器包装的产品进行热处理而设计的一种耐压器皿。俗称杀菌锅。

饱和蒸汽（saturated steam）：指在同一温度下和水处于平衡状态的纯蒸汽，在此条件下，蒸汽温度完全取决于其压力。

杀菌持续时间（sterilization duration）：到达灭菌温度和开始冷却之间的持续时间。

杀菌时间表（sterilization schedule）：指为保证最低限度的生物稳定性，由制罐者为给定尺寸的容器中的某一产品选定的一整套时间 - 温度对照表。

杀菌温度（temperature of sterilization）：指热处理过程中所保持的温度。在所选的杀菌时间表中已经给出。

排气（venting）：指在热处理开始时将空气完全排出高压锅的过程。该过程是通过让大量蒸汽通过高压锅流动以将空气从高压锅顶部打开的排气孔中排出和带出。

2.7　冻鱼糜（frozen surimi）

脱水（de - watering）：指从碎鱼肉中去除过多的冲洗水。

冻鱼糜（frozen surimi）：用于进一步加工的鱼蛋白产品。它经过了将鲜鱼去头、去肠和清洁、并用机器从骨和皮中分离出可食用的肌肉等处理过程。然后将碎鱼肉进行漂洗、提纯、脱水、混入食品防冷冻变性剂，然后冷冻。

胶凝能力（gel forming ability）：指当鱼肉被绞碎加入盐后加热成型，鱼糜形成弹性胶的能力，这种弹性是作为肌原纤维蛋白重要组分的肌球蛋白所具有的功能。

肌原纤维蛋白（myofibrillar protein）：是骨骼肌蛋白，即肌动蛋白和肌球蛋白的总称。

提纯（refining）：指用筛网从清洗的鱼肉中除去小鱼骨、肌腱、鳞片和一些尺寸不当不能混入成品的带血肉的过程，从而浓缩肌原纤维蛋白。

鱼糜制品（surmise based products）：指由鱼糜制造并添加配料和调味剂的各种

制品，如鱼糜胶和模拟贝类。

水溶性成分（water-soluble components）：在鱼肉中能溶于水的所有蛋白质、有机物和无机盐。

漂洗（washing）：使用旋转过滤器用冷水清洗出碎鱼肉中的鱼血和水溶性组分，以提高肌原纤维蛋白含量的过程。

漂洗过的鱼肉（washed meat）：漂洗并沥干水后的鱼肉。

2.8 水产养殖（aquaculture）

养殖场（aquaculture establishment）：指生产供人类消费的鲜活有鳍鱼（finfish）、甲壳类等水产品的场所，包括在同样管理方式控制下的具相关内部基础设施和外部环境的场所。

化学物质（chemical）：指包括在养殖场内所有影响活鱼体的病原体、水质、生产设备或养殖场内地面的天然或合成物质；这类物质有：杀虫剂、治疗药物、消毒剂、麻醉剂、激素、染料、清洁剂、除臭剂和肥料。

着色（colouring）：即通过向鱼饲料添加法定机构许可的用于食品着色的自然或合成物质或添加剂，以获得特别颜色的鱼肉。

调节（conditioning）：指将收获的适于人类消费的鱼转移至同一养殖场内其他池、水箱或网箱中，以便在把活品运走之前让鱼清洁清洁道、消除紧张以适应不同条件。

抗腐蚀材料（corrosionresistant material）：指无凹坑、裂缝、鳞斑，无毒素且不受水（或海水）、冰、淤泥或其他任何可能与之接触腐蚀性物质影响的非渗透性材料。材料表面必须光滑，能承受反复的清洗，包括使用清洁剂和消毒剂进行清洗。

病鱼（diseased fish）：指体表或体内出现明显的病理变化或其他异常的鱼。

企业（establishment）：参见养殖场。

设备（equipment）：指鱼类的出池、理鱼、装车及运至市场期间所用的用具。如渔网、传送带、理鱼台或机器、水桶、捞鱼网、水泵、运输罐、汽车等。

饲料添加剂（feed additives）：指鱼类营养物质之外的被允许添加于鱼饲料中的化学物质。

鱼饲料（fish feed）：指水产养殖场中用于喂鱼的任何形态和任何组成的饲料。

出池（fishing out）：指从各个养殖池中采集或收获鱼，以备转移至另外一个养殖池中。

良好养殖（或良好养鱼）操作（good aquaculture or good fish farming practices）：养殖部门为要生产出符合食品法规的高质量食品而必须使用的操作。

生长区域（growing area）：用作养殖场的淡水、河口湾、半咸水及海水区域，包括同等管理控制下的周围环境。

收获（harvesting）：指始于将鱼从水中捞出，止于将活鱼或鲜鱼运至市场供人们消费的一系列工作。

管理人员（manager）：对于一个养殖场，管理人员包括负责管理这个养殖场的所有人员。

法定官方机构（official agency having jurisdiction）：即政府授权的负责控制食品卫生和（或）养殖场的卫生的官方权威部门（有时指主管机关）。

杀虫剂（pesticide）：指用于预防、消灭、引诱、抵御或控制有害生物（包括食品、农产品或动物饲料的生产、贮藏、运输、销售和处理过程中各类有害的动植物）的所有物质或可用于控制动物外寄生物的物质。

杀虫剂残留（pesticide residue）：指食品、农产品或动物饲料中源于使用的杀虫剂的物质。本术语包括杀虫剂的所有衍生物，如转化产物、代谢物，反应产物和杂质。

污染物（pollutant）：即源于人类活动而非自然成因的能污染鱼或降低鱼类生长的水体质量的物质。

净化（purification）：见双壳贝类中的条目。

养殖环境（rearing environment）：以任何建筑材料围起来用于鱼类养殖的水域。

养殖单位（rearing unit）：在一个养殖场内，指一定生物量的适当水体圈闭空间，包括水池、贮水池、水箱、水道或网箱。

残留物（residues）：指因使用或偶然触及他物而使收获鱼之前仍保留在鱼体内的任何外来的物质，包括其代谢物。这类物质有抗生素、驱虫剂、化疗物质、消毒剂、鱼饲料添加剂、促长剂、激素、类激素类物质、重金属、杀虫剂、镇定药和放射性材料。在营养法规或国家法规中规定了多种物质的最大残留极限值（MRLs）。

允许值（tolerance）：指法定主管机构许可的供人类消费的食物中化学物质的残留标准。

单位（unit）：见养殖单位。

兽药（veterinary drug）：指所有用于产食动物如产肉或产奶动物、家禽、鱼或蜜蜂的物质，无论这些物质是用于治病、防病、诊断的目的，还是用于改变生理功能或行为的目的。

废水（waste water）：指从家庭、商业场所及类似来源排泄到独立处理系统或市政排污系统的液体废物，主要由排泄物和用过的水组成。

停药期（withdrawal time）：指从给鱼施用兽药或让鱼接触化学药品至鱼的收获之间的时间间隔，通过该时间间隔可确保鱼肉中的药物或化学药品浓度符合供人类消费的鱼体内药物或化学药品的最大允许浓度。

附录3　水产品加工质量管理规范（SC/T 3009—1999）

1　范围

本标准规定了水产品加工企业的基本条件、水产品加工卫生控制要点以及以危害分析与关键控制点（HACCP）原则为基础建立质量保证体系的程序与要求。

本标准适用于水产品加工企业。

2　引用标准

下列标准所包含的条文，通过在本标准中引用而构成为本标准的条文。本标准出版时，所示版本均为有效。所有标准都会被修订，使用本标准的各方应探讨使用下列标准最新版本的可能性。

GB 2760—1996　食品添加剂使用卫生标准

GB 3097—1997　海水水质标准

GB 5749—1985　生活饮用水卫生标准

GB/T 6583—1994　质量管理和质量保证术语

GB 7718—1994　食品标签通用标准

SC/T 9001—1984　人造冰

3　定义

本标准采用下列定义。

3.1　水产品

海水或淡水的鱼类、甲壳类、藻类、软体动物以及除水鸟及哺乳动物以外的其他种类的水生动物。

3.2　水产加工品

水产品经过物理、化学或生物的方法加工如加热、盐渍、脱水等，制成以水产品为主要特征配料的产品。包括水产罐头、预包装加工的方便水产食品、冷冻水产品、鱼糜制品和鱼粉或用作动物饲料的副产品等。

3.3　水产食品

以水产品为主要原料加工制成的食品。

3.4　良好加工规范（GMP）

生产（加工）符合安全卫生要求的食品应遵循的作业规范。GMP 的核心包括：良好的生产设备和卫生设施、合理的生产工艺、完善的质量管理和控制体系。

3.5　危害分析与关键控制点（HACCP）

生产（加工）安全食品的一种控制手段：对原料、关键生产工序及影响产品安全卫生的主、客观因素进行分析；确定加工过程中的关键环节，建立、完善监控程序和监控标准，采取规范的纠正措施。

3.6 危害

导致水产食品不安全消费的任何物理的、化学的或生物的因素。

3.7 控制点（CP）

指产品加工过程中某工序、过程或场所，在这些点存在着需要通过控制措施予以消除的、能影响产品质量的物理、化学或生物的因素。

3.8 关键控制点（CCP）

指产品加工过程中可控的、并且一旦失控后产品将危及消费者的安全和健康的那些控制点。

3.9 临界值（CL）

关键控制点上保证有效地控制危害的一种或多种因素的规定允许量。偏离该允许量，则视为失控。

3.10 验证

通过检查和提供客观证据，确定 HACCP 体系运行有效性的活动。

3.11 危害分析与关键控制点计划（简称 HACCP 计划）

一种质量保证计划。针对给定的水产食品根据 HACCP 的基本原则、有关法规以及企业的具体情况制订，并正式确认的应予遵循的书面文件。

3.12 普通水产品

指以保存为目的的初级加工的水产品。

3.13 预制水产食品

指不需清洗可直接烹调的水产食品。

3.14 即食水产食品

指可以直接食用的水产食品。

3.15 一般作业区

指清洁度要求低于准清洁作业区的作业区域，主要用于生产普通水产品的作业区。

3.16 准清洁作业区

必须设有防蝇防鼠设施，但清洁度要求次于清洁作业区的作业区域，主要用于生产预制水产食品的作业区。

3.17 清洁作业区

指清洁度要求最高的作业区域，主要用于生产即食水产品及产品包装的作业区。

本标准中与质量概念有关的基本术语，如：质量、质量要求、质量保证、质量体系、质量计划、记录、质量审核、预防措施、纠正措施等的定义均按 GB/T 6583 的规定执行。

第一篇　水产品加工企业的基本要求

本篇提出的进行水产品加工时的各项要求（良好加工规范），可视为水产品加工企业保证水产食品的安全卫生和质量的基础，是生产企业质量保证体系的重要组成部分，应由企业主要领导层负责组织贯彻实施。

4　原料、辅料及加工用水与冰

4.1　原料要求

4.1.1　所有用于水产食品加工的水产品原料必须采自无污染水域，品质新鲜、不得含有毒有害物质、也不得被有毒有害物质污染，不得使用任何未经许可的食品添加剂。

4.1.2　所有用于水产食品加工的贝类原料必须采自符合中华人民共和国渔政渔港监督管理局颁布的《贝类生产环境卫生监督管理暂行规定》要求的未被污染水域，贝类原料必须使用活品，并应按有关规定进行暂养或净化。若在原料产地收购脱壳的贝肉，企业应派员检查原料来源并监督贝肉加工过程。

4.1.3　水产品原料在贮存及运输过程中，不仅要有防雨、防尘设施，还应根据原料特点配备冷冻、冷藏、保鲜、保温、保活等设施。运输工具应符合卫生要求，运输作业应防止污染，防止原料受损伤；贮存及运输中要远离有毒有害物品。

4.1.4　作为加工原料的养殖水产品必须经过停药期的处理，其药物残留量不得超过中华人民共和国农业部颁布的《动物性食品中兽药的最高残留限量（试行）》中的规定。

4.1.5　所有水产品原料必须进行进厂检查验收，以确保原料的来源和质量符合强制性标准或法规的要求。

4.2　辅料要求

加工过程中使用的辅料（包括食品添加剂等）必须符合国家有关规定。食品添加剂的使用要符合 GB 2760 的规定，严禁使用未经许可或水产品进口国禁止使用的食品添加剂。

4.3　加工用水与冰

4.3.1　加工用水应符合 GB 5749 的要求。所用海水应符合 GB 3097 规定的第一类。

4.3.2　加工用水必须充足。使用非自来水的工厂，应设净化池或消毒设备；储水池（塔或槽）应设有防止外来污染的措施，使用的地下水源应远离污染源；不允许直接使用地表水。

4.3.3　生产过程使用的冰块应符合 SC/T 9001 的要求，其制冰、破碎、运输均应在严格的卫生条件下进行。

4.3.4　应定期进行水质卫生检测，并保存记录。

5　生产设施

5.1　厂区环境

5.1.1　工厂要远离有害场所，周围无物理、化学、放射性的污染源。

5.1.2　厂区道路应通畅，主要通道铺设水泥或沥青；厂区环境优美，绿化良好，排水系统畅通，地面平整无破损，不积水，不起尘。

5.1.3　厂区无不良气味、无有毒有害气体、烟尘及危害水产品卫生的设施。

5.1.4　厂区禁止堆放不必要的器材、物品；禁止饲养畜禽；消除害虫的孳生地。

5.1.5　厂区厕所有冲水、洗手、防蝇、防虫设施，墙壁、地面应易清洗消毒并保持清洁卫生。

5.1.6　废弃物下脚料必须放入专用的、不渗水、有盖的容器中，并及时处理、清除。

5.1.7　生产过程中废水废料的排放或处理应符合国家环境保护的有关规定。

5.2　厂房及设施

5.2.1　车间按工艺流程要求布局合理，与生产能力相适应，无交叉污染环节。

5.2.2　车间的一般作业区、准清洁作业区、清洁作业区应有明显的标示区分、隔离分流。

5.2.3　车间地面采用无毒、坚固、不渗水建筑材料。地面平坦无裂缝，易于清洗消毒，以水冲洗的车间地面应有一定坡度，不积水。排水系统畅通，易于清洗，排水及通风口有防虫蝇及有害动物侵入的装置。

5.2.4　车间墙壁、天花板应使用无毒、防水、防霉、不渗水、不脱落、平滑、易清洗的浅色涂料或其他建筑材料。墙角、地角、顶角应有一定的弧度。

5.2.5　车间门窗应以平滑、易清洗、不透水耐腐蚀的坚固材料制作，要严密不变形，生产过程经常开闭的门窗应设有防虫蝇装置（如水幕、窗纱等）。内窗台应有斜度与水平面下斜。

5.2.6　车间内光线充足，照明设施的亮度以不改变被加工物的本色为宜。一般生产区域光照强度应为110Lx以上；分级、称重、摆盘等加工区域为220Lx以上。

5.2.7　车间内位于生产线上方的照明设施应加设防爆灯罩或采用其他安全型照明设施，以防灯具破裂时污染食品及容器。

5.2.8　车间内应有温度、湿度控制及显示装置，以利于温度、湿度的检查并控制在生产所需范围内。

5.2.9　车间供电、供水及排水系统应能适应生产需要。必要时应设储水设备，储水设备要定期清洗消毒。供、排水管应有明确的标示。

5.2.10　加工、包装车间应装有换气或空气调节设备，进、排气口有防止害虫侵入的装置。

5.2.11　原料、辅料及包装材料应设专库存放，并保持清洁卫生，定期清理消毒，并设有防霉、防鼠、防虫蝇设施，内外包装材料要分开存放。

5.3　卫生设施

5.3.1　车间总出入口处应设独立的消毒间，内设洗手盆及靴鞋消毒池。洗手盆的数量以平均10~15人一个为宜，洗手设施附近应备有洗涤用品、消毒液及干手用品，水龙头应采用非手动式开关；靴鞋自动清洗和消毒池的深度应足以浸没鞋面。

5.3.2　加工生食鱼、贝片、熟虾仁等即食水产品的车间入口处应设置隔离的消毒间。

5.3.3　与车间相连的更衣室应有充足的空间和与加工人员数量相适应的更衣柜及鞋柜；更衣室内应通风良好，有适当照明；加工即食水产品的车间更衣室除满足上述要求外，还应在更衣室或其他适当场合设置紫外线消毒装置。

5.3.4　与车间相连的卫生间内应设有冲水装置、洗手消毒设施，并有洗涤用品和干手用品，水龙头应为非手动式，卫生间要保持清洁卫生，门窗不得直接开向车间。

5.3.5　加工区内应设有足够的洗手和消毒设施，确保加工操作人员及时清洗消毒。

5.4　生产设备

5.4.1　设备间应按工艺流程合理布局，不得有交叉污染发生。

5.4.2　所有用于原料处理及可能接触原料的设备、用具，应由无毒、无害、无污染、无异味、不吸附、耐腐蚀且可承受重复清洗和消毒的材料制造。车间内禁用竹木器具。

5.4.3　水产品加工使用的设备均应符合安全卫生原则，防止微生物及外来物质的污染。

a. 直接接触食品的设备，其表面上的全部接缝处应连接光滑，以防止原料碎片或其他物质的留存。

b. 操作台、工具应及时清洁消毒，盛放已加工好的水产食品的容器不得直接接触地面。

c. 加工中使用的全部工具、器具以及接触食品的设备表面，在操作过程中应经常清洗消毒、每日班前班后必须进行有效的清洗和消毒。

5.4.4　加工废弃物应存放于专用的、不渗水、带盖的容器中，并有专用运输工具。加工废弃物应及时处理，所用容器及运输工具应及时清洗消毒。

5.4.5　在用计量器具须经计量部门检定合格，并有有效的合格证件。

5.4.6　冷库应设自动温度记录系统和自动温度报警装置；库内照明灯应有防爆装置，库门设有风幕或挡风帘，冷藏库内应备有足够的垫板，垫板高度不低于10cm。

6　成品包装、标签、贮存、运输

6.1　成品包装、标签

6.1.1　包装材料必须是由国家批准可用于食品的材料。所用材料必须保持清洁卫生，在干燥通风的专用库内存放，内外包装材料要分开存放。

6.1.2　直接接触水产食品的包装、标签必须符合食品卫生要求，应不易褪色、不得含有有毒有害物质、不能对内容物造成直接或间接的污染。

6.1.3　包装标签必须符合 GB 7718 的规定。

6.2　贮存

6.2.1　未经包装的产品不得进入成品库，易串味的产品不得混放，库内堆放物品应距离墙壁有 30cm 的空隙，离库顶有 50cm 的空隙，离地面应有 10cm 空隙。

6.2.2　预冷库、速冻库、冷藏库和原料库的温度要符合工艺要求，并配有经校准的温度计或其他测温度装置。测温装置应安装在能指示库房平均空气温度的地方。

6.2.3　应定时记录库房温度。原始记录的保存期不得少于两年。

6.2.4　库内存放产品整齐，各种不同规格及不同等级的产品应分别存放，批次清楚，不能混放。水产食品不应与有异味的物品同库贮藏。

6.2.5　库内保持清洁，定期消毒、除霜、除异味，有防霉、防虫设施。应定期查看产品，对包装破损和储存时间较长的产品应重新检验合格后方可出厂。

6.3　运输

6.3.1　运输工具必须符合卫生要求，使用前必须清洗消毒。

6.3.2　运输水产食品时，不得与有毒有害物品混装。

6.3.3　冰鲜、冷冻水产食品必须按要求严格控制运输温度，防止产品变质。

7　生产过程的监控

7.1　检验机构设置及要求

7.1.1　水产品加工企业必须设立与生产能力相适应、在企业负责人直接领导下的检验机构，并配备具有中等以上专业技术水平或经主管部门专业培训、考核合格、持有证书的专业检验人员。

7.1.2　检验机构应具备检验工作所需要的检验场所和仪器设备，并有健全的检验管理制度。

7.2　检验控制

7.2.1　检验人员必须从原料进厂、加工直至成品出厂全过程进行监督检查，重点做好原料验收、半成品检验和成品检验工作，确保加工过程在安全卫生的条件下进行。

7.2.2　检验人员应对加工过程进行监督，监督内容主要为：加工过程是否严格按加工工艺和标准卫生操作规范的要求操作，关键控制点是否符合 HACCP 原则要求（HACCP 原则要求见本附录第二篇之 11）。

7.3　记录控制

7.3.1　各项检验控制必须要有原始记录。

7.3.2　各项原始记录按规定保存。

7.3.3　原始记录格式规范、填写认真、字迹清晰。

8　人员要求

8.1　企业必须配备一定数量的与生产能力相适应的、具有专业知识、生产经验、组织能力强的各级管理人员和技术人员。

8.2　负责生产和质量管理的企业领导人应具有相当的专业技术知识，并具有生产及质量管理的经验，能够按本标准的要求组织生产，对本标准的实施和产品质量负责。

8.3　水产品生产和质量管理的部门负责人应具有相应的专业技术知识，必须具有生产和质量管理的实践经验，有能力对生产和质量管理中的实际问题作出正确的判断和处理。

8.4　生产管理、质量、卫生控制负责人，感官检验人员及化验人员的资格应符合有关规定，应经专业技术培训，使之具有基础理论知识和实际操作技能，并获取有关证书。

8.5　生产企业必须对各类人员进行业务与技术的培训，其培训计划由企业指定部门制订，每年至少组织培训、考核一次。

8.6　从事水产食品生产人员每年至少进行一次健康检查，必要时进行临时健康检查；新进厂人员应经体检合格后方可上岗。

8.7　凡患有以下疾病之一者，应调离水产食品生产岗位：

活动性肺结核、传染性肝炎、伤寒病、肠道传染病及带菌者、化脓性或渗出性皮肤病、疥疮、手有外伤以及其他有碍食品卫生的疾病。

8.8　在车间禁止吃东西、抽烟，严禁随地吐痰；不得将与生产无关的个人用品（包括饰物）带入车间；不得留长指甲，涂指甲油，佩戴饰物或在肌肤上涂抹化妆品；工作之前和使用厕所之后，或手部受污染时，应及时洗手消毒。

8.9　车间工作人员应保持个人卫生，遵守卫生规则。进入车间应穿整洁的浅色工作服和工作靴鞋、戴工作帽或发网，以防止头发、头屑及外来杂物落入食品或容器中；离开车间时应更换工作服，严禁穿戴工作服、工作帽在车间以外的公共场所活动。加工人员在每次离开岗位之后重新操作之前都要洗手和消毒。

9　卫生控制程序

生产企业应制订标准卫生操作规范的书面文件并组织实施，对水产食品加工操作过程中下列卫生要点实施严格的控制：

9.1　保证与食品接触的水或用来制冰的水的安全性。

9.2　保证与食品接触的器具、手套和工作服的清洁。

9.3　防止不洁物体与食品、食品包装材料的接触，防止生品和熟品的交叉污染。

9.4　保持消毒间、更衣室、卫生间的清洁卫生。

9.5　避免食品、食品包装材料与润滑剂、燃料、杀虫剂、洗涤剂、浓缩剂和其他化学、物理、生物等污染性物质的接触。

9.6　正确标示、贮存以及使用有毒化合物。应用于食品加工的清洗剂、防腐剂、润滑剂、杀虫剂等必须保证其品种、质量、使用方法及贮存方式符合我国的强制性标准或法规的要求。

9.7　控制生产人员的卫生健康条件，防止能引起食品、食品包装材料和与食品接触的工具、器具表面的微生物污染。

9.8　防止来自企业排放的有害物质的污染。

9.9　预防并控制害虫的危害。

10　管理制度

生产企业应按本标准第一篇的4～9条所列内容和企业自身情况制订生产操作规范和管理制度。

10.1　有完整的生产管理和质量管理文件。如生产管理部门、质量管理部门、生产辅助部门的各部门的职责及管理制度，产品、原料、辅料及包装材料的规格标准等各项管理制度，厂房、设备、检测仪器等的设计、安装、使用、维护、保养制度等。

10.2　每种产品的生产管理文件。如产品配方、生产指令、生产工艺流程、岗位操作规范等。

10.3　每种产品的质量管理文件。如原辅料的检验规格标准，检验操作规范，取样及留样制度，原料、辅料及包装材料的贮存期和药品失效期的确认制度，中间产品的管理制度等。

10.4　各部门各项卫生管理制度。如环境、厂房、设备、人员的卫生管理制度，原料、辅料及人员进出洁净厂房的卫生管理制度，体检制度等。

10.5　产品的生产和质量管理有关的各种记录制度。如原料、辅料验收、检验、发放等记录，批生产记录，成品的销售和用户意见记录等。

10.6　其他。如成品的出入库管理制度，原料、辅料报废制度，紧急情况处理制度等。

第二篇　水产品加工质量保证体系的建立

11　危害分析与关键控制点（HACCP）的原则

危害分析与关键控制点是以预防为主的食品生产的安全与质量控制的方法，其基本原则是：

a. 评估影响产品质量与安全卫生的风险，分析其潜在危害（HA）；

b. 鉴别生产加工过程中控制点并按已分析出的危害确定关键控制点（CCP）；

c. 确定与各关键控制点相适应的临界值；

d. 确立各关键控制点的监控程序和频度以确保符合临界值；

e. 经监控认为关键控制点失控时，应采取纠正措施；

f. 验证 HACCP 体系的运行情况；

g. 建立有效的记录及其保存的体系。

12 应用危害分析与关键控制点原则的工作程序

12.1 建立工作小组

由企业的管理人员、生产技术人员、安全卫生控制人员、销售人员、仪器设备维修人员及有关专家组成工作小组。小组负责进行危害分析，制订 HACCP 计划及监督计划的实施，负责有关人员的培训。

成员应熟悉 HACCP 的基本原则，熟悉生产工艺技术及设施。

中小型企业也可聘用合格的专家或委托有资格的机构编制 HACCP 计划及监督计划的实施。

12.2 分析产品特性，编制生产流程图

由 HACCP 工作小组编制产品的生产流程图。流程图应包括对水产品从原料收购（包括配料的收购及贮存）到产品销售的整个过程。对流程图需现场验证其准确性。

根据产品特性，对销售和贮存方式及最终用途做出分析，以便对产品有全面了解，为以后的危害分析与关键控制点的确定作准备。

12.3 生产过程中的危害分析

每一个企业应当进行危害分析，以确定企业所生产的每种水产食品是否有存在影响食品安全的危害以及明确企业为控制危害所采取的预防措施。影响食品安全的危害可能发生在企业的内外环境中，包括原辅料的来源、生产设施及加工过程、销售和贮存方式等。

根据生产工艺和产品特性将需要控制的、可能影响消费者健康的显著危害列入附录 A 的表中，并提出可能产生并需要控制的物理、化学和生物学方面的危害以及不同危害发生的可能性和造成的后果的严重性。

对危害的判别应依据国家或主管部门的质量、卫生法规、标准、规范及专业知识与经验，也可根据最新的病情报告、科学报告等信息。

12.4 确定关键控制点及危害的预防措施

明确控制危害的预防措施，根据关键控制点的确定原则确定产品生产过程中的关键控制点，并在附录 A（标准的附录）中列出。

12.5 确定关键控制点的临界值

依据有关法规、标准、规范、技术文献和实践经验等确定关键控制点上的临界值，以确保危害得到控制。临界值可以是产品安全限量指标，或是保证产品安全的生产过程控制因素如温度、时间等。

水产食品的各项卫生指标应符合本标准附录 C（标准的附录）的要求。

12.6 对关键控制点的监控

根据危害的性质确定监控对象、监控方式、频度及监控人员。

12.7 关键控制点失控后的纠正措施

当某关键控制点失控时加工者应判断其对产品危害的程度，制订出监控结果偏

离临界值时所必须采用的纠正措施。纠正措施可包括：暂停生产、消除故障、产品返工；危害不能消除时，产品可否转为其他用途；若危害既不能消除、产品也不可转用、确定其处理措施。

所有的纠正措施应确保：失控的原因得到纠正、不会因失控而使有害于人类健康的劣质产品进入流通市场。

12.8　HACCP 体系运行情况的验证

应对 HACCP 体系的运行情况进行定期或不定期的验证。目的是：已确定实施的 HACCP 计划是否适合本工厂，该 HACCP 是否有效执行，HACCP 执行后是否减少了与产品有关的风险。

12.8.1　验证活动可按附录 D（提示的附录）规定的程序进行，验证的重点包括：

a. 已颁布实施的 HACCP 计划的适用性：当加工原料或原料来源、加工方法或科技等发生变化时要重新评价，发现问题应及时予以修改。

b. 检查关键控制点的监控记录、纠正措施记录、监控仪器校正记录及成品、半成品的检验记录是否完整、规范、可靠。

c. 标准卫生操作规范的执行情况。

12.8.2　对验证发现的问题需要采取纠正措施时，应按本标准 12.7 进行。

12.9　程序文件与记录及其保存

12.9.1　程序文件

HACCP 各程序应形成文件，内容包括危害分析、关键控制点的确定、临界限的确定等。

12.9.2　记录包括内容

HACCP 实施过程中应有各关键控制点监控记录、偏离或失控与纠正措施的记录，还有验证 HACCP 体系正常运转的记录、HACCP 体系修改的记录。

12.9.3　记录表格式的一般要求

记录一般应包括加工者的名称、地址，记录的事件、时间、地点（工序）、操作者、负责人员的签名，分类标识及其它有关信息。

12.9.4　记录保存

记录格式应规范，并作为质量文件存档，所有记录应按制度由专人和指定机构负责保存。

文件的保存期限应以有关规定或协议而定。记录一般存放二年。

12.10　人员培训

企业应制订 HACCP 培训计划对每个环节所涉及的人员进行有针对性的技术培训，同时不定期地组织 HACCP 计划内容的学习，增强危害控制意识。并记录培训内容和过程。

13　HACCP 计划

13.1　HACCP 计划是企业实行以 HACCP 原则为基础的质量保证体系的书面文件。

当上述危害分析表明存在一个或多个影响食品安全的危害，企业应制订书面文件的 HACCP 计划，认真执行。每个产品都应有相应的包含了加工全过程的危害分析，若不存在影响食品安全的关键控制点，则不必制定 HACCP 计划，只提供潜在危害分析表即可；如果存在影响食品安全的关键控制点，则应制定相应的 HACCP 计划。

当不同的产品其危害、关键控制点、临界值及所采取的各种措施都雷同时，其 HACCP 计划可合并为一个。

13. 2　水产品 HACCP 计划的内容

13. 2. 1　概况

企业（公司）名称、地址、电话号码、传真号、邮政编码等。

企业简介。

企业形象标志，商标等及企业认为有必要提供的其他基本情况。

HACCP 计划编号；主管人的签发及批准日期和实施日期。

HACCP 小组成员名单；HACCP 计划负责人；制订 HACCP 计划人员名单及其职责。

13. 2. 2　产品简要介绍

应列出企业各种、各类、各系列产品的名称（中英文对照）、性状、形态、使用须知及其特点等。

产品包装形式，保存、贮藏要点，保存期、保质期的规定。

产品工艺流程图及描述、产品配方。

13. 2. 3　HACCP 计划一览表

HACCP 计划一览表是 HACCP 计划的核心，它至少要包括有本标准 12. 3 ~ 12. 10 列出的内容，按本标准的附录 B 格式及要求编写。

13. 3　标准卫生操作规范

13. 3. 1　加工企业应当按本标准第一篇中 9 条的要求有重点地建立并实施一个书面的标准卫生操作规范，规定应如何满足要求监控的卫生条件和操作。标准卫生操作规范应附在 HACCP 计划后。

13. 3. 2　卫生控制记录。每个加工者应保留证明上述所列情况的监控与改善的卫生控制记录。这些记录应符合 HACCP 计划对记录的要求。

13. 4　HACCP 计划的批准

13. 4. 1　HACCP 计划应由企业最高管理者签发，批准实施。以确保该计划能被企业接受并认真执行。

13. 4. 2　当在实施过程中发现 HACCP 计划与现行法规、标准及生产实际有不适应之处时应予以修订，修订过的 HACCP 计划的批准者仍为企业最高管理者，修订后的 HACCP 计划应及时组织有关人员进行培训。

附录 A（标准的附录）

潜在危害分析表

产品名称：________________

企业名称：________________

原辅料或加工贮运工序	危害									发生危害的可能性及严重性	判断显著危害的理由	预防措施	是否关键控制点
	天然毒素	微生物污染	化学污染	农药	药物残留	组胺类毒素或其他类型的毒素	寄生虫	直接或间接使用未经批准的食品添加剂或者色素	物理性危害				

签批：________________

日期：________________

附录 B（标准的附录）

HACCP 计划一览表

企业名称：________________

企业地址：________________

产品名称：________________

产品分类特征：________________

销售和贮存方法：________________

预期使用和消费者：________________

0	1	2	3	4	5	6	7	8	9	10
工序	关键控制点（CCP）	显著危害	对于每个预防措施的临界值	监控				纠正措施	验证程序和频度	记录
				对象	方法	频度	人员			

工厂管理员签字：________________ 页数：________________ 日期：________________

附录 C（标准的附录）

水产品卫生标准及卫生指标一览表

标准名称	卫生项目		要求
GB 2733—1994　海水鱼类卫生标准	挥发性盐基氮	mg/100g	≤30
	组胺：鲐鱼	mg/100g	≤100
	其他鱼类	mg/100g	≤30
	汞	mg/kg	按 GB 2762 规定
	六六六、滴滴涕	mg/kg	按 GB 2763 规定
	无机砷	mg/kg	按 GB 4810 规定
GB 2735—1994 头足类海产品卫生标准	挥发性盐基氮	mg/100g	≤30
	无机砷	mg/kg	按 GB 4810 规定
	六六六、滴滴涕	mg/kg	按 GB 2763 规定
	汞（以 Hg 计）	mg/kg	按 GB 2762 规定
GB 2736—1994　淡水鱼类卫生标准	挥发性盐基氮	mg/100g	≤20
	汞（以 Hg 计）	mg/kg	按 GB 2762 规定
	砷（以 As 计）	mg/kg	按 GB 4810 规定
	氟	mg/kg	按 GB 4809 规定
	六六六、滴滴涕	mg/kg	按 GB 2763 规定
GB 2740—1994　河虾卫生标准	挥发性盐基氮	mg/100g	≤20
	汞（以 Hg 计）	mg/kg	按 GB 2762 规定
	六六六、滴滴涕	mg/kg	按 GB 2763 规定
GB 2741—1994　海虾卫生标准	挥发性盐基氮	mg/100g	≤30
	汞（以 Hg 计）	mg/kg	按 GB 2762 规定
	六六六、滴滴涕	mg/kg	按 GB 2763 规定
	无机砷	mg/kg	按 GB 4810 规定
GB 2742—1994　牡蛎卫生标准	挥发性盐基氮	mg/100g	≤10
	pH		6.2～8.5
	汞（以 Hg 计）	mg/kg	按 GB 2762 规定
	六六六、滴滴涕	mg/kg	按 GB 2763 规定
	无机砷	mg/kg	按 GB 4810 规定
GB 2743—1994　海蟹卫生标准	挥发性盐基氮	mg/100g	≤25
	汞（以 Hg 计）	mg/kg	按 GB 2762 规定
	六六六、滴滴涕	mg/kg	按 GB 2763 规定
	无机砷	mg/kg	按 GB 4810 规定
GB 2744—1994　海水贝类卫生标准	挥发性盐基氮	mg/100g	≤15
	汞（以 Hg 计）	mg/kg	按 GB 2762 规定
	六六六、滴滴涕	mg/kg	按 GB 2763 规定
	无机砷	mg/kg	按 GB 4810 规定

续表

标准名称	卫生项目		要求
GB 16324—1996　海水贝类干制品卫生标准	汞（以 Hg 计）	mg/kg	≤1.0
	无机砷	mg/kg	≤2.0
GB 16328—1996　烤鱼片卫生标准	砷（以 As 计）	mg/kg	≤2.0
	铅（以 Pb 计）	mg/kg	≤0.5
	汞（以 Hg 计）	mg/kg	按 GB 2762 规定
	菌落总数	个/g	≤30 000
	大肠菌群	个/100g	≤30
	致病菌（系指肠道致病菌和致病性球菌）		不得检出
GB 2762—1994　食品中汞限量卫生标准	鱼，其他水产食品	mg/kg	≤0.3，其中甲基汞 0.2 参照鱼的标准
GB 2763—1994　粮食蔬菜等食品中六六六、滴滴涕残留量标准	水产品：六六六	mg/kg	≤2
	滴滴涕	mg/kg	≤1
GB 4809—1984　食品中氟允许量标准	鱼类（淡水）	mg/kg	≤2.0
GB 4810—1994　食品中砷限量卫生标准	总砷：淡水鱼（鲜重计）	mg/kg	≤0.5
	无机砷：海水鱼（鲜重计）	mg/kg	≤0.5
	贝类（鲜重计）	mg/kg	≤1.0
	藻类（干重计）	mg/kg	≤2.0
	甲壳类（鲜重计）	mg/kg	≤1.0
	甲壳类干制品（以干重计）	mg/kg	≤2.0
	其他海产品（以鲜重计）	mg/kg	≤1.0
GB 9674—1988　海产食品中多氯联苯限量卫生标准	海产鱼、虾、贝及藻类食品中多氯联苯	mg/kg	≤0.2
GB 13105—1991　食品中硒限量卫生标准	鱼类（以 Se 计）	mg/kg	≤1.0
GB 13106—1991　食品中锌限量卫生标准	鱼类（以 Zn 计）	mg/kg	≤50
GB 14935—1994　食品中铅限量卫生标准	鱼虾类（以 Pb 计）	mg/kg	≤0.5
GB 14961—1994　食品中铬限量卫生标准	鱼贝类	mg/kg	≤2.0
GB 15199—1994　食品中铜限量卫生标准	水产类（以 Cu 计）	mg/kg	≤50
GB 15201—1994　食品中镉限量卫生标准	肉、鱼（以 Cd 计）	mg/kg	≤0.1

附录 D（标准的附录）
内部质量体系审核

企业为检查自身的质量保证体系是否得到有效的实施而进行内部质量体系审核，以便向管理机构表明申请审核的可行性，并向客户表明本企业产品的可靠性。内部质量体系审核的范围和内容应包括本标准第一篇规定的通用要求及第二篇规定的 HACCP 体系的运行情况。

企业应有内部质量体系审核的程序及计划，并按计划实施内部质量体系审核，并确保内部质量体系审核人员的公正性和独立性。

1　内部质量体系审核的建立

1.1　领导重视是做好内审工作的关键

企业领导应任命质量负责人并建立内审的组织机构负责企业的内部质量体系审核工作。

1.2　质量负责人亲自抓内部质量体系审核工作

质量负责人应是领导层的一位成员，具体领导企业内审工作，质量负责人应当通过职能部门建立内审的组织和程序，培训人员制订计划、实施内部质量体系审核和审批审核报告，当审核组与被审部门发生争执时，应由质量负责人或通过质量负责人报请最高领导进行仲裁，质量负责人还是各部门和职工就质量管理问题向最高领导反映各种意见的重要渠道。

1.3　内部质量体系审核的具体工作需要有一个职能部门来管理

内部质量体系审核是一项长期的正规的工作，需要有一个常设机构来负责进行，一般可由质管办、品质保证部等质量管理部门来承担。

1.4　要组建一支合格的质量体系内部审核员队伍

内部质量体系审核需要一批合格、称职的审核员。内部质量体系审核员应为熟悉业务、了解质量管理的基本知识、有一定的学历、职称和工作经验，为人正直，交流表达能力强，并经过内部质量体系审核员培训且考核合格，被组织领导正式任命的人员。内审员要有一定的数量，并适当分散在各个部门，内审员应了解业务，其审核的范围应与本人无直接关系。

1.5　内部质量体系审核需要有一套正规的程序

质量负责人应组织质量管理部门编制一份“内部质量体系审核程序”，明确内部质量体系审核的目的、范围、执行者和职责以及具体的实施方法。

2　内部质量体系审核计划的准备

质量负责人负责制订内审计划，并报最高领导者批准，计划的修订也由最高领导者批准。

内部质量体系审核一般应编制一份年计划，定期对一个或几个部门进行一次审核，一年内至少使所有部门都覆盖一次，最好覆盖两次，其中对较重要的或问题较多的部门的审核频次可适当增加。

2.1　内部质量体系审核的依据及内容主要包括：

a. 本标准第一篇规定的企业基本条件；

b. 合同、质量计划；

c. 在关键控制点检验监测设备，有目的地抽样，检查记录，检查纠正方案及纠正记录；

d. 审查 HACCP 体系的完整性和准确性，检查所有关键控制点的控制情况、纠正情况、记录情况；

e. 针对外界反馈的信息，做出对 HACCP 体系修改与否以及如何修改的决定。

2.2　组成审核组

由质量负责人在审核前任命审核组长及审核员并组成审核组，审核组一般由2~4人组成，由具不同专长的人员组成，至少有一名熟悉水产品加工生产技术的成员，还应具有审核专业知识和熟悉 HACCP 原理的成员。审核组成员必须是经过培训、被任命的内部质量体系审核员，应与被审核部门无直接的责任关系，但对被审部门的业务要有一定了解，由审核组长全面负责整个审核工作。

2.3　审核前审核小组要编写审核检查表

检查表是审核员进行审核的重要工具，也是审核的重要原始资料，检查表可以明确与审核目标有关样本，使审核程序规范化，使审核目标始终明确，保持审核进度，并作为审核记录存档，减少重复的或不必要的工作量。

检查表的设计要结合受审部门的特点，选择典型的质量问题，依据企业的质量管理制度，抽样应有代表性，并应有可操作性。

3　现场评审

3.1　召开首次会议：首次会议的目的在于

a. 重审审核的目的和范围；

b. 简要介绍审核所采用的方法和程序；

c. 确定审核依据的标准或文件；

d. 落实审核组需要的资料和设施；

e. 落实审核的组织及审核的人员；

f. 澄清审核计划中不明确的内容。

3.2　现场审核

审核组长要控制审核的全过程，包括控制审核计划、审核进度、客观性及审核结果；要相信样本，选择样本要有代表性，应由审核员随机抽样；要依靠检查表；从问题的各种表现形式去寻找客观证据；当发现不合格时，要调查研究到必要的深度；与被审方负责人共同确认事实；始终保持客观、公正和有礼貌。

3.3　不合格项的确定和不合格报告的编写

编写不合格报告是现场审核中最重要的工作，审核中如发现不合格项就应编写不合格报告。其内容包括：受审核部门及负责人姓名、审核员姓名、审核依据、不合格类型、建议采取的纠正措施计划及完成日期、纠正措施完成情况及验证。

3.4　审核结果的汇总分析

对审核过程中的观察结果作汇总分析，以便对受审部门的质量管理工作作总体评价。从发现的不合格项、发展的历史和趋势、从两次内审之间该部门对最终产品质量的影响等方面分析，并总结部门质量工作的优点。汇总分析应及时与受审方负责人沟通并征求他们的意见，力求意见比较一致。

3.5　召开末次会议

在末次会议上，由审核组长说明不合格报告的数量和分类，并按重要程度依次宣读这些不合格报告并要求部门负责人认可事实（在不合格报告上签名），尽快提出纠正措施计划的建议。

审核组长还应就受审部门在确保质量体系的有效运行，实现总的质量目标和本部门的质量目标的有效性方面提出审核组的结论，全面总结该部门的优缺点。

3.6　编写审核报告

审核报告是说明审核结果的正式文件，应由审核组长亲自编写或在审核组长指导下编写。审核报告应如实地反映审核的气氛和内容，审核报告应标有日期和审核组长的签名。主要包括以下内容：审核的目的和范围、审核组成员和受审部门名称及其负责人、审核的日期、审核所依据的文件、不合格项的观察结果（全部不合格报告作为附件附于审核报告之后）、质量体系运行有效性的结论性意见、审核报告的颁发清单。

4　纠正措施

内部质量体系审核目的的重点在于发现质量体系的问题，加以纠正，使质量体系得到不断改进。因此在现场审核完成以及审核报告发表后，审核组和质量负责人（通过质量管理部门）仍要花许多精力促进纠正措施计划的有效实施。

4.1　纠正措施的提出

审核组在现场审核中发现不合格项时，除要求受审部门负责人确认不合格事实外，还要求他们调查分析造成不合格的原因，提出纠正措施的建议，其中包括完成纠正措施的期限。

4.2　纠正措施建议的认可与批准

受审部门负责人提出的纠正措施的建议首先要经过审核组的认可，审查该建议是否针对不合格的原因采取了措施以及纠正措施的可行性及有效性。经过审核员认可的纠正措施还要经过质量负责人的批准，尤其是全局性的纠正措施或牵涉到几个部门的纠正措施，质量负责人还要加以协调甚至请示最高领导后决定。经批准后，纠正措施建议变成正式的纠正措施计划。

4.3　纠正措施计划的实施

内部质量体系审核中对纠正措施计划的实施期限规定视各单位情况而定，一般为15d。

纠正措施实施如发生问题不能按期完成，须由受审部门向质量负责人说明原因，请求延期，质量负责人批准后，应通知质量管理部门修改纠正措施计划。

若在实施中发生困难，一个部门难以解决，应向质量负责人提出，请最高领导解决。

若在实施中，几个有关部门之间对实施问题有争执，难以解决也应提请管理者代表协调或仲裁。

应保存纠正措施实施中的有关记录。

4.4　纠正措施的跟踪和验证

审核组应对纠正措施实施情况进行跟踪，即关心和经常过问纠正措施完成的情况，发现问题及时向质量负责人反映。纠正措施完成后，审核员应对纠正措施完成情况进行验证。

验证内容包括：计划是否按规定日期完成；计划中的各项措施是否都已完成；完成后的效果如何；实施情况是否有记录可查、记录是否按规定编号保存。

如果某些效果要更长时间才能体现，可保留问题待下一次例行审查时再检查。

审核员验证并认为纠正措施计划已完成后，在不合格报告验证一栏中签名，这项不合格项就得到了纠正，内部质量体系审核工作至此全部完成。

附录4　无公害水产品标准目录

GB 18406.4—2001　农产品安全质量　无公害水产品安全要求

GB /T 18407.4—2001　农产品安全质量　无公害水产品产地环境要求

NY 5051—2001　无公害食品　淡水养殖用水水质

NY 5052—2001　无公害食品　海水养殖用水水质

NY 5053—2001　无公害食品　草、青、鲢、鳙、尼罗罗非鱼

NY/T 5054—2002　无公害食品　尼罗罗非鱼养殖技术规范

NY/T 5055—2001　无公害食品　稻田养鱼技术规范

NY 5056—2001　无公害食品　海带

NY/T 5057—2001　无公害食品　海带养殖技术规范

NY 5058—2001　无公害食品　对虾

NY/T 5059—2001　无公害食品　对虾养殖技术规范

NY 5060—2001　无公害食品　大黄鱼
NY/T 5061—2002　无公害食品　大黄鱼养殖技术规范
NY 5062—2001　无公害食品　海湾扇贝
NY/T 5063—2001　无公害食品　海湾扇贝养殖技术规范
NY 5064—2001　无公害食品　中华绒螯蟹
NY/T 5065—2001　无公害食品　中华绒螯蟹养殖技术规范
NY 5066—2001　无公害食品　中华鳖
NY/T 5067—2002　无公害食品　中华鳖养殖技术规范
NY 5068—2001　无公害食品　鳗鲡
NY/T 5069—2002　无公害食品　鳗鲡池塘养殖技术规范
NY 5070—2002　无公害食品　水产品中渔药残留限量
NY 5071—2002　无公害食品　渔用药物使用准则
NY 5072—2002　无公害食品　渔用配合饲料安全限量
NY 5073—2001　无公害食品　水产品中有毒有害物质限量
NY 5152—2002　无公害食品　大菱鲆
NY/T 5153—2002　无公害食品　大菱鲆养殖技术规范
NY 5154—2002　无公害食品　近江牡蛎
NY/T 5155—2002　无公害食品　近江牡蛎养殖技术规范
NY 5156—2002　无公害食品　牛蛙
NY/T 5157—2002　无公害食品　牛蛙养殖技术规范
NY 5158—2002　无公害食品　罗氏沼虾
NY/T 5159—2002　无公害食品　罗氏沼虾养殖技术规范
NY 5160—2002　无公害食品　虹鳟
NY/T 5161—2002　无公害食品　虹鳟养殖技术规范
NY 5162—2002　无公害食品　三疣梭子蟹
NY/T 5163—2002　无公害食品　三疣梭子蟹养殖技术规范
NY 5164—2002　无公害食品　乌鳢
NY/T 5165—2002　无公害食品　乌鳢养殖技术规范
NY 5166—2002　无公害食品　鳜
NY/T 5167—2002　无公害食品　鳜养殖技术规范
NY 5168—2002　无公害食品　黄鳝
NY/T 5169—2002　无公害食品　黄鳝养殖技术规范
NY 5170—2002　无公害食品　克氏螯虾
NY 5171—2002　无公害食品　海蜇
NY 5172—2002　无公害食品　水发水产品

附录5　水产养殖允许用药名录

一、抗微生物药

（一）抗生素

β-内酰胺类（青霉素类）

序号	药品通用名称	出处
1	注射用青霉素钠	兽药典-兽药使用指南（化学药品卷）

氨基糖苷类

序号	药品通用名称	出处
2	注射用硫酸链霉素	兽药典-兽药使用指南（化学药品卷）
3	注射用复方硫酸庆大霉素	农业部784号公告
4	硫酸新霉素粉	农业部627号公告

四环素类

序号	药品通用名称	出处
5	盐酸多西环素粉	农业部627号公告

酰胺醇类

序号	药品通用名称	出处
6	甲砜霉素粉	兽药典-兽药使用指南（化学药品卷）
7	甲砜霉素粉	农业部627号公告
8	复方氟苯尼考粉	农业部910号公告
9	氟苯尼考粉	兽药典-兽药使用指南（化学药品卷）
10	氟苯尼考粉	农业部627号公告

大环内酯类

序号	药品通用名称	出处
11	红霉素片	兽药典-兽药使用指南（化学药品卷）
12	硫氰酸红霉素可溶性粉	兽药典-兽药使用指南（化学药品卷）

（二）合成抗菌药

磺胺类药物

序号	药品通用名称	出处
13	磺胺间甲氧嘧啶片	兽药典-兽药使用指南（化学药品卷）
14	磺胺对甲氧嘧啶片	兽药典-兽药使用指南（化学药品卷）
15	复方磺胺嘧啶粉	农业部627号公告
16	复方磺胺二甲嘧啶粉Ⅱ型	农业部627号公告
17	复方磺胺甲噁唑粉	农业部627号公告

续表

18	复方磺胺二甲嘧啶粉Ⅰ型	农业部627号公告
19	磺胺间甲氧嘧啶钠粉	农业部627号公告
20	磺胺二甲嘧啶片	兽药典－兽药使用指南（化学药品卷）
21	磺胺噻唑片	兽药典－兽药使用指南（化学药品卷）
22	甲氧卞啶片（抗菌增效剂）	兽药典－兽药使用指南（化学药品卷）

喹诺酮类药

序号	药品通用名称	出处
23	恩诺沙星粉	农业部627号公告
24	乳酸诺氟沙星可溶性粉	农业部627号公告
25	盐酸沙拉沙星可溶性粉	农业部627号公告
26	诺氟沙星粉	农业部627号公告
27	烟酸诺氟沙星预混剂	农业部627号公告
28	诺黄散	农业部627号公告
29	诺氟沙星、盐酸小檗碱预混剂	兽药典－兽药使用指南（化学药品卷）
30	诺氟沙星、盐酸小檗碱预混剂	农业部627号公告
31	恩诺沙星片	兽药典－兽药使用指南（化学药品卷）
32	嘿喹酸	兽药典－兽药使用指南（化学药品卷）
33	嘿喹酸散	兽药典－兽药使用指南（化学药品卷）
34	嘿喹酸混悬溶液	兽药典－兽药使用指南（化学药品卷）
35	嘿喹酸溶液	兽药典－兽药使用指南（化学药品卷）
36	复方嘿喹酸粉	农业部910号公告
37	氟甲喹粉	农业部474号公告
38	盐酸环丙沙星、盐酸小檗碱预混剂	兽药典－兽药使用指南（化学药品卷）
39	维生素C磷酸酯镁、盐酸环丙沙星预混剂	兽药典－兽药使用指南（化学药品卷）

其他合成抗菌药

序号	药品通用名称	出处
40	大蒜素粉	农业部910号公告

二、杀虫驱虫药

（一）抗原虫药

续表

序号	药品通用名称	出处
41	硫酸铜、硫酸亚铁粉、氧化铁粉	农业部910号公告
42	硫酸锌	兽药典－兽药使用指南（化学药品卷）
43	硫酸锌粉	农业部627号公告
44	复方硫酸锌粉Ⅰ型	农业部627号公告
45	复方硫酸锌粉Ⅱ型	农业部627号公告
46	硫酸铜、硫酸亚铁粉Ⅰ型	农业部627号公告
47	盐酸氯苯胍粉	农业部627号公告
48	地克珠利预混剂	农业部627号公告

（二）驱杀蠕虫药

序号	药品通用名称	出处
49	敌百虫溶液	农业部910号公告
50	阿维菌素溶液	农业部910号公告
51	复方甲苯咪唑粉	兽药典－兽药使用指南（化学药品卷）
52	盐酸左旋咪唑片	兽药典－兽药使用指南（化学药品卷）
53	阿苯达唑粉	农业部627号公告
54	吡喹酮预混剂	农业部627号公告
55	复方阿苯达唑粉	农业部627号公告
56	甲苯咪唑溶液	农业部627号公告
57	伊维菌素溶液	农业部910号公告
58	精制敌百虫粉	农业部627号公告

（三）杀寄生甲壳动物药

序号	药品通用名称	出处
59	辛硫磷溶液	农业部910号公告
60	溴氰菊酯溶液	农业部910号公告
61	氰戊菊酯溶液	农业部910号公告
62	敌百虫、辛硫磷粉	农业部627号公告
63	氯氰菊酯溶液	农业部627号公告
64	精制马拉硫磷溶液	农业部627号公告

三、消毒制剂

（一）醛类

序号	药品通用名称	出处
65	戊二醛溶液	农业部627号公告

续表

(二) 卤素类

序号	药品通用名称	出处
66	含氯石灰	兽药典－兽药使用指南（化学药品卷）
67	含氯石灰	农业部627号公告
68	蛋氨酸碘	兽药典－兽药使用指南（化学药品卷）
69	蛋氨酸碘粉	兽药典－兽药使用指南（化学药品卷）
70	蛋氨酸碘溶液	兽药典－兽药使用指南（化学药品卷）
71	复合亚氯酸钠	兽药典－兽药使用指南（化学药品卷）
72	二氯异氰脲酸钠粉	农业部627号公告
73	高碘酸钠溶液	农业部627号公告
74	聚维酮碘粉	农业部627号公告
75	聚维酮碘溶液	兽药典－兽药使用指南（化学药品卷）
76	聚维酮碘溶液	农业部627号公告
77	三氯异氰脲酸片	农业部627号公告
78	三氯异氰脲酸粉	农业部627号公告
79	三氯异氰脲酸粉	兽药典－兽药使用指南（化学药品卷）
80	溴氯海因粉	农业部627号公告
81	复合碘溶液	农业部627号公告
82	次氯酸钠溶液	农业部627号公告
83	碘附（Ⅰ）	农业部850号公告
84	二氧化氯（Ⅰ）	农业部850号公告
85	二氧化氯	农业部850号公告
86	复合氯酸钠	农业部850号公告
87	复合亚氯酸钠粉Ⅱ	农业部850号公告
88	复合亚氯酸钠（Ⅳ）	农业部850号公告
89	复合亚氯酸钠（Ⅴ）	农业部850号公告
90	复合亚氯酸钠Ⅰ	农业部850号公告
91	复合亚氯酸钠Ⅲ	农业部850号公告
92	复合亚氯酸钠溶液（Ⅰ）	农业部850号公告
93	复合亚氯酸钠溶液（Ⅲ）	农业部850号公告
94	癸甲溴铵、碘溶液	农业部850号公告

(三) 季铵盐类

序号	药品通用名称	出处
95	苯扎溴铵溶液	农业部627号公告

(四) 氧化物

续表

序号	药品通用名称	出处
96	高锰酸钾	兽药典－兽药使用指南（化学药品卷）

（五）盐类

序号	药品通用名称	出处
97	碳酸氢钠片	兽药典－兽药使用指南（化学药品卷）

（六）其他

序号	药品通用名称	出处
98	戊二醛、苯扎溴铵溶液	农业部910号公告

四、中药

序号	药品通用名称	出处
99	肝胆利康散	农业部627号公告
100	山青五黄散	农业部627号公告
101	双黄苦参散	农业部627号公告
102	板蓝根大黄散	农业部627号公告
103	双黄白头翁散	农业部627号公告
104	百部贯众散	农业部627号公告
105	青板黄柏散	农业部627号公告
106	蒲甘散	农业部627号公告
107	大黄芩蓝散	农业部627号公告
108	清健散	农业部627号公告
109	青莲散	农业部627号公告
110	鱼肝宝散	农业部627号公告
111	六味黄龙散	农业部627号公告
112	三黄散	农业部627号公告
113	柴黄益肝散	农业部627号公告
114	首乌散	农业部627号公告
115	川楝陈皮散	农业部627号公告
116	六味地黄散	农业部627号公告
117	五倍子末	农业部627号公告
118	芪参免疫散	农业部627号公告
119	龙胆泻肝散	农业部627号公告
120	南板蓝根末	农业部627号公告
121	板蓝根末	农业部627号公告

续表

122	十大功劳末	农业部627号公告
123	地锦草末	农业部627号公告
124	青蒿末	农业部627号公告
125	大黄末	农业部627号公告
126	烂鳃灵散	农业部627号公告
127	虎黄溶液	农业部627号公告
128	苦参末	农业部627号公告
129	雷丸槟榔散	农业部627号公告
130	五倍大青散	农业部627号公告
131	脱壳促长散	农业部627号公告
132	利胃宝	农业部627号公告
133	根莲解毒散	农业部627号公告
134	健鱼灵散	农业部627号公告
135	芪藻散	农业部627号公告
136	扶正解毒散	农业部627号公告
137	黄连解毒散	农业部627号公告
138	苍术香连散	农业部627号公告
139	加减消黄散	农业部627号公告
140	驱虫散	农业部627号公告
141	清热散	农业部627号公告
142	穿心莲末	农业部627号公告
143	大黄五倍子散	农业部627号公告
144	穿梅三黄散	农业部627号公告
145	七味板蓝根散	农业部627号公告
146	青连白贯散	农业部627号公告
147	银翘板蓝根散	农业部627号公告
148	大黄解毒散	农业部894号公告
149	黄芩苦参散	农业部894号公告
150	苦参百部散	农业部894号公告
151	虾蟹脱壳促长素	兽药典－兽药使用指南（化学药品卷）
152	蚌毒灵散	兽药典－兽药使用指南（化学药品卷）
153	连翘解毒散	农业部894号公告
154	大黄末	兽药典－兽药使用指南（化学药品卷）
155	虾康颗粒	国家兽药质量标准（2003版）

续表

五、调节水生动物代谢或生成的药物

（一）激素

序号	药品通用名称	出处
156	注射用促黄体素释放激素 A2	兽药典－兽药使用指南（化学药品卷）
157	注射用促黄体素释放激素 A3	兽药典－兽药使用指南（化学药品卷）
158	注射用复方绒促性素 A 型	农业部 784 号公告
159	注射用复方鲑鱼促性腺激素释放激素类似物	农业部 865 号公告
160	注射用复方绒促性素 B 型	农业部 784 号公告

（二）维生素

序号	药品通用名称	出处
161	维生素 C 钠粉	农业部 627 号公告
162	维生素 K3 粉	农业部 627 号公告
163	维生素 AD 油	兽药典－兽药使用指南（化学药品卷）

（三）微量元素

序号	药品通用名称	出处
164	亚硒酸钠维生素 E 预混剂	兽药典－兽药使用指南（化学药品卷）
165	硫酸亚铁	兽药典－兽药使用指南（化学药品卷）

（四）诱食剂

序号	药品通用名称	出处
166	盐酸甜菜碱预混剂	农业部 627 号公告

六、环境改良剂

序号	药品通用名称	出处
167	腐植酸钠溶液	农业部 627 号公告
168	过硼酸钠粉	农业部 627 号公告
169	过碳酸钠	农业部 627 号公告
170	过氧化钙粉	农业部 627 号公告
171	过氧化氢溶液	农业部 627 号公告
172	硫代硫酸钠粉	农业部 627 号公告
173	硫酸铝粉	农业部 627 号公告
174	硫酸铝钾粉	农业部 627 号公告

续表

175	扑草净粉	农业部627号公告
176	氯硝柳胺粉	农业部627号公告

七、水产用疫苗

序号	药品通用名称	出处
177	草鱼出血病灭活疫苗	兽药典－兽药使用指南（生物制品卷）
178	鱼嗜水气单胞菌败血症灭活疫苗	兽药典－兽药使用指南（生物制品卷）
179	牙鲆鱼溶藻弧菌、鳗弧菌、迟缓爱德华菌病多联抗独特型抗体疫苗	农业部750号公告

备注：兽药典（2005版）－兽药使用指南（化学卷）中将（1）红霉素片、（2）硫氰酸红霉素可溶性粉、（3）盐酸环丙沙星、盐酸小檗碱预混剂、（4）维生素C磷酸酯镁、盐酸环丙沙星预混剂列为水产养殖用药名录，但在《无公害食品　渔用药物使用准则》中将红霉素、环丙沙星列入禁用药物。

附录6　中国水产品污染物残留限量指标

污染物名称	产品名称	法规/标准名称	法规/标准编号	最高限量
131碘	肉鱼虾类	食品中放射物质限制浓度标准	GB 14882—1994	4.7×10^{2}Bq/kg
137铯	肉鱼虾类	食品中放射物质限制浓度标准	GB 14882—1994	8×10^{2}Bq/kg
147钷	肉鱼虾类	食品中放射物质限制浓度标准	GB 14882—1994	2.4×10^{4}Bq/kg
210钋	肉鱼虾类	食品中放射物质限制浓度标准	GB 14882—1994	1.5×10Bq/kg
223镭	肉鱼虾类	食品中放射物质限制浓度标准	GB 14882—1994	2.1×10Bq/kg
226镭	肉鱼虾类	食品中放射物质限制浓度标准	GB 14882—1994	3.8×10Bq/kg
239钚	肉鱼虾类	食品中放射物质限制浓度标准	GB 14882—1994	10Bq/kg
3氢	肉鱼虾类	食品中放射物质限制浓度标准	GB 14882—1994	6.5×10^{5}Bq/kg
89锶	肉鱼虾类	食品中放射物质限制浓度标准	GB 14882—1994	2.9×10^{3}Bq/kg
90锶	肉鱼虾类	食品中放射物质限制浓度标准	GB 14882—1994	2.9×10^{2}Bq/kg
N—二甲基亚硝胺	海产品	食品中污染物限量	GB 2762—2005	4（MLs）（ug/kg）
N—二乙基亚硝胺	海产品	食品中污染物限量	GB 2762—2005	7（MLs）（ug/kg）
亚硝酸盐	鱼类	食品中污染物限量	GB 2762—2005	3（mg/kg）
PCB138 PCB153	仅适用于海水产品	鲜、冻动物性水产品卫生标准	GB 2733—2005	0.5/（mg/kg）
	海产鱼、贝、虾及藻类食品（可食部分）	食品中污染物限量	GB 2762—2005	

续表

污染物名称	产品名称	法规/标准名称	法规/标准编号	最高限量
多氯联苯	鲜海带、裙带菜、紫菜	无公害食品 海藻	NY 5056—2005	0.2（mg/kg）
	对虾	无公害食品 对虾	NY 5058—2001	
	海湾扇贝	无公害食品 海湾扇贝	NY 5062—2001	
	中华鳖	无公害食品 中华鳖	NY 5066—2001	
多氯联苯（以PCB28，PCB52，PCB101，PCB118，PCB138，PCB153，PCB180总和计）	海产品	无公害食品 水产品中有毒有害物质限量	NY 5073—2006	2（mg/kg）
	仅适用于海水产品	鲜、冻动物性水产品卫生标准	GB 2733—2005	
	海产鱼、贝、虾以及藻类食品（可食部分）	食品中污染物限量	GB 2762—2005	
氟	淡水鱼类	农产品安全质量无公害水产品安全要求	GB 18406.4—2001	2.0mg/kg
		食品中污染物限量	GB 2762—2005	
		无公害食品 普通淡水鱼	NY 5053—2005	
		无公害食品 水产品中有毒有害物质限量	NY 5073—2006	
腹泻性贝类毒素	海湾扇贝	无公害食品 海湾扇贝	NY 5062—2001	不得检出
	贝类	无公害食品 水产品中有毒有害物质限量	NY 5073—2006	
镉	鱼类	鲜、冻动物性水产品卫生标准	GB 2733—2005	0.1（mg/kg）
		食品中污染物限量	GB 2762—2005	
		无公害食品 水产品中有毒有害物质限量	NY 5073—2006	
	水产品	农产品安全质量无公害水产品安全要求	GB 18406.4—2001	
	淡水鱼	无公害食品 普通淡水鱼	NY 5053—2005	
	石首鱼	无公害食品 石首鱼	NY 5060—2005	
	鳗鲡	无公害食品 鳗鲡	NY 5068—2001	
	淡水蟹	无公害食品 淡水蟹	NY 5064—2005	0.5（mg/kg）
	中华鳖（甲壳类）	无公害食品 中华鳖	NY 5066—2001	
	甲壳类	无公害食品 水产品中有毒有害物质限量	NY 5073—2006	

续表

污染物名称	产品名称	法规/标准名称	法规/标准编号	最高限量
镉	鲜海带、裙带菜、紫菜	无公害食品 海藻	NY 5056—2005	1.0（mg/kg）
	海湾扇贝（软体动物）	无公害食品 海湾扇贝	NY 5062—2001	
	中华鳖（软体动物）	无公害食品 中华鳖	NY 5066—2001	
	软体动物	无公害食品 水产品中有毒有害物质限量	NY 5073—2006	
铬	鱼贝类	食品中污染物限量	GB 2762—2005	2.0（mg/kg）
	鳗鲡	无公害食品 鳗鲡	NY 5068—2001	
	水产品	农产品安全质量无公害水产品安全要求	GB 18406.4—2001	0.1（mg/kg）
汞	鲜海带、裙带菜、紫菜	无公害食品 海藻	NY 5056—2005	1.0（mg/kg）
	海湾扇贝	无公害食品 海湾扇贝	NY 5062—2001	
	鳗鲡	无公害食品 鳗鲡	NY 5068—2001	
	淡水鱼	无公害食品 普通淡水鱼	NY 5053—2005	0.5（mg/kg）
	对虾	无公害食品 对虾	NY 5058—2001	
	石首鱼	无公害食品 石首鱼	NY 5060—2005	
	淡水蟹	无公害食品 淡水蟹	NY 5064—2005	
	中华鳖	无公害食品 中华鳖	NY 5066—2001	
磺胺类（总量）	淡水鱼	无公害食品 普通淡水鱼	NY 5053—2005	100（μg/kg）
	石首鱼	无公害食品 石首鱼	NY 5060—2005	
挥发性盐基氮（不适用于活的水产品）	海水鱼、虾、头足类	鲜、冻动物性水产品卫生标准	GB 2733—2005	30（mg/100g）
	海蟹	鲜、冻动物性水产品卫生标准	GB 2733—2005	25（mg/100g）
	淡水鱼、虾	鲜、冻动物性水产品卫生标准	GB 2733—2005	20（mg/100g）
	海水贝类	鲜、冻动物性水产品卫生标准	GB 2733—2005	15（mg/100g）
	湟鱼、牡蛎	鲜、冻动物性水产品卫生标准	GB 2733—2005	10（mg/100g）

续表

污染物名称	产品名称	法规/标准名称	法规/标准编号	最高限量
甲基汞	食肉鱼	鲜、冻动物性水产品卫生标准	GB 2733—2005	1.0（mg/kg）
		食品中污染物限量	GB 2762—2005	
		无公害食品 水产品中有毒有害物质限量	NY 5073—2006	
	其他动物性水产品	鲜、冻动物性水产品卫生标准	GB 2733—2005	0.5（mg/kg）
	非食肉鱼及其他水产品	食品中污染物限量	GB 2762—2005	
	海湾扇贝	无公害食品 海湾扇贝	NY 5062—2001	
	鳗鲡	无公害食品 鳗鲡	NY 5068—2001	
	所有水产品	无公害食品 水产品中有毒有害物质限量	NY 5073—2006	
麻痹性贝类毒素	海湾扇贝	无公害食品 海湾扇贝	NY 5062—2001	80μg/kg
	贝类	无公害食品 水产品中有毒有害物质限量	NY 5073—2006	
铅	鱼类	食品中污染物限量	GB 2762—2005	0.5（mg/kg）
	水产品	农产品安全质量无公害水产品安全要求	GB 18406.4—2001	
	鱼类	鲜、冻动物性水产品卫生标准	GB 2733—2005	
	淡水鱼	无公害食品 普通淡水鱼	NY 5053—2005	
	鲜海带、裙带菜、紫菜	无公害食品 海藻	NY 5056—2005	
	对虾	无公害食品 对虾	NY 5058—2001	
	石首鱼	无公害食品 石首鱼	NY 5060—2005	
	海湾扇贝	无公害食品 海湾扇贝	NY 5062—2001	
	淡水蟹	无公害食品 淡水蟹	NY 5064—2005	
	中华鳖	无公害食品 中华鳖	NY 5066—2001	
	鳗鲡	无公害食品 鳗鲡	NY 5068—2001	
	鱼类、甲壳类	无公害食品 水产品中有毒有害物质限量	NY 5073—2006	0.5mg/100g
	贝类、头足类	无公害食品 水产品中有毒有害物质限量	NY 5073—2006	1.0mg/100g

续表

污染物名称	产品名称	法规/标准名称	法规/标准编号	最高限量
砷	水产品	农产品安全质量无公害水产品安全要求	GB 18406.4—2001	按 GB 4810 执行
	淡水鱼	无公害食品 普通淡水鱼	NY 5053—2005	0.5（mg/kg）
	淡水蟹	无公害食品 淡水蟹	NY 5064—2005	
	中华鳖	无公害食品 中华鳖	NY 5066—2001	
	淡水鱼	无公害食品 水产品中有毒有害物质限量	NY 5073—2001	0.5mg/100g
天然钍	肉鱼虾类	食品中放射物质限制浓度标准	GB 14882—1994	3.6mg/kg
天然铀	肉鱼虾类	食品中放射物质限制浓度标准	GB 14882—1994	5.4mg/kg
铜	水产品	食品中铜限量卫生标准	GB 15199—1994	50（mg/kg）
		农产品安全质量无公害水产品安全要求	GB 18406.4—2001	
	对虾	无公害食品 对虾	NY 5058—2001	
	海湾扇贝	无公害食品 海湾扇贝	NY 5062—2001	
	鳗鲡	无公害食品 鳗鲡	NY 5068—2001	
	所有水产品	无公害食品 水产品中有毒有害物质限量	NY 5073—2006	50mg/100g
无机砷	鱼类	鲜、冻动物性水产品卫生标准	GB 2733—2005	0.1（mg/kg）
		食品中污染物限量	GB 2762—2005	
		无公害食品 水产品中有毒有害物质限量	NY 5073—2006	
	其他动物性水产品	鲜、冻动物性水产品卫生标准	GB 2733—2005	0.5（mg/kg）
		无公害食品 水产品中有毒有害物质限量	NY 5073—2006	
	贝类、虾蟹类、其他水产食品（以鲜重计）	食品中污染物限量	GB 2762—2005	
	石首鱼	无公害食品 石首鱼	NY 5060—2005	
	鳗鲡	无公害食品 鳗鲡	NY 5068—2001	
	贝类及虾蟹类（以干重计）	食品中污染物限量	GB 2762—2005	1.0（mg/kg）
	鲜海带、裙带菜、紫菜	无公害食品 海藻	NY 5056—2005	
	对虾	无公害食品 对虾	NY 5058—2001	
	海湾扇贝	无公害食品 海湾扇贝	NY 5062—2001	
	藻类（干重计）	食品中污染物限量	GB 2762—2005	1.5（mg/kg）

续表

污染物名称	产品名称	法规/标准名称	法规/标准编号	最高限量
硒	鱼类	食品中污染物限量	GB 2762—2005	1.0mg/100g
锌	鱼类	食品中锌限量卫生标准	GB 13106—1991	50（mg/kg）
总汞	水产品	农产品安全质量无公害水产品安全要求	GB 18406.4—2001	0.3（其中甲基汞0.2）（mg/kg）
组胺	鲐鱼	鲜、冻动物性水产品卫生标准	GB 2733—2005	100（mg/100g）
	鲐鲹鱼类	无公害食品 水产品中有毒有害物质限量	NY 5073—2006	
	其他鱼类	鲜、冻动物性水产品卫生标准	GB 2733—2005	30（mg/100g）
	其他海水鱼类	无公害食品 水产品中有毒有害物质限量	NY 5073—2006	
石油烃	鲜活水产品	无公害食品 水产品中有毒有害物质限量	NY 5073—2006	15（mg/kg）

附录7　英文缩略语表

简写	全　称	中　文
ADI	Acceptable Daily Intake	每日允许摄入量
ASP	Amnesic Shellfish Poisoning	健忘性或失忆性贝毒
CAC	Codex Alimentarius Commission	食品法典委员会
CCP	Critical Control Point	关键控制点
CFP	Ciguatera Fish Poisoning	西加鱼毒
DSP	Diarrhetic Shellfish Poisoning	腹泻性贝毒
EC	European Commission	欧洲委员会
ELISA	Enzyme Linked Immunosorbent Assay	酶联免疫检验法
EPA	Enviromental Protection Agency	环境保护局（美）
FAO	Food and Agriculture Organization	联合国粮食和农业组织
FDA	Food and Drug Administration	食品与药物管理局（美）
GMP	Good Manufacturing Practice	良好操作规范
GRAS	General Recognized As Safe	公认安全物
HACCP	Hazard Analysis and Critical Control Point	危害分析与关键控制点
IAEA	International Atomic Energy Agency	国际原子能机构
ISO	International Standard Organism	国际标准化组织

续表

简写	全 称	中 文
LD_{50}	Lethal Dose 50%	半数致死量
MLD	Median Lethal Dose	半数致死量
MNL	Maximum Non - effect Level	最大无作用剂量
MRL	Maximum Residue Level	最高残留限量
NOAA	National Oceanic and Atmospheric Administration	（美国）国家海洋大气局
NOEL	No Observable Effect Level	无作用水平
NSP	Neurotoxic Shellfish Poisoning	神经性贝毒
PAHs	Polycyclic Aromatic Hydrocarbons	多环芳烃
PCBs	Poly Chlorinated Biphenyls	多氯联苯
PSP	Paralytic Shellfish Poisoning	麻痹性贝毒
RDI	Recommended Daily Intake	每日推荐摄入量
SPS	Sanitary and PhytoSanitary	卫生与植物卫生措施
SSOP	Sanitation Standard Operating Procedure	卫生标准操作程序
TTX	Tetrodotoxin	河豚毒素
WHO	World Health Organization	世界卫生组织

参 考 文 献

1. 王淑芳，赖建辉．二噁英污染及其预防措施．饲料工业，2002，(11)：22
2. 杨先乐，蔡完其．我国渔药的研究和生产．水利渔业，1998，1：23~24
3. 陈炳卿，刘志诚，王茂起．现代食品卫生学．北京：人民卫生出版社，2001
4. 沈月新．水产食品学．北京：中国农业出版社，2001
5. 曾庆孝，许喜林．食品生产的危害分析与关键控制点（HACCP）原理与应用，广州：华南理工大学出版社，2000
6. 刘谦，朱鑫泉，生物安全．北京：科学出版社，2001
7. Norman G. Marriott 著．食品卫生原理．钱和，华小娟译．北京：中国轻工业出版社，2001
8. 彭志英．食品生物技术．北京：中国轻工业出版社，1999
9. 李艳．发酵工业概论．北京：中国轻工业出版社，1999
10. 顾国贤．酿造酒工艺学．北京：中国轻工业出版社，1996
11. 曾庆孝．食品加工保藏原理．北京：化学工业出版社，2002
12. 钱和，王文捷，姚卫蓉等．HACCP 原理与实施．北京：中国轻工业出版社，2003
13. 食品卫生学编学组．食品卫生学．北京：轻工业出版社，1991
14. 赵晋府主编．食品工艺学（第二版）．北京：中国轻工业出版社，2003
15. G. M. Hall 著．夏文水等译，水产品加工技术，北京：中国轻工业出版社，2002
16. Robert V. Decareau，Microwaves in the Food Processing Industry，Academic Press Lncc，1985
17. R. V. Decareau and R. A. Peterson，Microwave Processing and Engineering，Ellis Horwood Ltd，1986
18. 姜愧，如国软．微波高频对健康的影响与生物学效应．北京：人民卫生出版社，1985
19. 吴大传．微波卫生学原理．北京：劳动人事出版社，1984
20. 邱伟芬．照射食品的安全性探讨．食品科技，1999，2：49~50
21. 黄探根，黄荣敏．辐照食品的食用安全性．杭州食品科技．1993，1：1~4
22. 单张生等．电子束辐照食品保鲜的近况与展望．核农学报，2001，15（2）：125~128
23. Paisan Loaharanu．对食品安全的要求越来越高——辐照技术成为及时的答案，国际原子能机构通报，2001
24. 周树南主编．食品生产卫生规范与质量保证．北京：中国标准出版社，1997
25. 丁小明等．罐头食品作商业无菌检验分离到两种细菌的实验报告．中国卫生检验杂志，1998，8，(1)：54~55
26. 盛凤仙．保质期内包装材料对罐头食品中铅含量的影响．上海预防医学杂志，2001，13（2）：77~78
27. 天津轻工业学院食品工业教学研究室编．食品添加剂．北京：中国轻工业出版社，1994
28. 金时俊．食品添加剂—现状、生产、性能．上海：华东化工出版社，1992
29. 倪灿荣．免疫组织化学实验新技术及应用．北京科技出版社，1993
30. Davies P. L. and Gauthier S. Y,. The Application of PCR to Aquaculture in Transgenic Fish. Chey L. Haw and Garth L. F1etcher (Eds), 1994

31. 郑鹏然，周树南．食品卫生工作手册．北京：人民卫生出版社，1985
32. 陈炳卿，营养与食品卫生学（第二版）．北京：人民卫生出版社，1996
33. 杨晓泉，卞华伟．食品毒理学．北京：中国轻工业出版社，1999
34. 《食品卫生》编写组．食品卫生学．北京：中国轻工业出版社，1991
35. 周宗灿．毒理学基础（第二版）．北京：北京医科大学出版社，2000
36. 夏世钧，吴中亮．分子毒理学．武汉：湖北科技出版社，2001
37. 刘谦，朱鑫泉．生物安全性，北京：科学出版社，2001
38. 杨洁彬等，食品安全性．北京：中国轻工业出版社，1999
39. WHO. Application of Risk Analysis to Food Standards Issues, Report of the Joint FAO/WHO Expert Consultation, 1995
40. FAO. Risk Management and Food Safety, Report of a Joint FAO/WHO Consultation, 1997
41. FAO. The Application of Risk Communication to Food Standards and Safety Matters, Report of a Joint FAO/WHO Expert Consultation, 1998
42. WHO. Risk Assessment of Microbiological Hazards in Foods, Report of the Joint FAO/WHO Expert Consultation, 1999
43. FAO/WHO. Codex Procedural Manual, 10th edition, 1997
44. 中华人民共和国国家标准 食品卫生检验方法 理化部分（一），北京：中国标准出版社，2004
45. 汪之和，张饮江，李勇军．水产品保活运输技术．渔业现代化，2001，(2)：2
46. 杜巍主编，食物安全与疾病．北京：人民军医出版社，2007
47. 杨月欣，王光亚，潘兴昌主编．中国食物成分表．北京：北京医科大学出版社，2002，12：142～154
48. 沈月新主编．水产食品学．北京：中国农业出版社，2001
49. 刘焕亮，我国主要水产品营养成分的研究．科学养鱼，2000，7：11～12
50. 宋伟，杨慧萍，陈崇珏等．食品中的反式脂肪酸及其危害．食品科学，2005，26（8）：500～504
51. 田秀红．食用油脂的营养及安全性分析．食品科学，2007，28（9）：613～617
52. 伍金华．调节食物中 n－6 和 n－3 脂肪酸合适比例研究的进展．国外医学卫生学分册，2006，33（2）：16～17
53. 高楠，陈维佳．微量元素硒与人类健康最新研究进展．沈阳医学院学报，2003，4：54～56，59
54. 赵金扣综述．高碘甲状腺肿的流行病学．国外医学地理分册，1997，18（4）：145～148